慢性病多重用药与风险防范

冯 达 著

U0230360

科学出版社

北京

内 容 简 介

本书从慢性病患者视角出发,探究患者用药决策行为的影响因素并剖析其内在机制,以期为多重用药患者的不良风险防范提供建议。本书结合国内外已有研究开发了慢性病患者决策双系统量表、多重用药风险感知量表、用药共同决策量表,以及药物重整临床案例、共同决策临床案例,为后续研究提供了评价工具的支持,为促进慢性病患者参与用药共同决策提供方向。

本书可作为相关研究领域的技术人员、医务人员、教师及学者的参考用书。

图书在版编目(CIP)数据

慢性病多重用药与风险防范 / 冯达著. -- 北京:科学出版社,2024.9.
ISBN 978-7-03-079349-2

Ⅰ. R452

中国国家版本馆CIP数据核字第2024RT0302号

责任编辑:高玉婷 / 责任校对:张 娟
责任印制:师艳茹 / 封面设计:龙 岩

科 学 出 版 社 出版

北京东黄城根北街 16 号
邮政编码:100717
http://www.sciencep.com

北京厚诚则铭印刷科技有限公司印刷
科学出版社发行 各地新华书店经销

*

2024 年 9 月第 一 版 开本:787×1092 1/16
2024 年 9 月第一次印刷 印张:16
字数:380 000

定价:120.00 元
(如有印装质量问题,我社负责调换)

前　言

随着人口老龄化及人口结构的变化，慢性非传染性疾病成为人民健康最主要的威胁之一。多种慢性病易发生于老龄患者中，而治疗慢性病的常用手段是药物治疗，因此老龄慢性病患者更易发生多病共存及多重用药。除了患者本身患有多种合并症而导致的多重用药外，患者多机构就诊、多科室就诊、医患沟通不畅等原因也易导致多重用药。多重用药会导致跌倒风险增加、疾病负担加重、认知受损、药物不良反应发生率增加、再住院率增加、生命质量降低等。

用药共同决策能有效改善医患沟通现状，提高患者满意度，防范多重用药带来的不良风险。研究表明，共同决策受患者自身感知的决策风险的影响，根据双系统理论，患者的决策行为和风险感知也受自身控制系统和冲动系统的共同作用。在具体用药过程中，面对多种组合的用药方案，双系统理论、风险感知如何作用于用药共同决策尚待进一步研究。

本书从慢性病患者的视角出发，基于双系统理论探究决策行为的影响因素并剖析其内在机制，对患者参与用药的共同决策行为及多重用药行为进行深入介绍。首先，本书对多重用药、风险感知、用药决策行为、决策双系统理论等概念进行了介绍，用文献计量学手段分析相关主题的研究热点与前沿，并通过文献研究、德尔菲专家咨询法、探索性因素分析、验证性因素分析等方法构建慢性病患者多重用药双系统量表、风险感知量表、共同决策量表。其次，采用整群抽样的方法对慢性病住院患者和社区患者进行调查，通过结构方程模型的方法对前期所构建的概念模型进行验证和优化，探究慢性病患者多重用药风险感知与决策行为的作用机制。再次，采用倾向得分加权的方法对数据进行平衡性检验，再利用逻辑回归探究慢性病患者参与用药共同决策程度，以及不同决策类型与多重用药行为之间的关系。最后，本书基于临床上多重用药管理的现状，提出了符合国情的多学科协作的药物重整服务模式，为多重用药的风险防范提供了有效策略；并通过药物重整和共同决策的临床案例展示了实现多重用药风险防范的具体路径。

本书是对编者承担的国家自然科学基金青年基金项目研究工作的总结与归纳，旨在探究双系统、风险感知对慢性病患者用药共同决策的影响机制，进而提出有针对性的多重用药风险防范策略，以期为国家自然科学基金面上项目"基于价值共创理论的慢性病住院患者药物重整多主体共同决策机制研究"的开展奠定基础。

本书的出版，衷心感谢华中科技大学药学院王佳、郑泽豪、邹健、茹菲娜·吐尔逊、葛翰达、金哲等给予的支持与帮助。

华中科技大学同济医学院药学院　冯　达

2024 年 6 月

目　录

第 1 章

绪　论

第一节　多重用药的概述

一、多重用药的定义

多重用药（polypharmacy）主要指患者同时使用多种药物治疗，通常是指者服用 5 种或更多药物的情况，包括患者使用的非处方药、处方药[1]。尽管多重用药行为越来越受到学术界的关注，但该术语仍然缺乏一个明确的定义，其定义往往因不同学者而异。世界卫生组织（World Health Organization，WHO）指出，多重用药常被定义为同时使用不低于 5 种临床药物，这其中包括处方药与非处方药。欧洲也将老年人每天用药数目≥ 5 种视为多重用药。美国则强调，临床使用不需要或不必要的药物，特别是老年人的药物使用数量大于临床的实际需求，或者治疗方案中存在不恰当药物使用的情况，都算作多重用药[2-4]。有部分研究利用美国老年医学会颁布的 Beers 标准来评价患者用药是否合理，是否是多重用药行为[5-8]。除 Beers 标准外，老年人不适当处方筛查工具 / 老年人处方遗漏筛查工具（Screening Tool of Older Persons' Prescriptions/Screening Tool to Alert doctors to Right Treatment，STOPP/START）也是常用的判断标准[9]。近年来国内学者也研制了《中国老年人潜在不适当用药判断标准（2017 年版）》[后续简称《中国标准（2017 年版）》]，用于中国老年人不适当用药的判断[10]。除上述《中国标准（2017 年版）》外，国内大部分研究也将患者同时服用 5 种及以上药物视为多重用药。国内学者曾平、王永利、刘葳、舒冰的研究均将患者每天使用 5 种及以上药物的行为视为多重用药[11-14]。目前多重用药常用的两种定义为：使用 1 种或 1 种以上潜在的不合理药物，或同时使用不少于 5 种药物[15]，后续研究慢性病患者多重用药的一系列影响因素及健康结局主要采用患者同时服用 5 种及以上药物的标准，而慢性病患者用药现状的评价准则则采用目前广泛使用的 Beers 标准、STOPP/START 标准及《中国标准（2017 年版）》评价慢性病患者用药现状。

二、多重用药的普遍性

多重用药在国内外的流行率均较高。2019 年美国国家卫生统计中心关于美国和加拿大 40 ～ 79 岁成年人处方药使用情况的调查显示，约 20% 的人使用了至少 5 种处方药（美国为 22.4%，加拿大为 18.8%）[16]。英国政府 2017 年公布的全民健康调查结果显示，56.0% 的 85 岁以上老年人服用了 5 种及以上药物[17]，2013 ～ 2016 年，开具 5 ～ 7 种药物的患者比例增加了 8.0%，服用 8 种或更多药物的患者增加了 3.0%。英国 2018 年另一项基于英国生物样本库（UK Biobank，UKB）的大样本横断面研究结果显示，51.8% 的慢性阻塞性肺疾病患者有多重用药的情况[18]。此外，欧洲也有研究显示，整个欧洲有 32.1% 的老年人每天服用 5 种及以上药物，其中瑞士（26.3%）、克罗地亚（27.3%）和斯洛文尼亚（28.1%）的多重用药率较低，葡萄牙（36.9%）、以色列（37.5%）和捷克共和国（39.9%）的多重用药率较高[19]。有研究对我国 14 省 27 家三级综合医院常见慢性病患者用药情况进行调查，结果显示 1249 例住院患者中有 1144 例患者住院期间用药数量超过 5 种，多重用药发生率为 91.6%[20]。另有研究对我国社区老年慢性病患者进行调查，结果显示社区患者中多重用药发生率为 20.1%～80.5%[21-24]，可见国内外多重用药行为均较为普遍。

三、多重用药的危害

多重用药会引起一系列不良后果。美国老年医学会 Beers 标准和有关研究显示患者多重用药行为易增加跌倒风险[25]。另有一项美国的调查研究显示，多重用药有增加疾病负担和降低生活质量的风险，而在该研究数据分析模型中控制了疾病负担变量后，多重用药与生活质量的相关性减弱，表明多重用药导致的生活质量下降可能与药物导致的疾病负担有关[26]。此外，多重用药还易导致癌症患者生活质量下降[27]。同时有研究显示每增加一种处方药将使有膝骨关节炎的患者每周剧烈体育活动减少 3.6 分钟，而多重用药患者相对于非多重用药膝骨关节炎患者每周剧烈体育活动减少 12.6 分钟[28]。多重用药还可能导致认知受损[29]、心脏传导异常[30]、药物不良反应发生、病死率增加、老年综合征发生率增加、住院时间延长、再住院率增加等不良健康结局[31-35]。多重用药也会增加治疗费用，加重患者经济负担，影响老年人的生活质量。一项由药剂师主导的利用 Beers 标准、STOPP/START 标准，以及用药合理性指数（Medication Appropriateness Index，MAI）标准对 65 岁及以上癌症患者进行多重用药及潜在不合理用药评估并进行干预后，平均每个患者停用 3 种药物，同时每个患者平均节省了 4282.27 美元的医疗费用[36]。在全世界范围内，管理不善的多重用药占全世界可避免的费用总额的 4%。《推进负责任的用药：运用变革杠杆》中指出，通过在全球范围内更负责任地用药，有极大机会可以减少医疗开支。适当的多药管理总共可以节省 180 亿美元，占全球卫生总支出的 0.3%[1]。

四、多重用药的影响因素

有学者认为与需方有关的多重用药原因主要涉及患者年龄、家庭年收入、教育程度、合并症、疾病种类数、健康状况、健康习惯等因素。WHO《积极老龄化政策框架》确定了积极老龄化的三个重要经济因素：收入、工作和社会保障[37]。可见，低收入人群在考虑养老方面问题时可能会因经济状况不佳承受多重用药方案带来的更多负担。此外，不健康的生活方式，如吸烟、酗酒、熬夜等会加剧疾病多发，导致多重用药[38]。国外有学者证实多重用药与疾病的数量和严重程度有关[39, 40]。国内有研究发现多重用药与较长的药龄、周围有人发生药物不良反应、自感疾病不稳定、查尔森合并症指数、高血压、冠心病有关[20, 41]。另一项研究发现，女性患者、患病数量较多的患者更容易发生多重用药[42]。不同患者的文化程度、健康素养、疾病特征不同，患者可能缺乏相关疾病的合理用药知识，对不同药物、不同方案的风险认识不足，凭感觉随意增减药物，由此导致不合理多重用药[43]。也有研究发现患者对药物的依从性是影响适当多重用药的主要因素，尤其是老年人或慢性病患者，他们要接受多种疾病的治疗，且可能需要长期服药，因此存在用药依从性的风险[44]。影响药物依从性的原因可能源自性别、年龄、用药数量、生活习惯、医患沟通等多个方面[45]。受用药依从性低的影响，有30%～70%的患者没有按医嘱用药，导致用药效果差、治疗无效等结果[46]。

医源性因素也会导致患者多重用药。有研究显示，住院患者比门诊患者平均多服用2种药物[47, 48]。多科室就诊、多医院就诊引发的重复处方、过度处方、处方滥用和处方级联等问题，也会导致多重用药的发生[20, 49]。一项在中国进行的横断面调查显示，常去基层医疗机构就诊的患者比常去非基层医疗机构就诊的患者发生多重用药的概率显著降低[50]。最近有研究显示医患沟通不畅也会导致慢性病患者多重用药[51, 52]。此外，医师对患者用药缺乏细致了解，无法从整体上把控患者用药安全，也可能导致多重用药的发生[53]。

第二节　用药中的决策行为与双系统理论

一、共同决策的定义

1972年，Veatch在其研究中首次提到"sharing of decision making"这一概念[54]，而后在1997年，随着Charles等学者里程碑式论文的出现，共同决策（shared decision making, SDM）开始广泛受到研究者的关注[55]。共同决策被定义为"患者与其医疗工作者共同选择的过程，旨在帮助患者在有关其健康的决策中发挥积极作用"。具体说来，在共同决策的实施过程中，医师应该向患者及其家属提供不同诊疗方案的相关信息，并对其利弊和可能带来的后果进行详细的阐述，结合患者的疾病状况、个人意愿、经济状况等多方面因素与患者进行讨论交流，最后在双方达成共识的情况下做出最终的医疗决策[56]。共同决策有4个要素：①至少有医患双方参与；②医患双方共享信息，且医护人员能将医学专业术语转化为通俗易懂的说法传递给患者，保证患者充分理解；③双方对决策结果达成一致；④关于实施治疗的协议[57]。按患者参与的程度分类，共同决策可分为家长式决策（医师决策）、知情决策（患者决策）、共同决策[58]。其中，家长式决策是指医师在决策过程中扮演家长的角色，即医师处于决策的主导地位，患者处于从属地位；知情决策是指医师对不同治疗方案的利弊向患者进行解释后，由患者自行做出决策；而共同决策介于家长式决策和知情决策之间，强调医患双方都要参加到决策过程中去，并在最后的执行方案上达成一致意见。

二、共同决策的益处

在制订用药方案时，用药共同决策能有效解决多重用药问题，是优化慢性病患者用药管理的有效手段[59, 60]。此外，共同决策还能提高患者满意度。国外很多研究发现，医师认为的患者需求在很多时候和患者自己的实际需求并不一致，如Mulley等[61]在研究中发现，医师认为有70.0%以上的患者在乳腺癌的治疗过程中会把保住乳房作为首先考虑的因素，然而调查结果显示，将保住乳房作为第一选择的患者实际上不到10.0%，大多数患者在获取更多的决策信息后会做出不一样的选择。在类似的情境之中，如果医师不与患者进行充分沟通而做出决策，则会导致患者的满意度下降，恶化医患关系。Ashraf 等[62]在研究中发现，共同决策可以让患者在疾病治疗过程中掌握自主权，从而提高患者的治疗满意度，这与国内外多项研究的结论一致[63]。

共同决策也能提升医疗公平性。医疗不公平是世界范围内广泛存在的现象，由于种族、收入、年龄等方面的差异，弱势群体获得的医疗资源质量相对较差，有研究显示[64, 65]共同决策的开展在一定程度上可以改善医疗不公平的现象，这可能是因为通过共同决策，患者可以更多地参与到医疗决策的过程当中，获取更多的诊疗信息，从而维护自己的正当权益。

共同决策也被发现能改善患者预后效果。共同决策是在充分考虑患者经济状况、就诊需求等多重因素后结合患者个人意愿做出决策的过程，其决策结果更利于患者后续的执行与配合[66]。李玉等在研究中发现，患者通过共同决策可以显著提高其疾病健康知识的知晓度，从而更有利于患者的疾病治疗和恢复健康，减轻患者负面情绪，改善预后效果[67]。

三、共同决策的影响因素

国内外关于患者参与共同决策影响因素的研究较多。有研究显示共同决策会受到不同国家的文化、历史和政治因素的影响[68]，从医师的角度探索可能影响共同决策执行情况的原因，发现共同决策与个人的冲动性或者理性有关[69]，也有研究显示患者教育程度会影响患者健康素养，从而影响患者参与共同决策[70]，还有研究显示风险感知会影响共同决策[71]，其中，风险指人们无法把握的事件发生而导致相关利益受损，是无法避免的一种现象，具有永恒性、客观性、危害性、不定性等特征[72]。患者所感知到的因为决策的结果而带来的风险称为风险感知，患者的风险感知是其感觉器官对客观风险进行处理后形成的，受人的主观影响，风险可能会被夸大、缩小或者忽视[73]。在医疗行业中，由于其专业技术性强、患者个体差异大、医疗环境不同而存在多种医疗风险，患者在做出用药相关决策时不得不考虑各种医疗风险，因此其健康相关行为和应对方式将会受到影响[74-76]。研究显示患者所感知到的医疗风险越大，则越倾向于选择三级医院，请主任医师接诊及偏向于医师主导的医师决策模式，而患者对医疗风险的感知水平越低，则越倾向于选择中医药治疗[71]，可见风险及患者对风险的感知对患者的最终决策行为产生影响。

由于客观环境较为复杂，个人面临的客观风险同样复杂，个人主观感受因人而异，多种因素将会影响风险感知。有研究显示年龄、服药数量、抑郁状况会影响慢性病患者的风险感知[77]。此外，情绪因子也是影响人们面对风险的态度的重要影响因子，当患者具有正向情绪时，他们能更为理性地认知风险，感知到的风险相对较少；而当他们具有更多负向情绪时，个人认知可能会夸大风险带来的结果，感知到更为严重的风险[78, 79]。

四、双系统对共同决策的影响

Epstein 于 1994 年研究发现，人面临风险做出决策时，体内存在两个相互影响的系统，即控制系统和冲动系统。人在感知到风险做出决策时，冲动系统和控制系统具有同等的地位，此即双系统理论的初始观点[80, 81]。双系统理论指出，控制系统和冲动系统是两种不同的认知思维模式，冲动系统是一种快速的、自动的、不消耗资源的、无意识的、由情绪驱动的认知模式，而控制系统是缓慢的、控制的、耗费资源的、有意识的、基于逻辑推理分析的认知模式[80, 82]。与冲动系统相比，控制系统更为主动和灵活，它可以随着客观条件的变化而随时调整认知资源的分配[83]。

双系统不仅可能通过风险感知间接影响患者用药决策行为，还可能直接影响患者用药决策行为。具体到慢性病患者在面临用药决策时，是由冲动系统加工信息，不假思索地认为医疗决策自己无能为力，直接将决策权交予医务人员，还是由控制系统加工信息，结合自身身体情况后，调配资源发挥控制系统作用，让自己尽量参与到用药决策中，或是考虑到参与决策带来的风险而主动决定不参与决策，或是在先后经历了冲动系统与控制系统对信息的处理与判断后，最终决定是否参与用药决策不得而知。

参 考 文 献

[1] World Health Organization. Medication Safety in Polypharmacy[R]. Geneva:WHO, 2019.

[2] 封元平. 山东省老年慢性病患者多重用药的认知偏好研究 [D]. 济南：山东大学, 2020.

[3] 刘岁丰, 蹇在金. 重视老年人多重用药 [J]. 医学新知杂志, 2016, 26(5): 331-334.

[4] Masnoon N, Shakib S, Kalisch-Ellett L, et al. What is polypharmacy? A systematic review of definitions[J]. BMC Geriatr, 2017, 17(1):230.

[5] Bushardt RL, Massey EB, Simpson TW, et al. Polypharmacy:misleading, but manageable[J]. Clin Interv Aging, 2008, 3(2): 383-389.

[6] Maggiore RJ, Gross CP, Hurria A. Polypharmacy in older adults with cancer[J]. The Oncologist, 2010, 15(5): 507-522.

[7] Fulton MM, Allen ER. Polypharmacy in the elderly: a literature review[J]. J Am Acad Nurse Pract, 2005, 17(4): 123-132.

[8] Ballentine NH. Polypharmacy in the elderly: maximizing benefit, minimizing harm[J]. Crit Care Nurs Q, 2008, 31(1): 40-45.

[9] 李影影, 严明, 王烨. 老年人合理用药指导工具 STOPP 和 START 用药审核提示表简介 [J]. 中国药师, 2015, 18(1):145-148.

[10] 中国老年保健医学研究会老年合理用药分会, 中华医学会老年医学分会, 中国药学会老年药学专业委员会, 等. 中国老年人潜在不适当用药判断标准 (2017 年版)[J]. 药物不良反应杂志, 2018, 20(1):2-8.

[11] 王永利. 用药生活问卷汉化及在居家老年慢性病共存患者多重用药中的应用研究 [D]. 郑州：郑州大学, 2020.

[12] 刘葳, 于德华, 金花, 等. 社区老年多病共存患者多重用药情况评价研究 [J]. 中国全科医学, 2020, 23(13): 1592-1598.

[13] 舒冰, 方玉婷, 李民, 等. 老年多重用药患者潜在不适当用药情况及其影响因素研究 [J]. 中国全科医学, 2021, 24(17): 2134-2139, 2147.

[14] 曾平, 朱鸣雷, 闫雪莲, 等. 老年住院患者多重用药与老年综合征的关系 [J]. 中国临床保健杂志, 2019, 22(3): 322-326.

[15] 裴润楠. 社区老年慢病患者衰弱与多重用药的相关性分析 [D]. 唐山：华北理工大学, 2021.

[16] Hales CM, Servais J, Martin CB, et al. Prescription drug use among adults aged 40-79 in the United States and Canada[J]. NCHS Data Brief, 2019(347): 1-8.

[17] Health Survey for England 2016 findings and trend tables - GOV. UK[EB/OL]. [2022-02-17]. https://www. gov. uk/government/statistics/health-survey-for-england-2016-findings-and-trend-tables.

[18] Hanlon P, Nicholl BI, Jani BD, et al. Examining patterns of multimorbidity, polypharmacy and risk of

adverse drug reactions in chronic obstructive pulmonary disease: a cross-sectional UK Biobank study[J]. BMJ Open, 2018, 8(1): e018404.

[19] Midão L, Giardini A, Menditto E, et al. Polypharmacy prevalence among older adults based on the survey of health, ageing and retirement in Europe[J]. Arch Gerontol Geriatr, 2018, 78: 213-220.

[20] 王可，唐静，杨昆，等 . 中国 14 省 27 家医院住院老年慢病患者多重用药现状横断面研究 [J]. 药物流行病学杂志 , 2022, 31(1): 38-44.

[21] 黄小洁，庞玲玲，黄鳞茜，等 . 社区老年高血压患者衰弱现状及影响因素研究 [J]. 当代护士（下旬刊）, 2021, 28(10): 13-17.

[22] 于虹，于兰，张羽，等 . 石家庄市社区多重用药老年人用药知识和用药行为的现状研究 [J]. 天津护理 , 2021, 29(5): 518-523.

[23] 谢博钦，陈利群，刘成成，等 . 社区高龄独居老年人生活质量现状及影响因素分析 [J]. 护士进修杂志 , 2022, 37(1):8-14.

[24] 李荔，李莎，卫芸，等 . 社区老年人多重用药率及其相关因素的系统综述 [J]. 中国全科医学 , 2021, 24(25): 3161-3170.

[25] By the 2019 American Geriatrics Society Beers Criteria® Update Expert Panel. American Geriatrics Society 2019 Updated AGS Beers Criteria® for potentially inappropriate medication use in older adults[J]. J Am Geriatr Soc, 2019, 67(4):674-694.

[26] Schenker Y, Park SY, Jeong K, et al. Associations between polypharmacy, symptom burden, and quality of life in patients with advanced, life-limiting illness[J]. J Gen Intern Med, 2019, 34(4): 559-566.

[27] Babcock ZR, Kogut SJ, Vyas A. Association between polypharmacy and health-related quality of life among cancer survivors in the United States[J]. J Cancer Surviv, 2020, 14(1):89-99.

[28] Thanoo N, Gilbert AL, Trainor S, et al. The relationship between polypharmacy and physical activity in those with or at risk of knee osteoarthritis[J]. J Am Geriatr Soc, 2020, 68(9):2015-2020.

[29] Wright RM, Roumani YF, Boudreau R, et al. Effect of central nervous system medication use on decline in cognition in community-dwelling older adults: findings from the Health, Aging And Body Composition Study[J]. J Am Geriatr Soc, 2009, 57(2): 243-250.

[30] Porsteinsson AP, Drye LT, Pollock BG, et al. Effect of citalopram on agitation in Alzheimer disease: the CitAD randomized clinical trial[J]. JAMA, 2014, 311(7): 682-691.

[31] 陈维，王小燕，王渝，等 . 老年住院病人多重用药的卫生经济学思考 [J]. 医药卫生 , 2016(4):40-41.

[32] 宋长城，张婷，吕颖鈫 . 老年肿瘤患者多重用药的研究进展 [J]. 现代肿瘤医学 , 2017, 25(4): 650-653.

[33] Milton JC, Hill-Smith I, Jackson SHD. Prescribing for older people[J]. BMJ, 2008, 336(7644): 606-609.

[34] Caughey GE, Roughead EE, Pratt N, et al. Increased risk of hip fracture in the elderly associated with prochlorperazine: is a prescribing cascade contributing?[J]. Pharmacoepidemiol Drug Saf, 2010, 19(9):977-982.

[35] Caughey GE, Roughead EE, Vitry AI, et al. Comorbidity in the elderly with diabetes: Identification of areas of potential treatment conflicts[J]. Diabetes Res Clin Pract, 2010, 87(3):385-393.

[36] Whitman A, DeGregory K, Morris A, et al. Pharmacist-led medication assessment and deprescribing intervention for older adults with cancer and polypharmacy: a pilot study[J]. Support Care Cancer, 2018, 26(12): 4105-4113.

[37] Active Ageing: A Policy Framework - Age-Friendly World[EB/OL]. [2022-06-07]. https://extranet. who. int/agefriendlyworld/active-ageing-a-policy-framework/.

[38] Fortin M, Haggerty J, Almirall J, et al. Lifestyle factors and multimorbidity: a cross sectional study[J]. BMC Public Health, 2014, 14: 686.

[39] Bronskill SE, Gill SS, Paterson JM, et al. Exploring variation in rates of polypharmacy across long term

care homes[J]. J Am Med Dir Assoc, 2012, 13(3): 309. e15-309. e21.

[40] Liu YX, Wang RX, Huang R, et al. Influencing factors and their relationships of risk perception and decision-making behaviour of polypharmacy in patients with chronic diseases: a qualitative descriptive study[J]. BMJ Open, 2021, 11(4): e043557.

[41] 王佳，常敬涵，刘雨鑫，等 . 老年慢性病住院患者多重用药的影响因素研究 [J]. 中国医院药学杂志，2021, 41(6):606-611, 658.

[42] 王春霞，贺梦璐，王海鹏，等 . 山东省农村地区多重慢病患者多重用药现状及影响因素分析 [J]. 山东大学学报 (医学版), 2022, 60(1): 93-100.

[43] 赵瑜 . 社区老年多重用药情况及其影响因素分析 [J]. 健康研究 , 2015, 35(3): 251-252.

[44] Burkhart PV, Sabaté E. Adherence to long-term therapies: evidence for action[J]. J Nurs Scholarsh, 2003, 35(3): 207.

[45] 朱捷，陈慧慧，李蔚 . 老年人群多重用药现状及合理用药原则 [J]. 安徽医学 , 2013, 34(7): 1047-1049.

[46] 董杰，李艳娜，尹玉磊，等 . 不同药学服务模式对患者用药依从性的影响 [J]. 中国医院用药评价与分析 , 2011, 11(1): 84-85.

[47] Betteridge TM, Frampton CM, Jardine DL. Polypharmacy: we make it worse! A cross-sectional study from an acute admissions unit[J]. Intern Med J, 2012, 42(2): 208-211.

[48] Viktil KK, Blix HS, Eek AK, et al. How are drug regimen changes during hospitalisation handled after discharge: a cohort study[J]. BMJ Open, 2012, 2(6): e001461.

[49] O'Connor MN, Gallagher P, O'Mahony D. Inappropriate prescribing: criteria, detection and prevention[J]. Drugs Aging, 2012, 29(6):437-452.

[50] Wang J, Feng ZC, Dong ZX, et al. Does having a usual primary care provider reduce polypharmacy behaviors of patients with chronic disease? A retrospective study in Hubei Province, China[J]. Front Pharmacol, 2022, 12: 802097.

[51] Chandra S, Mohammadnezhad M. Doctor-patient communication in primary health care: a mixed-method study in Fiji[J]. Int J Environ Res Public Health, 2021, 18(14):7548.

[52] Mortazavi SS, Shati M, Malakouti SK, et al. Physicians' role in the development of inappropriate polypharmacy among older adults in Iran: a qualitative study[J]. BMJ Open, 2019, 9(5): e024128.

[53] Lazcano-Ponce E, Angeles-Llerenas A, Rodríguez-Valentín R, et al. Communication patterns in the doctor-patient relationship: evaluating determinants associated with low paternalism in Mexico[J]. BMC Med Ethics, 2020, 21(1): 125.

[54] Veatch RM. Models for ethical medicine in a revolutionary age. What physician-patient roles foster the most ethical realtionship?[J]. Hastings Cent Rep, 1972, 2(3): 5-7.

[55] Charles C, Gafni A, Whelan T. Shared decision-making in the medical encounter: what does it mean? (or it takes at least two to tango)[J]. Soc Sci Med, 1997, 44(5): 681-692.

[56] Truglio-Londrigan M, Slyer JT, Singleton JK, et al. A qualitative systematic review of internal and external influences on shared decision-making in all health care settings[J]. JBI Libr Syst Rev, 2012, 10(58): 4633-4646.

[57] 吕健 . 医疗的确定性、不确定性与医患共同决策 [J]. 医学与哲学 , 2021, 42(12): 5-10.

[58] Thompson AGH. The meaning of patient involvement and participation in health care consultations: a taxonomy[J]. Soc Sci Med, 2007, 64(6): 1297-1310.

[59] Barry MJ, Edgman-Levitan S. Shared decision making: pinnacle of patient-centered care[J]. N Engl J Med, 2012, 366(9): 780-781.

[60] Ong LM, de Haes JC, Hoos AM, et al. Doctor-patient communication: a review of the literature[J]. Soc Sci Med, 1995, 40(7): 903-918.

[61] Mulley AG, Trimble C, Elwyn G. Stop the silent misdiagnosis: patients' preferences matter[J]. BMJ, 2012, 345: e6572.

[62] Ashraf AA, Colakoglu S, Nguyen JT, et al. Patient involvement in the decision-making process improves satisfaction and quality of life in postmastectomy breast reconstruction[J]. J Surg Res, 2013, 184(1): 665-670.

[63] Elwyn G, Lloyd A, Joseph-Williams N, et al. Option grids: Shared decision making made easier[J]. Patient Educ Couns, 2013, 90(2): 207-212.

[64] Karnieli-Miller O, Zisman-Ilani Y, Meitar D, et al. The role of medical schools in promoting social accountability through shared decision-making[J]. Isr J Health Policy Res, 2014, 3: 26.

[65] Jull J, Giles A, Boyer Y, et al. Cultural adaptation of a shared decision making tool with Aboriginal women: a qualitative study[J]. BMC Med Inform Decis Mak, 2015, 15: 1.

[66] Inder M, Lacey C, Crowe M. Participation in decision-making about medication: a qualitative analysis of medication adherence[J]. Int J Ment Health Nurs, 2019, 28(1): 181-189.

[67] 李玉 . 早期原发性肝癌患者治疗决策辅助方案的构建与应用研究 [D]. 上海：第二军医大学 , 2017.

[68] Vučemilović M, Mahmić-Kaknjo M, Pavličević I. Transition from paternalism to shared decision making-a review of the educational environment in Bosnia and Herzegovina and Croatia[J]. Acta Med Acad, 2016, 45(1): 61-69.

[69] Lamb CC. Physician-patient shared decision making in the treatment of primary immunodeficiency: an interview-based survey of immunologists[J]. LymphoSign J, 2018, 5(3): 100-114.

[70] Chang HL, Li FS, Lin CF. Factors influencing implementation of shared medical decision making in patients with cancer[J]. Patient Prefer Adherence, 2019, 13: 1995-2005.

[71] 项高悦 . 高血压患者的医疗风险感知及其对临床决策的影响研究 [D]. 南京：南京中医药大学 , 2017.

[72] 吴宏，杨兴辰，连斌，等 . 医疗风险现状调查与分析研究 [J]. 中国卫生质量管理 , 2009, 16(4): 2-4.

[73] Aleksejeva I. Genetically modified organisms: risk perception and willingness to buy gm products[J]. Management Theory & Studies for Rural Business & Infrastructure Development, 2012, 33(4):5-9.

[74] Scollan-Koliopoulos M, Walker EA, Bleich D. Perceived risk of amputation, emotions, and foot self-care among adults with type 2 diabetes[J]. Diabetes Educ, 2010, 36(3):473-482.

[75] 陈赵云 . 基于结构方程模型的护理人员风险感知影响因素及风险应对行为的研究 [D]. 西安：第四军医大学 , 2017.

[76] 刘明月 . 慢性病高危人群健康素养、医疗风险感知对健康行为的影响 [D]. 延吉：延边大学 , 2019.

[77] 刘雨鑫，王佳，闫子麒，等 . 慢病患者多重用药风险感知特点及影响因素 [J]. 医药导报 , 2021, 40(7): 959-963.

[78] 孟博，刘茂，李清水，等 . 风险感知理论模型及影响因子分析 [J]. 中国安全科学学报 , 2010, 20(10): 59-66.

[79] Finucane ML, Alhakami A, Slovic P, et al. The affect heuristic in judgments of risks and benefits[J]. J Behav Decis Mak, 2000, 13(1): 1-17.

[80] Evans JS. Dual-processing accounts of reasoning, judgment, and social cognition[J]. Annu Rev Psychol, 2008, 59:255-278.

[81] 段冀阳 . 驾驶员的跟驰风险错觉与无意识行为模仿 [D]. 北京：清华大学 , 2012.

[82] Kahneman D. Maps of bounded rationality: psychology for behavioral economics[J]. Am Econ Rev, 2003, 93(5): 1449-1475.

[83] Lieberman MD. Social cognitive neuroscience: a review of core processes[J]. Annu Rev Psychol, 2007, 58: 259-289.

第 2 章

文献计量分析

第一节 多重用药文献计量分析

一、资料与方法

随着社会经济的发展、医疗技术的进步、人口年龄结构的变化和生活方式的改变，慢性非传染性疾病已经成为居民健康最主要的威胁。患多种慢性病的老年人常需要服用多种药物以改善临床症状。多重用药目前没有明确的定义，大部分研究将服用 5 种及以上药物视为多重用药，也有学者将超出临床需求的用药行为视为多重用药[1, 2]。多重用药现象日益严重，不仅严重影响患者的健康状况，还带来沉重的经济负担。如何有效治理多重用药，已成为亟待解决的健康问题，本节通过文献计量分析梳理多重用药的国内外研究现状、研究热点、研究前沿等，为有效管理多重用药提供参考。

（一）资料来源

选择中文期刊全文数据库中国知网作为中文文献检索源，检索主题词为"多重用药"的文献。选择英文期刊数据库 Web of Science 作为英文文献检索源，检索主题词为"polypharmacy""multiple medication""multiple medicine""multiple drug"的文献。

（二）研究方法

本研究采用 Microsoft Excel 2016 对文献发表年份进行统计，采用 CiteSpace5.8.R3 软件对文献进行作者合作网络分析、发文机构合作网络分析、关键词共现分析与聚类分析、关键词突显分析、文献共被引分析与聚类分析并生成可视化图谱。可视化图谱由被分析元素的节点及表示元素之间关系的连线组成，节点之间连线的颜色代表相应的第一次共被引的年份，年轮代表文献的引用历史，整体大小代表文献被引用次数，厚度代表给定时间切片的引用次数，环为紫色代表其为关键文献。本研究中时间切片参数设置：中文文献时间设置为 1997 ~ 2022 年，每片切片 1 年；英文文献时间设置为 1993 ~ 2022 年，每片切片 1 年。

二、结果

（一）发文趋势分析

经过人工筛除无关文献和重复文献后，共检索到中文文献 485 篇，英文文献 16 550 篇。最早的中文文献是在 1997 年发表，1997 ~ 2007 年相关文献较少，2007 年以后相关文献稳定增长，特别是在 2021 年，增长较快（图 2-1）。

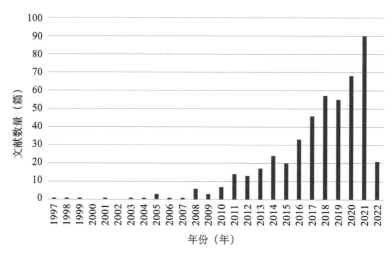

图 2-1   多重用药中文文献发文数量分布情况

英文文献中，多重用药研究起步较早，1993 年便有相关文献，且英文文献数量整体呈上升趋势，2016 年及以后上升速度较快，在 2021 年，达到了 1948 篇文献（图 2-2）。

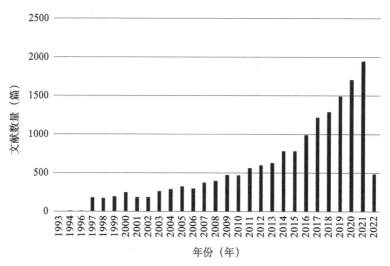

图 2-2   多重用药英文文献发文数量分布情况

（二）作者发文量分析

使用 CiteSpace5.8.R3 软件对作者的合作网络进行分析。在中文文献作者发文量分析中，共计 1778 位作者发表共同决策相关中文文献，其中刘晓红发文最多，发表了 8 篇相关文章，发文量≥5 篇的作者共有 6 位。在英文文献作者发文分析中，共计 950 位作者发表共同决策相关文献，Sarah N. Hilmer 和 Emily Reeve 发表多重用药相关文献较多，分别发表了 71 篇和 51 篇，具体发文数量前 20 名的作者统计结果见表 2-1。

表 2-1　作者发文量统计

英文		中文	
作者	发文量	作者	发文量
Sarah N. Hilmer	71	刘晓红	8
Emily Reeve	51	闫雪莲	7
Danijela Gnjidic	47	张振香	6
J. Simon Bell	43	王永利	5
Alessandro Nobili	42	闫素英	5
Kristina Johnell	41	林蓓蕾	5
Denis O' Mahony	40	顾朋颖	4
Johan Fastbom	34	胡松	4
Christoph U. Correll	34	冯达	4
Graziano Onder	28	毛拥军	4
Carmel M. Hughes	27	王佳	4
Mirko Petrovic	27	李璐奕	3
John E. Morley	26	李耘	3
Alessandra Marengoni	25	管璐艳	3
Caroline Sirois	21	马丽娜	3
Cristin Ryan	21	苏甦	3
Pier Mannuccio Mannucci	20	黄瑾	3
Luca Pasina	19	孙华君	3
Joseph T. Hanlon	17	南丽	3
Yutao Xiang	16	刘雨鑫	3

中文文献作者合作网络中，形成了以刘晓红、闫素英、张振香、马丽娜、毛拥军、冯达等学者为首的小团体，各个团体内部有一定合作关系，各个团体之间合作较少并不利于该领域的发展。英文文献作者合作网络中，各个作者之间的合作较为密切，形成较为明显的聚类。相比之下，中文文献相关研究还有待加强，各个作者之间的合作还有待加强。

（三）发文机构分析

使用 CiteSpace5.8.R3 软件对研究机构的合作网络进行分析，关于多重用药的中文文献发文数量排名前十的机构分别如下：郑州大学护理与健康学院（8 篇）、首都医科大学宣武医院药学部（5 篇）、华中科技大学同济医学院药学院（4 篇）、宁波海尔施基因科技有限公司（3 篇）、中国毒理学会临床毒理专业委员会（3 篇）、上海市普陀区真如镇社区卫生服务中心（3 篇）、中国医学科学院北京协和医院药剂科（2 篇）、首都医科大学宣武医院老年医学科国家老年疾病临床研究中心（2 篇）、华中科技大学同济医学院医药卫生管理学院（2 篇）、温州医科大学附属第一医院医学检验中心（2 篇）。共计 29 个机构发表了双系统相关研究结果，其中以各个大学药学部、各个大学附属医院药剂科、各个大学护理学院为主要发文机构，但各个机构之间的合作较少。

关于多重用药的英文文献发文数量前十的机构分别是悉尼大学（254 篇）、多伦多大学（194 篇）、卡罗琳斯卡医学院（186 篇）、莫那什大学（157 篇）、匹兹堡大学（156 篇）、伦敦国王学院（123 篇）、哈佛大学（120 篇）、加利福利亚大学旧金山分校（111 篇）、昆士兰大学（109 篇）、杜克大学（105 篇）。共计 553 个机构发表了多重用药相关研究成果，其中以各个大学作为主要的发文机构，影响力最大的是悉尼大学。

研究机构中文文献的节点较为稀疏，发文机构虽多，但各个机构之间的合作较少，各个机构之间并未形成紧密的合作关系。英文文献发文机构较多，且形成了较为明显的合作关系，有利于该领域的发展。

（四）关键词分析

对中文关键词进行共现分析，节点类型选择"Keywords"，并选择前 50 项最多引用或者出现的词做网络分析，共得到 239 个节点记忆 325 条连接，出现频次、突显性及中心性排名前十的关键词见表 2-2。多重用药作为关键词出现 231 次，老年患者突显性为 13.81，多重用药中心性为 0.64。

表 2-2　多重用药中文文献关键词频次、突显性、中心性排序前十的关键词

频次	关键词	突显性	关键词	中心性	关键词
231	多重用药	13.81	老年患者	0.64	多重用药
136	老年人	10.55	联合用药	0.58	老年人
94	老年患者	6.10	合理用药	0.31	合理用药
47	联合用药	5.64	多重用药	0.18	联合用药
38	衰弱	4.23	衰弱	0.12	多重耐药
31	临床药师	3.71	综合评估	0.11	临床药师
29	合理用药	2.82	多重耐药	0.09	衰弱
27	影响因素	2.45	耐药性	0.09	相关性
24	多重耐药	2.44	老年人群	0.06	老年患者
21	老年	2.43	不良反应	0.06	耐药性

对关键词进行聚类分析，modularity Q=0.355 > 0.3，silhouette=0.7565 > 0.5，说明聚类结果比较满意，共得到"联合用药、老年患者、老年人、衰弱"4 个聚类（表 2-3）。

表 2-3　多重用药相关中文文献关键词聚类

聚类编号	大小	silhouette	平均年份	LLR 算法
0	20	0.759	2014	联合用药
1	18	0.775	2014	老年患者
2	14	0.636	2017	老年人
3	12	0.866	2018	衰弱

多重用药相关关键词突显性结果表明，"衰弱""共病""老年""综述""慢性病""多病共存""抗菌药物""处方精简"等关键词从 2018 年以来得到关注并持续至今，是近两年来多重用药领域的研究方向。

对英文关键词进行共现分析，节点类型选择"Keywords"，并选择前 50 最多引用或者出现的词做共现分析，共得到 765 个节点及 1044 个连线，出现频次、突显性及中心性排名前十的关键词见表 2-4。"polypharmacy"作为关键词出现 2254 次，"multiple drug resistance"突显性 75.60，"chemotherapy"中心性 0.39。

表 2-4　多重用药相关英文关键词频次、突显性、中心性排序前十的关键词

频次	关键词	突显性	关键词	中心性	关键词
2254	polypharmacy	75.60	multiple drug resistance	0.39	chemotherapy
1546	prevalence	73.83	P glycoprotein	0.33	multidrug resistance
1359	risk	65.62	multidrug resistance	0.33	epidemiology
1124	older adult	64.96	double blind	0.31	risk
891	care	61.45	expression	0.29	P glycoprotein
813	people	59.24	drug resistance	0.27	mortality
794	management	56.08	pattern	0.27	disease
776	elderly patient	53.16	gene	0.27	medication use
760	adult	47.98	potentially inappropriate medication	0.26	medication
757	risk factor	43.10	schizophrenia	0.23	primary care

对关键词进行聚类分析，modularity Q=0.915 9 > 0.3，sihouette=0.976 3 > 0.5，说明聚类结果比较满意，共得到 17 个聚类，聚类的详细信息见表 2-5。Quality of life 领域文献平均发表年份 2000 年，silhouette 0.984。

表 2-5　多重用药相关英文文献关键词聚类

聚类编号	大小	silhouette	平均年份	LLR 算法
0	27	0.984	2000	Quality of life
1	22	0.979	2000	Multiple drug resistance
2	21	0.878	2001	Risperidone
3	19	0.896	2001	Drug interactions
4	18	0.964	1999	Multidrug resistance
5	17	0.953	1998	Polypharmacy
6	15	0.951	2003	Older adults
7	15	0.983	2001	Risk
8	15	0.941	2003	Medication
9	14	0.849	2000	Therapy

续表

聚类编号	大小	silhouette	平均年份	LLR 算法
10	14	0.972	2000	Efficacy
11	14	0.991	1998	Turmor cell
12	14	0.942	1997	Drug resistance
13	13	0.937	2008	Elderly patient
14	12	0.914	2001	Outcome
15	9	0.871	1999	Expression
16	9	1.000	2005	Risk factor

对多重用药相关英文文献关键词进行突显性分析，结果显示"potentially inappropriate medication""drug-drug interaction""older""frailty""validation"等作为突显词从 2020 年开始得到关注并持续至今，是最新的研究方向。

（五）文献共被引分析

使用 CiteSpace5.8.R3 软件对核心基础文献进行分析，节点类型选择"References""Top N per slice"选择每一切片前 50 被引用或出现的条目，得到共被引分析知识图谱。文献共被引详细信息见表 2-6。中心性越大，表示相关文献越重要，该信息显示从 1993 ~ 2022 年关于多重用药领域较为重要的文献。

表 2-6　多重用药相关文献被引频率、中心性排名

序号	第一作者	年份	共被引频率	序号	第一作者	年份	中心性
1	Radcliff S	2015	568	1	Daniel SB	2011	0.67
2	O' Mahony D	2015	556	2	Zhan Chunliu	2001	0.63
3	Masnoon N	2017	539	3	Hilmer SN	2009	0.62
4	Maher RL	2014	500	4	Gurwitz JH	2004	0.62
5	Scott IA	2015	422	5	Tinetti ME	2004	0.62
6	Fick D	2012	388	6	Rochon PA	1999	0.62
7	Gnjidic D	2012	372	7	Johnson JA	1995	0.55
8	Fick DM	2019	235	8	Greiner B	1999	0.53
9	Fried TR	2014	230	9	Westphal K	2000	0.52
10	Guthrie B	2015	214	10	Essock SM	2011	0.49

本研究对共被引文献进行聚类，生成了文献共被引聚类图谱，modularity Q=0.915 9（modularity Q > 0.3 被视为是可接受的），silhouette=0.976 3 表明图谱聚类可接受。

本研究共得到 23 个聚类，经过人工筛选与合并后，共得到 11 个类别，分别是精神分裂症（schizophrenia）、虚弱（frailty）、抗精神病药（antipsychotic）、多重耐药（multiple drug resistance）、氯氮平（clozapine）、老年（elderly）、不适当处方（inappropriate prescribing）、潜在不适当用药（potentially inappropriate medications）、用药相关问题（medica-tion-related problems）、高血压（hypertension）、疗养院（nursing home）。

结合关键词突显性分析及文献共被引聚类分析，总结出多重用药领域的研究前沿主要与多重用药的结局指标有关（虚弱、多重耐药、潜在不适当用药、用药相关问题等）。

三、讨论

（一）国内外研究现状

国内期刊在 1997 年发表了第一篇关于多重用药相关的文章，而 2008 年开始关注多重用药相关研究，此后较快增长，特别是 2021 年受到较多学者的关注，国内以刘晓红、闫雪莲等学者对多重用药研究较多。国外期刊在 1993 年发表了第一篇关于多重用药相关文献，而在 1997 年开始广泛关注多重用药相关研究，此后稳定增长，2014 年、2017 年、2021 年均发生较大增长，国外以 Sarah N. Hilmer、Emily Reeve 等学者发表较多多重用药相关文献，分别发表了 71 篇和 51 篇。

（二）研究热点

综合考虑中文文献中关键词出现频次、突显性、中心性及聚类分析结果，可认为多重用药、老年人、联合用药、衰弱、合理用药、多重耐药等是多重用药领域研究的热点。综合考虑英文文献中关键词出现频次、突显性、中心性及聚类分析结果，可认为 "quality of life" "multiple drug resistance" "potentially inappropriate medications" 等是多重用药领域研究的热点。

1. 联合用药　老年患者容易多病共存，因此常多药联用以治疗疾病[3]，由此导致多重用药。此外，由于身体虚弱，多重用药患者常会发生处方瀑布，也会出现联合用药的现象[4]。

2. 生活质量　多重用药将会严重降低患者的生活质量。美国老年医学会 Beers 标准和有关研究显示患者发生多重用药行为与跌倒有关[5]。另有一项在美国的调查研究显示，多重用药与较高的疾病负担和较低的生活质量有关，而在数学模型中控制了疾病负担变量后，多重用药与生活质量的相关性减弱，表明多重用药导致的生活质量下降可能与药物导致的疾病负担有关[6]。也有研究显示，多重用药与癌症患者生活质量下降有关[7]，同时有研究显示每增加一种处方药将使得具有膝骨关节炎的患者每周剧烈体育活动减少 3.6 分钟，而多重用药患者相对于非多重用药膝骨关节炎患者每周剧烈体育活动减少 12.6 分钟[8]，还有研究显示多重用药可能导致认知受损[9]、心脏传导异常[10]、药物不良反应、病死率增加、老年综合征发生率增加、住院时间延长、再住院率增加[11-15]。一项由药剂师主导的利用 Beers 标准、STOPP/START 标准及 MAI 标准对 65 岁及以上癌症患者进行多重用药及潜在不适当用药评估并进行干预的研究显示，平均每个患者停用 3 种药物，同时每个患者平均节省了 4282.27 美元的医疗费用[16]。

（三）研究前沿

多重用药除了会降低生活质量外，还会导致药物和药物之间的相互作用、虚弱、多重耐药等不良健康结局。

多重用药与身体虚弱有关。美国一项针对 482 名社区老年人多重用药的研究发现，多重用药的患者行走速度比非多重用药患者步行速度慢 6cm/s[17]，另一项长达 8 年的纵向研究发现，与服用 0 ～ 3 种药物的患者相比，服用 4 ～ 6 种药物的患者虚弱发生率约为服用 0 ～ 3 种药物的 2 倍，服用 7 种及以上药物的患者虚弱发生率约为服用 0 ～ 3 种患者的 6 倍[18]。英国另一项队列研究发现，多重用药（5 ～ 8 种）与较差的认知能力和身体功能相关，过度多重用药（服用 9 种及以上的药物）与上述不良健康结局的关联性更强[19]。德国的一项横断面研究发现多重用药与肌无力有关[20]。另外，西班牙还有研究发现多重用药与身体虚弱和身体功能受损有关[21]。一项综述研究中发现，18 篇横断面研究中有 16 篇发现多重用药与身体虚弱有关，7 项纵向研究中有 5 篇研究发现多重用药与身体虚弱有关[22]。

此外，多重用药还会增加药物和药物之间相互作用的概率。瑞典的一项研究通过对 630 743 例老年人的处方进行分析，发现随着用药种类的增加，药物相互作用发生率呈指数式增长[23]。英国的一项横断面研究发现慢性阻塞性肺疾病患者更容易发生多重用药行为，并且更容易发生药物不良反应[24]。另一项纳入 50 篇文章的综述研究发现多重用药与跌倒、药物不良反应、住院、死亡及认知功能障碍有关[25]。

第二节　共同决策文献计量分析

共同决策（shared decision making，SDM）最早是由 Reiman 于 1968 年在《共同决策和共同责任——现代教育机构的难题》中提出的概念，而后 Kerrner 在 1970 年将共同决策引入医疗领域。而关于共同决策最早的理论模式是 1997 年 Charles 所提出的共同决策模型，他还提出现实中 3 种常见的临床决策模式：家长式决策（医师决策）、知情决策（患者决策）和共同决策。家长式决策即医师在临床决策过程中拥有权威，导致患者不能充分参与医疗过程，无法体现尊重患者偏好及自主权。知情决策即医师将所有可能的治疗选择告知患者，由患者自己选择。这种决策方式貌似尊重患者权利，但医师产生的作用较为消极。共同决策是指医务人员和患者在讨论各种治疗方案的优势和劣势后，考虑患者的价值观和偏好，鼓励患者参与决策的过程，它是以患者为中心的沟通技巧和循证医学的交汇点，是最为理想的医患相处模式[26]。国内外学者从共同决策模型、共同决策测量工具、共同决策影响因素、共同决策实施策略等多个方面进行研究。本研究从相关数据库中导出相关文献并运用 CiteSpace5.8.R3 软件对相关文献进行文献计量研究，以梳理共同决策的研究现状，厘清共同决策研究趋势。

一、资料与方法

（一）资料来源

选择中文期刊全文数据库中国知网核心期刊作为检索源，未限定检索年份，检索主题词为"共同决策""共享决策""患者参与决策""患者决策""决策冲突""决策困境""决策辅助"，并剔除主题为"决策树""辅助决策系统"的文章，限定学科类别为医药卫生科技。选择英文期刊数据库 Web of Science，未限制年份，检索主题词为"patient participation""patient involvement""shared medical decision""shared decision making""shared clinical decision""decision aid""decisional conflict""decision dilemma"，本研究纳入文献类型为期刊论文，排除其他类型论文。

（二）研究方法

本研究采用 Microsoft Excel 2016 对文献发表年份进行统计，采用 CiteSpace5.8.R3 软件对文献进行作者合作网络分析、发文机构合作网络分析、关键词共现分析与聚类分析、关键词突显分析、文献共被引分析与聚类分析并生成可视化图谱。可视化图谱由被分析元素的节点及表示元素之间关系的连线组成，节点之间连线的颜色代表相应的第一次共被引的年份，年轮代表文献的引用历史，整体大小代表了文献被引用次数，厚度代表了给定时间切片的引用次数，环为紫色代表其为关键文献。本研究中时间切片参数设置：中文文献时间设置为 1994～2022 年，每片切片 1 年；英文文献时间设置为 1993～2022 年，每片切片 1 年。

二、结果

（一）发文趋势分析

经过去重后，共检索到中文文献 429 篇，英文文献 22 210 篇。1994～2022 年，共同决策相关中文文献量逐年增多（本研究检索至 2022 年 3 月 10 日，2021～2022 年的文献量仅为 55 篇），总体呈现出上升的趋势，特别是在 2015 年、2017 年、2021 年相关文献突增，共同决策受到国内学者大量关注，具体情况见图 2-3。

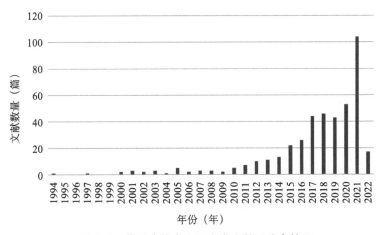

图 2-3　共同决策中文研究发文数量分布情况

国外学者对共同决策的关注情况也与国内类似，2017 年，学者对共同决策的关注量迅速增长，具体情况见图 2-4。

（二）作者发文量分析

使用 CiteSpace5.8.R3 软件对作者发文量情况进行分析。在中文文献作者发文量分析中，共计 276 位作者发表共同决策相关中文文献，其中汪凯发文量最多，高达 19 篇。在英文文献作者发文量分析中，共计 1385 位作者发表共同决策相关文献，France Legare 和 Glyn Elwyn 发表共同决策相关文献较多。其中，France Légaré 所在渥太华患者决策辅助研究小组提出跨学科团队共同决策（interprofessional SDM，IP-SDM），指出共同决策不仅包括患者 - 医师二元组合，在涉及两名以上临床专业团队 / 家庭团队成员临床决策情境中也具

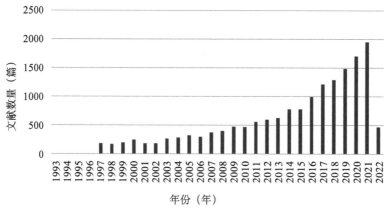

图 2-4   共同决策中文文献发文数量分布情况

有良好的适用性 [27]。该团队还提出决策支持框架，该框架包括评估决策需求、根据结果提供决策支持、评价决策结果 [28]，France Légaré 及其所在团队在共同决策领域具有突出的贡献。Glyn Elwyn 提出临床实践中简便易行且有效的 SDM 3-talk 模型，该模型包含选择谈话（choice talk）、方案谈话（option talk）、决策谈话（decision talk）三个步骤，选择谈话是指确保患者知道有合理的选择步骤，方案谈话是指提供有关选项的更详细的信息，而决策谈话是指在考虑偏好之后做出最佳决策，该模型被英国《2021 NICE 医患共同决策指南》所推荐 [29]，具体发文数量前 20 名的作者统计结果见表 2-7。我国学者发文量≥ 5 的共有 9 位，还需加强对共同决策的关注。

表 2-7   作者及发文量统计

英文		中文	
作者	发文量	作者	发文量
France Légaré	254	汪凯	19
Glyn Elwyn	231	马慧娟	10
Dawn Stacey	146	中国全科医学编辑部	9
Victor M. Montori	121	杨艳	6
Trudy van der Weijden	60	廖宗峰	6
Robert J. Volk	55	吴兴启	5
Adrian Edwards	50	王璐	5
Martin Haerter	49	朱春燕	5
Isabelle Scholl	46	方汉萍	5
Annie Leblanc	45	刘洪娟	4
Anne M. Stiggelbout	45	赵亚利	4
Allison Tong	45	张凤艳	4
Daniel D. Matlock	41	高雅靖	4

续表

英文		中文	
作者	发文量	作者	发文量
Marieanne Durand	40	朱明预	4
Arwen H. Pieterse	38	胡嘉乐	4
Jonathan C. Craig	36	郑红颖	4
Liana Fraenkel	34	单岩	4
Lyndal Trevena	33	明坚	3
Wendy Chaboyer	33	刘娟	3
Mary C. Politi	32	史文松	3

作者合作网络分析可以体现相关领域科研合作情况[30, 31]。从中文文献作者分析可知，共同决策领域相关学者 / 机构主要有汪凯、马慧娟、中国全科医学编辑部、杨艳、廖宗峰、吴兴启、王璐、朱春燕、方汉萍等。从英文文献作者合作网络分析可知，国际上对共同决策研究较多的 France Légaré、Glyn Elwyn、Dawn Stacey、Victor M. Montori、Trudy van der Weijden、Robert J. Volk 等学者对共同决策的研究做出了较大的贡献。与国际学者对共同决策研究的合作相比，我国各个学者的主要合作者较为固定，各个团体之间的合作较少，不利于国内共同决策研究的发展，该领域内作者合作还有进一步提升的空间。

（三）发文机构分析

使用 CiteSpace5.8.R3 软件对研究机构的合作网络进行分析。国内关于共同决策发文数量排名前十的机构分别是北京市海淀区双榆树社区卫生服务中心（24 篇）、首都医科大学全科医学与继续教育学院（23 篇）、河南中医药大学第一附属医院（20 篇）、河南中医药大学（20 篇）、浙江大学医学院附属儿童医院（19 篇）、郑州大学护理与健康学院（10 篇）、安徽医科大学第一附属医院神经内科（9 篇）、安徽医科大学精神卫生与心理科学学院（8 篇）、华中科技大学同济医学院附属同济医院护理部（7 篇）、中南大学湘雅护理学院（6 篇）。综合性大学医学院、医科大学、医学院附属医院为主要发文机构，其中，北京市海淀区双榆树社区卫生服务中心和首都医科大学全科医学与继续教育学院影响力较大，是国内共同决策的主要研究机构。

国外关于共同决策发文数量排名前十的机构分别是悉尼大学（499 篇）、多伦多大学（490 篇）、美国梅奥诊所（452 篇）、加利福尼亚大学旧金山分校（431 篇）、华盛顿大学（400 篇）、密歇根大学（375 篇）、渥太华大学（354 篇）、杜克大学（352 篇）、内梅亨大学（339 篇）、哈佛大学医学院（324 篇）。共现图中，共计 957 个机构发表了共同决策相关研究成果，其中以各个大学作为主要发文机构，如悉尼大学、渥太华大学等，也有少部分医疗机构发表相关研究成果，如美国梅奥诊所，发文在 50 篇以上的机构有 162 个，其中以悉尼大学影响力最大。

国内机构节点分布较为松散，仅有华中科技大学同济医学院与附属同济医院各个科室之间产生较为明显的聚类，而国外机构节点分布较为紧密，产生了较为明显且紧密的聚类，而国内其他机构对于共同决策的研究并未形成聚集的、稳定的合作关系，值得一提的是，上海交通大学护理学院、上海交通大学医学院附属仁济医院护理部与国际上对共同决策研究影响力较大的渥太华大学护理学院进行了合作。

（四）关键词分析

对中文关键词进行共现分析，节点类型选择"Keywords"，并选择前 50 最多引用或者出现的词做共现分析，共得到 343 个节点及 724 个连线，出现频次、突显性及中心性排名前十的关键词见表 2-8。"共同决策"作为关键词出现 53 次，"治疗决策"的突显性为 7.73，"决策"的中心性为 0.24。

表 2-8　共同决策相关中文关键词频次、突显性、中心性排序前十的关键词

频次	关键词	突显性	关键词	中心性	关键词
53	共同决策	7.73	治疗决策	0.24	决策
52	临床决策	7.19	鼻炎	0.19	临床决策
36	共享决策	7.18	共享决策	0.15	影响因素
32	全科医师	5.46	治疗	0.13	决策辅助
31	决策	4.96	慢性病	0.12	共同决策
30	决策辅助	4.14	儿童	0.12	共享决策
29	儿童	4.12	决策辅助	0.12	质性研究
27	影响因素	3.94	决策	0.07	治疗决策
26	治疗	3.86	综述	0.07	医疗决策
25	慢性病	3.61	全科医师	0.05	乳腺癌

对关键词进行聚类分析，modularity Q=0.689 5 > 0.3，silhouette=0.907 2 > 0.5，说明聚类结果比较满意，共得到 11 个聚类，聚类详细信息见表 2-9。共享决策领域文献平均年发表年份为 2017 年，轮廓值 0.814。

表 2-9　共同决策相关中文文献关键词贡献聚类

聚类编号	大小	silhouette	平均年份	LLR 算法
0	53	0.814	2017	共享决策
1	38	0.923	2011	决策
2	32	0.932	2013	慢性病
3	32	0.934	2012	临床决策
4	16	0.961	2015	治疗决策
5	16	0.915	2013	医疗决策
7	11	0.924	2012	效度
8	8	0.987	2013	多普勒信号
9	8	0.912	2003	判别函数
10	7	0.969	2015	恶性肿瘤
14	4	1.000	2014	医疗服务质量价格比

　　对共同决策相关关键词进行突显性分析，结果表明"共享决策""综述""癌症""决策困境""综述文献""冠心病""循证医学"等作为突显词从 2020 年开始得到关注并持续至今，为近两年来共同决策领域的研究方向。

　　对英文关键词进行共现分析，节点类型选择"Keywords"，并选择前 50 最多引用或者出现的词做共现分析，共得到 189 个节点及 2212 个连线，出现频次、突显性及中心性排名前十的关键词见表 2-10。"Shared decision making"作为关键词出现 1572 次，"Encounter"的突显性为 67.27，"Women"的中心性为 0.35。

表 2-10　共同决策相关英文关键词频次、突显性、中心性排序前十的关键词

频次	关键词	突显性	关键词	中心性	关键词
1572	Shared decision making	67.27	Encounter	0.35	Women
1419	Care	64.56	Adult	0.32	Patient satisfaction
1342	Decision making	59.16	General practice	0.32	Satisfaction
1267	Patient participation	46.39	Randomized controlled trial	0.28	Program
1155	Outcome	46.17	Prevalence	0.27	Participation
1138	Communication	41.87	Consultation	0.25	Medical care
1098	Management	40.96	Recommendation	0.25	Outcome
1072	Quality of life	40.76	Prostate cancer	0.24	Care
1054	Health care	39.88	Randomized trial	0.23	Survival
994	Decision aid	36.31	Choice	0.22	Attitude

　　对关键词进行聚类分析，modularity Q=0.799 6 > 0，silhouette=0.928 2 > 0.5，说明聚类结果比较满意，共得到 12 个聚类，聚类的详细信息见表 2-11。Shared decision making 领域文献平均年发表年份为 2001 年，轮廓值 0.936。

表 2-11　共同决策相关英文文献关键词聚类

聚类编号	大小	silhouette	平均年份	LLR 算法
0	22	0.887	2000	Primary care
1	15	0.936	2001	Shared decision making
2	13	0.898	1997	Fuzzy logic
3	13	0.980	1998	Outcome
4	13	1.000	1999	Decision making
5	13	0.923	2001	Quality of life
6	12	0.916	1999	Communication
7	12	0.771	1998	Impact
8	12	0.986	1998	Breast cancer
9	11	1.000	2000	Care
10	9	0.87	2000	Qualitative research
11	7	0.969	1997	Patient participation

对共同决策相关英文文献关键词进行突显性分析，结果表明"patient-centered care" "recommendation""guideline"等作为突显词从 2020 年开始得到关注并持续至今，是最新的研究方向。

（五）文献共被引分析

使用 CiteSpace5.8.R3 软件对核心基础文献进行分析，节点类型选择"References""Top N per slice"选择每一切片前 50 被引用或出现的条目，得到共被引分析知识图谱。文献被引详细信息见表 2-12。中心性越大，表示相关文献越重要，该信息显示出关于共同决策领域较为重要的文献。

表 2-12　共同决策相关文献被引频率、中心性排名

序号	第一作者	年份	频率	序号	第一作者	年份	中心性
1	Stacey D	2017	830	1	Elwyn G	2000	0.71
2	Elwyn G	2012	786	2	Elwyn G	1999	0.56
3	O' Connor AM	2009	768	3	Guadagnoli E	1998	0.55
4	Barry MJ	2012	650	4	O' Connor AM	2009	0.48
5	Joseph-Williams N	2014	352	5	Elwyn G	2004	0.47
6	Shay LA	2015	337	6	Elwyn G	2006	0.44
7	Legare F	2013	289	7	Sebban C	1995	0.36
8	Lee EO	2013	282	8	Whelan TJ	1995	0.33
9	Elwyn G	2006	243	9	Legare F	2008	0.29
10	Chewning B	2012	219	10	Gravel K	2006	0.29

本研究对共被引文献进行聚类，生成了文献共被引聚类图谱，modularity Q=0.885 1，silhouette=0.929 5，表明图谱聚类效果较好。共得到 15 个有效聚类：决策（decision making，编号 0）、共同决策（shared decision，编号 1）、前列腺癌（prostate cancer，编号 2）、以患者为中心的医疗保健（patient-centered healthcare、编号 3）、决策辅助（decision aid，编号 4）、心房颤动（atrial fibrillation，编号 5）、风险预测模型（risk prediction models，编号 6）、患者参与（patient participation，编号 7）、医患关系（physician-patient relationship，编号 8）、患者教育（patient education，编号 9）、心脏康复（cardiac rehabilitation，编号 10）、乳腺癌（breast cancer，编号 12）、资助的医疗保健系统（funded health care system，编号 13）、精神科药物（psychiatric medication，编号 14）、多发性硬化症（multiple sclerosis，编号 22）。

通过对共被引文献的聚类分析，笔者推测共同决策领域的研究前沿是在前列腺癌及乳腺癌等癌症、以患者为中心的医疗模式、决策辅助等方向。

三、讨论

（一）国内外研究现状

相比之下，共同决策中文文献发文趋势与英文文献发文趋势相似，均在近 5 年呈现较大的增长。国内以汪凯、马慧娟等对共同决策研究较多，国外以 France Legare、Glyn

Elwyn 对共同决策研究较多。而相比之下，国外学者和机构之间的合作更为紧密，国内学者与机构之间的合作较为稀少，不利于该领域的发展，国内对共同决策研究的合作还有进一步提升的空间。

（二）研究热点

专注于某一领域的关键词可以合理地描述研究热点，突显词代表了该领域新兴的研究方向，文献共被引聚类则代表了研究前沿。

综合考虑相关中文文献中的关键词出现频次、突显性、中心性及聚类，可认为共同决策、临床决策、决策辅助、慢性病、治疗决策、影响因素为近 25 年来共同决策研究的核心主题，是共同决策的研究热点。

综合考虑相关英文文献中的关键词出现频次、突显性、中心性及聚类，可以认为 "care" "outcome" "patient participation" "communication" "quality of life" 为近 25 年来国际对共同决策研究的核心主题，是共同决策领域的研究热点。

（三）研究前沿

综合考虑关键词 Burst 分析结果及共被引文献聚类分析结果，可认为共同决策、癌症、决策辅助等是共同决策领域的研究前沿。

共同决策被认为是以患者为中心的医疗服务，是以患者为中心的沟通技巧与循证医学的交汇点，且被认为是最佳的医疗护理模式 [26]，因此对于共同决策与以患者为中心的医疗模式，本文将不再赘述。

癌症属于慢性病的一种，需要复杂且长期的治疗与护理，因此癌症患者从诊断开始就面临多种医疗决策，包括诊断手段、治疗方案、临终照顾等多个方面的选择，每种选择均会影响患者的生命质量与身体健康。

作为全球男性患病率第二大的癌症 [32]，前列腺癌（prostate cancer，PC）患者面临多种预防、检查、治疗方案，且各个方案之间涉及多种风险与优势，因此前列腺癌患者常面临复杂的医疗决策 [33]。而 2019 年的一项系统研究显示，共同决策具有显著提升患者的生存质量、知识水平、患者满意度、知情程度及风险感知水平，降低患者决策冲突的效用 [34]。作为女性患病率最高的癌症 [35]，乳腺癌被广泛关注，因此与乳腺癌相关的检查、治疗、术后修复方案得以广泛研究与发展，乳腺癌患者面临较多且较为复杂的选择，患者也可根据自身情况做出相应决策 [36, 37]。一项干预对照研究显示，共同决策能显著提升乳腺癌患者和医务人员的满意度，同时发现医护人员与患者在进行共同决策的过程中受到缺乏政策、缺乏时间、缺乏精力、缺乏培训等阻碍共同决策的影响因素 [38]。

患者决策辅助（patient decision aid，PDA）是促进共同决策的重要手段，通过网站、视频、手册、问卷等方式向患者提供治疗方案相关信息，如选择方案的风险和益处，帮助患者做出符合临床要求和患者偏好的决策 [39]。其主要目的是帮助患者厘清价值观，提升患者参与决策能力，引导参与决策 [40, 41]。国外对 PDA 的研究较为成熟。加拿大是最早进行研究的国家，渥太华医院成立了患者决策辅助研究小组，对患者决策辅助进行了一系列的研究，制定了用于测量患者决策冲突的量表（Decisional Conflict Scale，DCS），并开发了管理患者决策需求的渥太华决策支持框架（Ottawa Decision Support Framework，ODSF）[42]，且开发了用于为各种疾病提供决策辅助包的网站 [43]。国际患者决策辅助工具标准合作组织于 2003 年成立，并于 2006 年制定了国际患者决策辅助工具标准（International Patient Decision Aid Standards，IPDAS）[44]。此外，美国梅奥诊所医患共同决策国家资源中心（Mayo Clinic Shared Decision Making National Resource Center）、英国国家卫生与临床优化研究所（National Institute for Health and Care Excellence，NICE）均对共同决策与患者决策辅助进行了较为成熟的研究 [45]。

本研究基于双系统理论的慢性病患者风险感知与决策行为研究，同时探究慢性病患者用药共同决策的影响因素、共同决策的促进措施，正是共同决策领域的研究热点，具有较大的价值和意义。

第三节　双系统文献计量分析

一、资料与方法

Epstein 在 1994 年发现，人体内存在两个平行且交互的控制系统和冲动系统，以调整人的决策行为 [46]。其中，冲动系统是一种快速、依靠经验、无意识、自动化的主观感受系统。控制系统则是慢速的、依靠逻辑推理的、有意识的客观分析系统，两个系统处于同等地位，共同作用于个人的决策行为 [47, 48]。该理论自 20 世纪 70 年代被提出 [49] 至今的 40 多年里，许多学者对其进行了讨论、验证、改进、应用，并将其推广到决策心理学之外的新领域 [50, 51]。国内双系统理论的研究起步较晚，相关中文文献最早出现在 2006 年 [52]，近年来也被越来越多的国内学者关注和研究。双系统理论现已成为解释、推理决策任务的最常用理论框架 [53]，目前形成了有关情绪、道德、宗教信仰、酗酒、犯罪行为、孤独症等方面的理论和模型 [54-59]，并被世界银行和美国医学研究所等权威机构采纳和使用 [59]。双系统理论能够应用于学习能力培养、临床治疗、心理和行为分析、市场营销、企业管理等许多方面 [60-62]，但与国外研究相比，国内研究的规模、深度和创新性都有所欠缺。了解当前热门研究内容是进行深入研究的基础，国内外文献中只有对其发展过程的梳理 [63]，目前还缺乏对其研究涉及范围的整理，本文使用文献计量和可视化的方法对近 10 年间国内外双系统理论研究情况进行梳理分析，以期为之后的研究提供参考。

（一）资料来源

选择中文期刊全文数据库中国知网作为中文文献检索源，检索时间段不限，检索主题词为"双系统""双系统理论""双系统模型""双加工""双加工理论""双加工模型""冲动系统""控制系统""自我控制"的文献。选择英文期刊全文数据库 Web of Science 作为英文文献检索源，检索主题词为"Dual-system""Dual-process""Dual system""Dual process"。

（二）研究方法

本研究采用 Microsoft Excel 2016 对文献发表年份进行统计，采用 CiteSpace5.8.R3 软件对文献进行作者合作网络分析、发文机构合作网络分析、关键词共现分析与聚类分析、关键词突显分析、文献共被引分析与聚类分析并生成可视化图谱。可视化图谱由被分析元素的节点及表示元素之间关系的连线组成，节点之间连线的颜色代表相应的第一次共被引的年份，年轮代表文献的引用历史，整体大小代表了文献被引用次数，厚度代表了给定时间切片的引用次数，环为紫色代表其为关键文献。本研究中时间切片参数设置：中文文献时间设置为 2003 ～ 2022 年，每片切片 1 年，英文文献时间设置为 1997 ～ 2022 年，每片切片 1 年。

二、结果

（一）发文趋势分析

经过人工筛除无关文献和重复文献后，共检索到中文文献 139 篇，英文文献 5753 篇。中文文献中，2003 ～ 2022 年双系统理论相关研究的中文文献数量增长可分为两个阶段：第一阶段为 2003 ～ 2014 年，此期间每年的文献数量呈上升趋势，从 2003 年的 1 篇增加到了 2014 年的 15 篇。第二阶段为 2015 ～ 2022 年，双系统理论的关注热度褪去后文献数量趋于平稳，维持在每年 11 篇左右（图 2-5）。

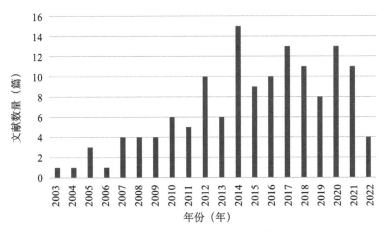

图 2-5　双系统中文文献发文数量分布情况

英文文献中，双系统理论研究起步较早，因此在 Web of Science 检索到的双系统理论外文文献数量远高于收集到的中文文献数量，且整体呈上升趋势（图 2-6）。

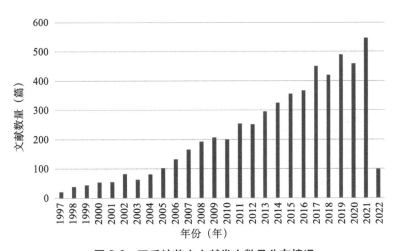

图 2-6　双系统英文文献发文数量分布情况

（二）作者发文量分析

使用 CiteSpace5.8.R3 软件对作者的合作网络进行分析。在中文文献作者发文量分析中，共计 282 位作者发表共同决策相关中文文献，其中何文俊、吴恒发文量最多，高达 27 篇，发文量 ≥ 5 篇的作者共有 10 位。英文文献作者发文分析中，共计 950 位作者发表共同决策相关文献，Gordon Pennycook 和 Wim de Neys 发表双系统相关文献较多，分别发表了 35 篇和 33 篇，具体发文数量前 20 名的作者统计结果见表 2-13。

表 2-13　作者发文量统计

英文		中文	
作者	发文量	作者	发文量
Gordon Pennycook	35	何文俊	27
Wim de Neys	33	吴恒	27
Reinout W. Wiers	25	严万森	26
Chris G. Sibley	22	陈芸莉	19
Kyra Hamilton	20	王利刚	10
Valerie A. Thompson	17	樊春雷	9
David G. Rand	16	高文斌	8
Bertram Gawronski	16	莫雷	6
Jonathan St. B. T. Evans	15	陶婷	6
John T. Wixted	15	李红	6
Hoeteck Wee	15	徐富明	4
A. P. Yonelinas	14	谢东杰	4
Andrew P. Yonelinas	14	王瑞明	4
Martin S. Hagger	13	张慧	3
Jonathan A. Fugelsang	12	张志杰	3
Jan De Houwer	11	翟坤	3
Lieven Verschaffel	10	张庆林	3
John Duckitt	10	吴嵩	3
Jie Chen	10	李斌	3
Derek J. Koehler	10	冷英	2

由作者合作网络分析可知，中国双系统领域相关学者主要有何文俊、吴恒、严万森、陈芸莉、王利刚、樊春雷、高文斌等。对双系统理论研究较多的外国学者有 Gordon Pennycook、Wim de Neys、Reinout W. Wiers、Chris G. Sibley、Kyra Hamilton、Valerie A. Thompson、David G. Rand 等。

在中文文献作者合作网络图中，王利刚、李红、徐富明 3 位作者与其他作者合作较多，而发文量最多的何文俊、吴恒两位作者与其他作者合作研究较少。在英文文献作者合作网络图中，Gordon Pennycook、Wim de Neys、Valerie A. Thompson 等作者之间为较为紧密的合作关系，而 Reinout W. Wiers、Chris G. Sibley、Kyra Hamilton 等作者发文量虽然较多，但与其他作者之间的合作较少。整体上，中英文文献作者合作网络图中均显示作者之间的合作研究较少，仅有少数作者与其他作者有较为紧密的联系，这并不利于该领域的发展。

（三）发文机构分析

使用 CiteSpace5.8.R3 软件对研究机构的合作网络进行分析，关于双系统中文文献发文数量排名前十的机构分别是武汉大学经济与管理学院（29 篇）、贵州医科大学医学人文学院（26 篇）、西南大学心理学院（11 篇）、中国科学院心理健康重点实验室（10 篇）、中国科学院大学（9 篇）、江西师范大学心理学院（8 篇）、暨南大学企业发展研究所（7 篇）、华南师范大学心理应用研究中心（6 篇）、上海师范大学教育学院（4 篇）、暨南大学管理学院（4 篇）。共计 143 个机构发表了双系统相关研究结果，其中以各个大学（主要是师范大学）心理学院、经济管理学院、中国科学院心理健康重点实验室为主要发文机构。

关于双系统英文文献发文数量排名前十的机构分别是阿姆斯特丹大学（76 篇）、耶鲁大学（53 篇）、多伦多大学（46 篇）、加州大学戴维斯分校（45 篇）、法国国家科学研究中心（45 篇）、滑铁卢大学（43 篇）、普利茅斯大学（43 篇）、哥伦比亚大学（42 篇）、中国科学院（42 篇）、哈佛大学（42 篇）。其中以各个大学作为主要的发文机构，影响力最大的是阿姆斯特丹大学。

研究机构中文文献的节点较为稀疏，发文量较多的虽为武汉大学经济与管理学院、贵州医科大学医学人文学院，但是两个机构与其他研究机构合作较少，而中国科学院与中国科学院心理健康重点实验室下各个研究所具有较为紧密的关系，此外华南师范大学心理学院、江西师范大学心理学院、西南大学心理学院等众多师范大学心理学院之间建立了较为紧密的关系，产生了明显的聚类。国外研究机构之间则具有较为明显的合作关系，阿姆斯特丹大学、耶鲁大学、多伦多大学、加州大学戴维斯分校、法国国家科学研究中心、滑铁卢大学等各个高校之间，以及各个高校与其他研究机构之间的合作较为频繁。

（四）关键词分析

对中文关键词进行共现分析，节点类型选择"Keywords"，并选择前 50 最多引用或者出现的词做网络分析，共得到 239 个节点及 325 个连线，出现频次、突显性及中心性排名前十的关键词见表 2-14。"自我控制"作为关键词出现 41 次，"结构维度"的突显性为 2.95，"自我控制"的中心性为 0.18。

表 2-14　双系统相关中文关键词频次、突显性、中心性排序前十的关键词

频次	关键词	突显性	关键词	中心性	关键词
41	自我控制	2.95	结构维度	0.18	自我控制
27	心理机制	2.95	校园氛围	0.15	大学生
27	互动机制	2.75	心理机制	0.14	道德判断
27	旅游审美	2.75	互动机制	0.06	冲动系统
26	校园氛围	2.75	旅游审美	0.05	情绪
26	结构维度	2.25	道德决策	0.05	道德决策

续表

频次	关键词	突显性	关键词	中心性	关键词
12	道德判断	2.25	冲动系统	0.04	神经机制
8	双加工	2.20	神经机制	0.04	双系统
6	冲动系统	1.99	文本阅读	0.04	前额叶
6	神经机制	1.79	道德判断	0.03	时间压力

对关键词进行聚类分析，modularity Q=0.862 5，silhouette=0.949 9，说明聚类结果比较满意，共得到 5 个聚类，聚类详细信息见表 2-15。

表 2-15　双系统相关中文文献关键词聚类

聚类编号	大小	silhouette	平均年份	LLR 算法
0	30	0.814	2014	道德判断
2	22	0.932	2015	自我控制
3	18	0.934	2016	冲动系统
4	11	0.961	2012	情绪
5	10	0.915	2016	时间压力

对双系统相关关键词进行突显性分析结果显示，"道德决策""冲动系统""道德判断"等突显词是近几年来双系统领域的研究方向。

对英文文献关键词进行共现分析，节点类型选择"Keywords"，并选择前 50 最多引用或者出现的词做共现分析，共得到 329 个节点及 564 个连线，出现频次、突显性及中心性排名前十的关键词见表 2-16。"model"作为关键词出现 504 次，"familiarity"突显性为 25.79，"attention"中心性为 0.23。

表 2-16　双系统相关英文关键词频次、突显性、中心性排序前十的关键词

频次	关键词	突显性	关键词	中心性	关键词
504	model	25.79	familiarity	0.23	attention
461	dual process model	23.01	Recognition memory	0.2	retrieval
438	individual difference	21.79	HIBE	0.2	need
412	dual process theory	21.57	Identity based encryption	0.19	frequency
369	decision making	21.34	Receiver operating characteristics	0.16	word recognition
368	judgment	21.33	retrieval	0.15	impact
284	behavior	19.83	Dual-process theory	0.15	knowledge
277	information	18.46	Medial temporal lobe	0.14	individual difference
273	dual-process theory	16.99	Episodic memory	0.13	dual process theory
256	recognition memory	16.09	Decision process	0.12	personality

对关键词进行聚类分析，modularity Q=0.749 9 ＞ 0.3，silhouette=0.895 1 ＞ 0.5，说明聚类结果比较满意，共得到 16 个聚类。聚类的详细信息见表 2-17。

表 2-17　双系统相关英文文献关键词聚类

编号	大小	silhouette	平均年份	LLR 算法
0	41	0.848	2011	Personality
1	33	0.902	2002	Episodic memory
2	27	0.864	2004	Dual system
3	27	0.859	2002	judgment
4	20	0.975	2004	Dual-process theory
5	19	0.893	2005	Clinical reasoning
6	18	0.880	2003	Know judgment
7	17	0.849	2005	Information
8	15	0.895	2005	Dual process theory
9	15	0.891	2008	Dual process models
10	14	0.868	2003	grief
11	14	0.972	2001	Implicit association test
12	14	0.965	2002	Decision making
14	11	0.886	2008	Word frequency
15	9	0.987	2004	reasoning
16	8	0.979	2000	Dual process

对双系统相关英文文献关键词进行突显性分析，结果表明 "dual-process theory" "physical activity" "cognitive reflection" "meta analysis" "impact" "thinking" "performance" 等词是从近几年开始得到关注并持续至今，是最新的研究方向。

（五）文献共被引分析

使用 CiteSpace5.8.R3 软件对核心基础文献进行分析，节点类型选择 "References" "Top N per slice" 选择每一切片前 50 被引用或出现的条目，得到共被引分析知识图谱。文献共被引详细信息见表 2-18。中心性越大，表示相关文献越重要，该信息显示出关于双系统领域较为重要的文献。本研究对共被引文献进行聚类，生成了文献共被引聚类图谱，modularity Q=0.913 6，silhouette=0.990 15，表明图谱聚类可接受。共得到 12 个有效聚类，认知脆弱性（cognitive vulnerability，编号 0）、逻辑直觉（logical intuition，编号 3）、工作记忆容量（work memory capacity，编号 7）、冲突检测（conflict detection，编号 8）、儿童的理解（children's understanding，编号 9）、道德判断（moral judgment，编号 12）、认知反思（cognitive reflection，编号 13）、评价学习（evaluative learning，编号 15）、启发式系统模型（heuristic systematic model，编号 16）、酒精使用（alcohol use，编号 18）、人类推理（human reasoning，编号 20）、命题过程（propositional processes，编号 23）。

表 2-18 双系统相关文献被引频率、中心性排名

序号	第一作者	年份	共被引频率	序号	第一作者	年份	中心性
1	Evans JST	2013	501	1	De Neys W	2008	0.17
2	Kahneman D	2012	388	2	De Neys W	2012	0.16
3	Evans JSBT	2008	248	3	Thompson VA	2014	0.16
4	Kahneman D	2011	173	4	Stanovich KE	1998	0.15
5	Waters B	2009	169	5	Chen S	1999	0.14
6	Lewko A	2010	169	6	Over	2004	0.14
7	Yonelinas AP	2002	149	7	Epstein S	1994	0.14
8	Wixted JT	2007	133	8	Kahneman D	2011	0.13
9	Lewko A	2010	106	9	Stanovich KE	2004	0.13
10	Pennycook G	2015	92	10	De Neys W	2008	0.13

通过对共被引文献的聚类分析，笔者推测双系统领域的研究前沿是认知脆弱性、逻辑直觉、工作记忆容量等方向。

三、讨论

(一)国内外研究现状

相比之下，国内双系统理论发文量在 2003～2014 年逐年增长，而在 2015～2022 年发文量逐渐平稳。国内以何文俊、吴恒、王利刚、李红等发文量较多，但何文俊、吴恒等与其他作者合作较少，而王利刚团队、李红团队内部合作较为紧密，形成较为明显的聚类。总体上，双系统理论的中文核心作者有着合作团体较少、合作关系松散、跨机构合作较少、合作团体规模小的特点。相比之下国外学者合作研究网络也出现类似的结果，Gordon Pennycook、Wim de Neys、Valerie A. Thompson 等作者之间形成了较为紧密的合作关系，而其他发文量较多的作者之间并未形成紧密的联系。

(二)研究热点

综合考虑中文文献中关键词出现频次、突显性、中心性及聚类分析结果，可认为"自我控制""心理机制""旅游审美""校园氛围""结构维度""道德判断""冲动系统""神经机制"等为近 25 年来中文双系统研究的核心主题，是双系统领域的研究热点。

综合考虑英文相关研究关键词出现频次、突显性、中心性及聚类分析结果，可以认为"decision making""individual difference""recognition memory""retrieval""personality""episodic memory""judgment""information"等为近 25 年来英文双系统研究的核心主题，是双系统领域的研究热点。

1. 决策　双系统理论最早就是在推理与决策领域被提出和运用的。双系统理论认为人的决策过程存在两种不同性质的信息加工系统——基于直觉的启发式系统和基于理性的分析式系统。启发式系统加工速度快，加工过程无法被人意识到，分析式系统加工速度慢，加工过程能够被意识到 [47, 57]。

2. 自我控制　在双系统理论研究中有关自我控制的中文文献数量不少，但研究所针对的人群较为单一，基本都是有关儿童和青少年这些年轻群体的研究，内容大致可分为自我控制能力培养、不良行为（网瘾、犯罪、欺凌等）、情绪调节、心理健康等与自我控制关系的研究[64, 65]。而国外有关自我控制的研究同样集中于青少年，这一类研究涉及青少年的冒险行为、不良行为、学习能力、心理健康等多个方面。相比于中文文献中较多的综述类文献，外文文献主要为对照试验研究和横断面研究，也有一部分文献是利用磁共振成像等技术对青少年双系统加工神经机制进行深入研究。

3. 道德判断　该领域相关中文文献较多，但大部分是对外国道德判断双系统相关理论的阐述、整理、归纳和总结。其余的文献除少数几篇为横断面研究外，均为干预试验研究，内容主要为探究影响道德判断的因素。

4. 神经机制　早已有研究者从神经科学的角度上来寻找双系统划分的证据[66]，Kuo 等在 2009 年首次尝试从神经科学的角度揭示直觉和深思熟虑两个系统[67]，之后不少研究者开始利用功能性磁共振成像（fMRI）技术来研究双系统理论及其衍生理论的神经机制。在中文文献中，对神经机制的研究几乎全是对外文文献中研究结果的梳理和归纳，涉及道德判断、归纳推理、风险决策、青少年冒险行为等多个方面。本研究所收集到的中文文献仅有两篇与神经机制研究实验有关：唐志文等利用事件相关电位（ERPs）技术研究了管理道德决策的脑加工机制[68]；贾磊等提出了利用 fMRI 技术和 ERPs 技术探索外显与内隐刻板印象的分布式表征及其激活过程的研究构想[69]。

本研究主要为双系统领域中决策制定的研究，为该领域研究热点，具有较强的研究意义。

（三）研究前沿

综合考虑关键词 Burst 分析结果及共被引文献聚类分析结果，可推测道德判断（moral judgment）、认知反思（cognitive reflection）、决策（decision process or decision making）是双系统领域的研究前沿。

道德判断，即在道德有关研究中，人们根据某个事件的结果对主体进行不同的道德评价[70]。Greene 提出一个双过程模型，将道德判断解释为神经学上可分离的情感和推理审议的结果，根据该模型，强烈的情感反应是由腹内侧脑前额叶外皮神经控制的，而谨慎的审议决策是由背外侧脑前额叶外皮神经控制的[71]。根据双系统理论，道德判断也是一个快速、感性的系统与缓慢、理性的系统相互作用的结果[72]。国内有关道德判断的相关文献多是对外国道德判断双系统相关理论的阐述、整理、归纳和总结。其余文献除少数几篇为横断面研究外，均为干预实验研究，内容主要为探究影响道德判断的因素。外文文献中道德判断的研究以研究实验为主，也有一些为文献综述分析，研究内容可大致分为三类，一是在一些社会道德现象或特定情景下人的道德决策行为；二是道德判断双系统理论框架的验证和改进；三是对现有研究结果的整理综述。

认知反思，关于认知反思较为典型的一个例子是球拍和球的问题：一个球拍和球的价格是 1.10 美元，球拍比球贵 1 美元，问这个球多少钱？大多数人第一个想法是 10 美分，有一部分人意识到该答案是错误的，当意识到这个错误时就等于解决了问题[73]。认知反思即指检查和发现直觉性错误的倾向，Kahneman 把球拍和球的问题视为测试人们不经检查就把脑海浮现的第一个想法作为答案的倾向性的例题，并得出认知反思假设[74]。Frederick 引用双系统模型来解释该问题，他认为直觉的系统 1 过程是快速的、毫不费力的，审议的系统 2 是缓慢的、可控的，系统 1 在决策过程中可以迅速做出直观反应，系统 2 可以通过检查在发现错误时做出进一步推理，并且系统 2 只有在系统 1 处理完成后才会被激活[75, 76]。

　　决策的双系统理论被广泛应用。目前学术界已经基本形成共识，认为人类的风险感知与决策行为过程中存在两种基本的信息加工模式[46]，一种是整体、快速、自动化和无意识的主观感受系统，另一种则是慢速、有意识、基于逻辑推理的分析系统，个体的风险感知和决策行为是这两个系统相互影响、共同作用和平衡的结果[47]。

　　综上所述，双系统理论的热点是研究在双系统理论下决策、自我控制、道德判断问题的探讨，而研究前沿则主要在道德判断、认知反思、决策等领域，本研究主要探究基于双系统理论的慢性病患者用药共同决策行为，具有较强的研究价值。

参 考 文 献

[1] Masnoon N, Shakib S, Kalisch-Ellett L, et al. What is polypharmacy? A systematic review of definitions[J]. BMC Geriatr, 2017, 17(1): 230.

[2] Wastesson JW, Morin L, Tan ECK, et al. An update on the clinical consequences of polypharmacy in older adults: a narrative review[J]. Expert Opin Drug Saf, 2018, 17(12): 1185-1196.

[3] 王佳，常敬涵，刘雨鑫，等. 老年慢性病住院患者多重用药的影响因素研究 [J]. 中国医院药学杂志，2021, 41(6): 606-611, 658.

[4] 王可，唐静，杨昆，等. 中国 14 省 27 家医院住院老年慢病患者多重用药现状横断面研究 [J]. 药物流行病学杂志，2022, 31(1): 38-44.

[5] By the 2019 American Geriatrics Society Beers Criteria® Update Expert Panel. American Geriatrics Society 2019 Updated AGS Beers Criteria® for potentially inappropriate medication use in older adults[J]. J Am Geriatr Soc, 2019, 67(4): 674-694.

[6] Schenker Y, Park SY, Jeong K, et al. Associations between polypharmacy, symptom burden, and quality of life in patients with advanced, life-limiting illness[J]. J Gen Intern Med, 2019, 34(4): 559-566.

[7] Babcock ZR, Kogut SJ, Vyas A. Association between polypharmacy and health-related quality of life among cancer survivors in the United States[J]. J Cancer Surviv, 2020, 14(1): 89-99.

[8] Thanoo N, Gilbert AL, Trainor S, et al. The relationship between polypharmacy and physical activity in those with or at risk of knee osteoarthritis[J]. J Am Geriatr Soc, 2020, 68(9):2015-2020.

[9] Wright RM, Roumani YF, Boudreau R, et al. Effect of central nervous system medication use on decline in cognition in community-dwelling older adults: findings from the Health, Aging And Body Composition Study[J]. J Am Geriatr Soc, 2009, 57(2): 243-250.

[10] Porsteinsson AP, Drye LT, Pollock BG, et al. Effect of citalopram on agitation in Alzheimer disease: the CitAD randomized clinical trial[J]. JAMA, 2014, 311(7): 682-691.

[11] 陈维，王小燕，王渝，等. 老年住院病人多重用药的卫生经济学思考 [J]. 医药卫生，2016(4): 40-41.

[12] 宋长城，张婷，吕颖鋮. 老年肿瘤患者多重用药的研究进展 [J]. 现代肿瘤医学，2017, 25(4): 650-653.

[13] Milton JC, Hill-Smith I, Jackson SHD. Prescribing for older people[J]. BMJ, 2008, 336(7644): 606-609.

[14] Caughey GE, Roughead EE, Pratt N, et al. Increased risk of hip fracture in the elderly associated with prochlorperazine: is a prescribing cascade contributing?[J]. Pharmacoepidemiol Drug Saf, 2010, 19(9): 977-982.

[15] Caughey GE, Roughead EE, Vitry AI, et al. Comorbidity in the elderly with diabetes: Identification of

areas of potential treatment conflicts[J]. Diabetes Res Clin Pract, 2010, 87(3): 385-393.

[16] Whitman A, DeGregory K, Morris A, et al. Pharmacist-led medication assessment and deprescribing intervention for older adults with cancer and polypharmacy: a pilot study[J]. Support Care Cancer, 2018, 26(12): 4105-4113.

[17] George C, Verghese J. Polypharmacy and gait performance in community-dwelling older adults[J]. J Am Geriatr Soc, 2017, 65(9): 2082-2087.

[18] Veronese N, Stubbs B, Noale M, et al. Polypharmacy is associated with higher frailty risk in older people: an 8-year longitudinal cohort study[J]. J Am Med Dir Assoc, 2017, 18(7): 624-628.

[19] Rawle MJ, Cooper R, Kuh D, et al. Associations between polypharmacy and cognitive and physical capability: a British birth cohort study[J]. J Am Geriatr Soc, 2018, 66(5): 916-923.

[20] König M, Spira D, Demuth I, et al. Polypharmacy as a risk factor for clinically relevant sarcopenia: results from the Berlin aging study II[J]. J Gerontol A Biol Sci Med Sci, 2017, 73(1): 117-122.

[21] Bonaga B, Sánchez-Jurado PM, Martínez-Reig M, et al. Frailty, polypharmacy, and health outcomes in older adults: the frailty and dependence in Albacete study[J]. J Am Med Dir Assoc, 2018, 19(1): 46-52.

[22] Gutiérrez-Valencia M, Izquierdo M, Cesari M, et al. The relationship between frailty and polypharmacy in older people: a systematic review[J]. Br J Clin Pharmacol, 2018, 84(7): 1432-1444.

[23] Johnell K, Klarin I. The relationship between number of drugs and potential drug-drug interactions in the elderly: a study of over 600, 000 elderly patients from the Swedish Prescribed Drug Register[J]. Drug Saf, 2007, 30(10): 911-918.

[24] Hanlon P, Nicholl BI, Jani BD, et al. Examining patterns of multimorbidity, polypharmacy and risk of adverse drug reactions in chronic obstructive pulmonary disease: a cross-sectional UK Biobank study[J]. BMJ Open, 2018, 8(1): e018404.

[25] Fried TR, O' Leary J, Towle V, et al. Health outcomes associated with polypharmacy in community-dwelling older adults: a systematic review[J]. J Am Geriatr Soc, 2014, 62(12): 2261-2272.

[26] Hoffmann TC, Montori VM, Del Mar C. The connection between evidence-based medicine and shared decision making[J]. JAMA, 2014, 312(13): 1295-1296.

[27] Légaré F, Stacey D, Graham ID, et al. Advancing theories, models and measurement for an interprofessional approach to shared decision making in primary care: a study protocol[J]. BMC Health Serv Res, 2008, 8: 2.

[28] Annette O. Conceptual Frameworks - Patient Decision Aids - Ottawa Hospital Research Institute[EB/OL]. [2022-04-02]. https://decisionaid. ohri. ca/models. html.

[29] NICE. NICE Shared decision-making guideline[EB/OL]. [2024-03-09]. https://www. nice. org. uk/ guidance/ng197.

[30] 王飒, 吕娜. 多数据源科研合作网络分析方法及实证研究 [J]. 图书情报工作, 2014, 58(18): 89-94, 109.

[31] 何蛟, 潘现伟. 基于 SNA 的 2010—2014 年图书馆学作者合作网络分析 [J]. 图书馆, 2015(9): 67-72.

[32] Ferlay J, Soerjomataram I, Dikshit R, et al. Cancer incidence and mortality worldwide: sources, methods and major patterns in GLOBOCAN 2012[J]. Int J Cancer, 2015, 136(5): E359-E386.

[33] Hamdy FC, Donovan JL, Lane JA, et al. 10-year outcomes after monitoring, surgery, or radiotherapy for localized prostate cancer[J]. N Engl J Med, 2016, 375(15): 1415-1424.

[34] Martínez-González NA, Plate A, Markun S, et al. Shared decision making for men facing prostate cancer treatment: a systematic review of randomized controlled trials[J]. Patient Prefer Adherence, 2019, 13: 1153-1174.

[35] Parkin DM. Global cancer statistics in the year 2000[J]. Lancet Oncol, 2001, 2(9): 533-543.

[36] Pierz AJ, Randall TC, Castle PE, et al. A scoping review: Facilitators and barriers of cervical cancer

screening and early diagnosis of breast cancer in Sub-Saharan African health settings[J]. Gynecol Oncol Rep, 2020, 33: 100605.

[37] Agborbesong O, Helmer SD, Reyes J, et al. Breast cancer treatment in the elderly: Do treatment plans that do not conform to NCCN recommendations lead to worse outcomes?[J]. Am J Surg, 2020, 220(2): 381-384.

[38] Berger-Höger B, Liethmann K, Mühlhauser I, et al. Nurse-led coaching of shared decision-making for women with ductal carcinoma in situ in breast care centers: a cluster randomized controlled trial[J]. Int J Nurs Stud, 2019, 93: 141-152.

[39] O' Connor AM, Rostom A, Fiset V, et al. Decision aids for patients facing health treatment or screening decisions: systematic review[J]. BMJ, 1999, 319(7212): 731-734.

[40] Graham ID, Logan J, O' Connor A, et al. A qualitative study of physicians' perceptions of three decision aids[J]. Patient Educ Couns, 2003, 50(3): 279-283.

[41] Drug and Therapeutics Bulletin. An introduction to patient decision aids[J]. BMJ, 2013, 347: f4147.

[42] Group O P D A. Mission and History - Patient Decision Aids - Ottawa Hospital Research Institute[EB/OL]. [2022-03-27]. https://decisionaid. ohri. ca/mission. html.

[43] Patient Decision Aids - Ottawa Hospital Research Institute[EB/OL]. [2022-03-27]. https://decisionaid. ohri. ca/.

[44] Elwyn G, O' Connor A, Stacey D, et al. Developing a quality criteria framework for patient decision aids: online international Delphi consensus process[J]. BMJ, 2006, 333(7565): 417.

[45] 余绍福，王云云，邓通，等. 医患共同决策系列之一：医患共同决策的国内外发展现状 [J]. 医学新知，2020, 30(2): 159-167.

[46] Denes-Raj V, Epstein S. Conflict between intuitive and rational processing : When people behave against their better judgment[J]. J Pers Soc Psychol, 1994, 66(5): 819-829.

[47] Evans JS. Dual-processing accounts of reasoning, judgment, and social cognition[J]. Annu Rev Psychol, 2008, 59: 255-278.

[48] Slovic P, Finucane ML, Peters E, et al. Risk as analysis and risk as feelings: some thoughts about affect, reason, risk, and rationality[J]. Risk Anal, 2004, 24(2): 311-322.

[49] Wason PC, Evans JSBT. Dual processes in reasoning?[J]. Cognition, 1975, 3(2): 141-154.

[50] Bago B, De Neys W. The intuitive greater good: Testing the corrective dual process model of moral cognition[J]. J Exp Psychol Gen, 2019, 148(10): 1782-1801.

[51] Evans JS, Stanovich KE. Dual-process theories of higher cognition: advancing the debate[J]. Perspect Psychol Sci, 2013, 8(3): 223-241.

[52] 高华，余嘉元. 推理过程中非理性现象的新解释 [J]. 南京师大学报 (社会科学版), 2006(4): 106-110.

[53] Bellini-Leite SC. Dual process theory: systems, types, minds, modes, kinds or metaphors? A critical review[J]. Rev Philos Psychol, 2018, 9(2): 213-225.

[54] Evers C, Hopp H, Gross JJ, et al. Emotion response coherence: a dual-process perspective[J]. Biol Psychol, 2014, 98: 43-49.

[55] Hayakawa S, Tannenbaum D, Costa A, et al. Thinking more or feeling less? Explaining the foreign-language effect on moral judgment[J]. Psychol Sci, 2017, 28(10): 1387-1397.

[56] Baumard N, Boyer P. Religious beliefs as reflective elaborations on intuitions: a modified dual-process model[J]. Curr Dir Psychol Sci, 2013, 22(4): 295-300.

[57] Lannoy S, Billieux J, Maurage P. Beyond inhibition: a dual-process perspective to renew the exploration of binge drinking[J]. Front Hum Neurosci, 2014, 8: 405.

[58] van Gelder JL, de Vries RE. Rational misbehavior?Evaluating an integrated dual-process model of

criminal decision making[J]. J Quant Criminol, 2014, 30(1): 1-27.

[59] Brosnan M, Lewton M, Ashwin C. Reasoning on the autism spectrum: a dual process theory account[J]. J Autism Dev Disord, 2016, 46(6): 2115-2125.

[60] Norman GR, Eva KW. Diagnostic error and clinical reasoning[J]. Med Educ, 2010, 44(1): 94-100.

[61] Kryjevskaia M, Stetzer MR, Grosz N. Answer first: Applying the heuristic-analytic theory of reasoning to examine student intuitive thinking in the context of physics[J]. Physical Review Special Topics - Physics Education Research, 2014, 10(2): 020109.

[62] Dhar R, Gorlin M. A dual-system framework to understand preference construction processes in choice[J]. J Consum Psychol, 2013, 23(4): 528-542.

[63] 胡竹菁, 胡笑羽. Evans 双重加工理论的发展过程简要述评 [J]. 心理学探新, 2012, 32(4): 310-316.

[64] 谢东杰, 王利刚, 陶婷, 等. 青少年自我控制双系统量表中文版的效度和信度 [J]. 中国心理卫生杂志, 2014, 28(5):386-391.

[65] 王利刚, 谢东杰, 樊春雷, 等. 自我控制的干预技术研究：基于双系统理论 [J]. 中国临床心理学杂志, 2014, 22(2): 377-380, 372.

[66] 廖菲. 双系统理论新进展 [J]. 牡丹江教育学院学报, 2011(3): 111-112.

[67] Kuo WJ, Sjöström T, Chen YP, et al. Intuition and deliberation: two systems for strategizing in the brain[J]. Science, 2009, 324(5926): 519-522.

[68] 唐志文, 邢强, 林英, 等. 类别决策中情景标签效应的神经机制 [J]. 现代生物医学进展, 2016, 16(2): 339-343.

[69] 贾磊, 祝书荣, 张常洁, 等. 外显与内隐刻板印象的分布式表征及其激活过程：基于认知神经科学视角的探索 [J]. 心理科学进展, 2016, 24(10): 1519-1533.

[70] 靳宇倡, 王冠. 趋避道德动机调节方式的作用 [J]. 心理科学进展, 2015, 23(9): 1647-1657.

[71] Greene JD. Why are VMPFC patients more utilitarian? A dual-process theory of moral judgment explains[J]. Trends Cogn Sci, 2007, 11(8): 322-323；author reply 323-324.

[72] Cummins DD, Cummins RC. Emotion and deliberative reasoning in moral judgment[J]. Front Psychol, 2012, 3: 328.

[73] Frederick S. Cognitive reflection and decision making[J]. J Econ Perspect, 2005, 19(4): 25-42.

[74] Kahneman D. Thinking, Fast and Slow[M]. New York: Farrar, Straus and Giroux, 2011.

[75] Kahneman D, Frederick S. Representativeness revisited: Attribute substitution in intuitive judgment[M]. Cambridge: Cambridge University Press, 2002.

[76] Kahneman D. A perspective on judgment and choice: mapping bounded rationality[J]. Am Psychol, 2003, 58(9): 697-720.

第 3 章

研 究 设 计

第一节　研究目的与研究内容

一、研究目的

本书主要采用定量的方法，从双系统理论的角度出发，分析慢性病患者用药决策行为的形成机制，探究从患者本身促进其用药共同决策、降低多重用药发生率、提升慢性病患者安全用药水平的举措；同时探究了共同决策行为对患者其他行为的影响，体现患者用药共同决策行为的健康价值；此外，本书验证了慢性病患者决策行为对多重用药行为的影响，还探究了其他可能影响慢性病患者多重用药的影响因素，以求改善慢性病患者多重用药现状，促进患者安全合理用药；最后，本书探究了患者多重用药行为对身体的不良影响，阐明了多重用药的一系列危害，旨在得到医务人员与患者的重视，以期医务人员与患者采取相关措施控制不合理用药现状。具体目标如下。

1. 设计慢性病患者用药决策双系统、风险感知、决策行为评价工具，并进行现状评价。

2. 明确慢性病患者多重用药风险感知与决策行为间的关系及其影响因素，构建慢性病患者多重用药风险感知与决策行为模型，探究慢性病患者用药决策行为的形成机制。

3. 探究慢性病患者用药共同决策的健康价值。

4. 探究用药共同决策及其他因素对患者多重用药行为的影响。

5. 探究多重用药行为对患者自身的影响。

二、研究内容

为了兼顾研究工作的质量和效率，本研究拟以共患疾病较多，易发生多重用药行为的高血压、糖尿病患者作为主要研究对象，以下述两方面为研究重点：①研究设计慢性病患者决策双系统、风险感知、决策行为的评估框架，调查确定决策双系统、风险感知、决策行为的现状；②基于双系统理论，分析慢性病患者多重用药风险感知、决策行为及其影响因素之间的相互作用，构建慢性病患者多重用药风险感知与决策行为模型。

（一）慢性病患者用药决策双系统、风险感知与用药共同决策量表的开发与评价

在文献研究和理论分析的基础上，从慢性病患者的视角初步确定慢性病患者多重用药风险感知的可能维度，包括时间风险、身体风险、经济风险、心理风险等。确定慢性病患

者多重用药决策行为的具体表现并对其进行分类，包括个人决策、共同决策、医师决策等。通过专家咨询初筛慢性病患者多重用药风险感知、决策行为的主要评价维度与条目池，形成量表初稿。运用探索性因子分析方法讨论量表的测量维度及构成，运用验证性因子分析方法检验量表的测量维度与理论框架的拟合程度，剔除不合理条目，形成慢性病患者用药决策双系统量表、风险感知评价量表、慢性病患者用药决策行为评价量表，分析量表的信度与效度。

（二）慢性病患者用药决策双系统、风险感知与决策行为模型的构建与优化

基于文献研究提出的假设，本研究运用前期设计的调查工具在样本地区对筛选确定的慢性病患者开展调查，系统分析调查对象的用药决策双系统、风险感知、决策行为现状。采用结构方程模型分析实证调查资料，对模型进行验证和优化。

首先，分析提炼基于双系统理论的慢性病多重用药风险感知与决策行为模型的潜变量和相应的测量变量；其次，通过路径分析计算模型中的路径系数，明确因素间的作用方式、大小和方向。在完善上述模型框架的同时，基于数理分析结果优化慢性病患者多重用药风险感知与决策行为模型。量化并分析风险感知的中介作用，以及慢性病患者冲动系统和控制系统等对其多重用药风险感知与决策行为的影响。

基于所构建的慢性病患者多重用药风险感知与决策行为模型，运用一般描述性统计分析与倾向得分加权法分析比较不同决策类型及不同用药共同决策程度对慢性病患者多重用药行为的作用方向及强度，结合冲动系统和控制系统的作用，以及风险感知所发挥的中介作用，提出完善慢性病患者多重用药行为管理的策略与建议。

（三）慢性病患者用药共同决策的健康结局研究

运用倾向得分加权法平衡不同决策行为组别之间混杂变量的偏倚，然后利用 Logistic 回归分析探究不同决策行为与一系列健康结局之间的关系。

（四）慢性病患者多重用药行为影响因素研究

运用倾向得分加权法平衡不同控制实验组与对照组之间混杂变量的偏倚，然后利用 Logistic 回归分析探究多重用药的影响因素，其中包括用药共同决策对多重用药行为的影响、常就诊机构对多重用药行为的影响等。

（五）慢性病患者多重用药行为健康结局研究

运用倾向得分加权法平衡多重用药组与非多重用药组患者混杂变量的偏倚，然后利用 Logistic 回归分析探究多重用药行为与药物不良反应和抑郁等健康问题的关系。

（六）促进慢性病患者用药共同决策，改善患者多重用药现状的对策研究

综合分析上述研究，借鉴国内外经验，从慢性病患者个人的决策双系统、风险感知等角度提出促进患者参与用药共同决策的策略与建议。从多重用药的影响因素出发，提出改善慢性病患者多重用药现状的策略与建议。

第二节　方法学介绍

本研究首先通过文献研究法、德尔菲专家咨询、因子分析法等制定了调查所需量表，然后运用结构方程模型法对数据进行分析，再利用倾向得分加权法平衡用药共同决策参与程度高和用药共同决策参与程度低两组样本之间混杂变量的差异，然后利用 Logistic 回归分析用药共同决策对多重用药的影响方向及大小。此外，利用倾向得分加权法分别探究用药共同决策的健康结局、多重用药的影响因素与多重用药的健康结局。

一、量表制定方法

慢性病患者决策双系统量表、风险感知量表、用药共同决策量表的开发与制定参考了 Hinkin 的量表构建过程，主要包括确定量表结构、条目池的生成、条目评价、量表信效度分析等流程。

（一）确定量表结构

1. 确定决策双系统量表结构　为了更准确测量研究的变量，本研究采用文献回顾及专家咨询法，并结合研究主题，初步确定慢性病患者用药决策双系统量表结构。

本研究首先回顾了前人有关双系统的影响因素研究等成果，梳理目前适合测量我国慢性病患者决策双系统的量表，并结合多重用药的情况，对各个维度及条目进行调整，然后基于专家咨询的结果进行补充，在确定了量表维度后邀请具有相关经验的专家进行讨论评审。

目前国内外关于双系统的研究较少。Wills 等[1]学者将自我控制分为控制性和冲动，Hofmann 等[2]首先提出了自我控制双系统模型（Dual-systems Model of Self-control），Dvorak 和 Simons[3]通过总结以前研究者测量冲动系统和控制系统相关量表，汇总为自我控制双系统量表（Dual-Mode of Self-Control Scale，DMSC-S），并使用该量表测量大学生的自我控制双系统情况，结果表明该量表具有良好的信效度。国内学者谢东杰[4]对该量表进行了翻译和修订，用于测量青少年自我控制双系统，结果表明该量表具有较好的结构效度和信度。由于目前已有双系统量表主要研究青少年自我控制双系统、自我控制双系统与网络闲逛行为的关系，与本研究主题慢性病患者多重用药行为有一定差异，因此本研究基于上述量表，结合本研究主题开发测量慢性病患者用药的决策双系统量表。根据已有研究[3, 4]，初步确定本研究中慢性病患者用药决策双系统量表包含 6 个维度，分别是冲动系统的冲动性、易分心、低延迟满足；控制系统的问题解决、认知努力、未来时间观。

（1）冲动性：慢性病患者在确定用药方案过程中因自我冲动而导致的不合理用药情况。

（2）易分心：慢性病患者因为用药方案太复杂、太麻烦，或者患者自身能力不够而不愿意按计划用药的情况，转而分心做其他的事情。

（3）低延迟满足：慢性病患者因为药物治疗方案周期太长，短期看不到成果而随意更改用药方案，或无法按照计划用药。

（4）问题解决：慢性病患者在按照计划执行用药方案时遇到问题后，能自己想办法解决问题。

（5）认知努力：慢性病患者在用药过程中遇到问题时想解决问题的主动性。

（6）未来时间观：慢性病患者对于确保按医嘱用药的时间规划情况。

2. 确定用药风险感知量表结构　本研究主要采用了文献回顾、质性访谈法及专家咨询法，结合本研究主题，初步确定慢性病患者用药风险感知量表结构。本研究首先回顾了前人有关风险感知测量的量表[5-7]，梳理目前适合我国慢性病患者风险感知测量的量表，并结合多重用药的情景，对各个维度及条目进行调整，然后基于扎根理论的质性研究法访谈结果进行补充，在确定了量表维度后邀请具有相关经验的专家进行讨论评审，初步拟定由时间风险、经济风险、身体风险、社会心理风险 4 个维度组成的慢性病患者用药风险感知量表。

3. **确定用药共同决策量表结构**　为了更准确地测量研究的变量，本研究主要采用了文献回顾及专家咨询法，结合本研究主题，初步确定慢性病患者用药决策行为量表包含的内容。

目前国外共同决策相关研究比较成熟，各个学者基于较为完善的理论框架，针对决策者能力需求、决策参与程度、患者决策偏好等关键环节开发一系列量表。Lerman 于 1990 年设计了用于测量患者在决策过程中参与程度的量表（Perceived Involvement In Care Scale，PICS）[8]，该量表包括医师促进患者参与、信息交换水平、患者参与决策 3 个维度。Légaré 同样于 2010 年开发了测量患者临床决策过程中冲突状态的量表，该量表是基于 Ottawa 决策支持理论框架设计的，能有效区别做出治疗决策和无法做出决策的患者，得分越高表示冲突越明显[9]。2003 年 Elwyn 根据质性研究开发观察者决策量表（Observing Patient Involvement In Decision Making，OPTION）[10]，该量表只有一个维度，从第三方视角评价医务人员努力促进患者参与健康照顾决策的程度。后期 Elwyn 团队对该量表进行了修订[10]，该量表能有效区分共同决策与非共同决策的差异，虽然该量表应用广泛，但是未对共同决策过程进行真实评估。2006 年，Simon 根据共同决策理论——Makoul 共同决策过程模型[11]，结合心理学设计用于评测患者共同决策参与程度的工具（Shared Decision Making Questionnaire，SDM-Q）[12]，该量表天花板效应较高。Kriston 于 2010 年对该量表进行了改进，形成 9 条目的 SDM-Q-9 单维度量表[13]。2012 年 Leader 根据共同决策过程模型开发了知情决策量表（Informed Decision Making）[14]，用于评价医患会面时前列腺癌筛查的"知情决策程度"，此处"知情决策"意指共同决策，而非前述"知情决策"。而 2012 年 Légaré 构建的共同决策双向评测方法量表（Dyadic Measure of SDM，DMS）用于评估医患双方对决策行为、相互作用关系等的处理，包括信息提供、检查、澄清、医师建议、患者自我效能、感觉不知情、信息验证、不确定 8 个维度[15]，目前该量表的信效度有待进一步验证。Kasper 也于 2012 年开发了共同决策多焦点共享方法量表（Multifocal Approach to Sharing in Shared Decision Making，Mappin，SDM）[16]，从医护人员、患者、医患双方三角度评测共同决策行为，该量表比 OPTION 更能体现出共同决策的核心要素，但其对场景要求较高，且信效度有待进一步验证。

国外对于共同决策的研究较多，且各个量表及理论依据各有不同，目前主要模型如下。

（1）Elwyn 的 3-talk 模型：该模型包括三个步骤。①选择谈话：确保患者知道有多个选择；②方案谈话：提供有关选项的详细信息；③决策谈话：考虑患者偏好，权衡最佳方案[17]。

（2）Stiggelbout 模型[18]：该模型将 Elwyn 的 3-talk 模型中的决策谈话阶段分为两个不同内容，因此提出四步的共同决策模型。①医护人员告知患者需要作出决定，且患者的意见非常重要；②医护人员对所有可供选择的方案提供详细信息；③医护人员和患者讨论患者对方案的偏好；④医护人员和患者讨论患者决策的意愿。

（3）Makoul 模型[11]：Makoul 通过对前人的研究，总结共同决策模型包含 9 个必要元素。①定义、解释问题：患者和医疗服务提供者首先应定义或解释需要解决的问题；②罗列选项：医师应向患者罗列所有可以选择的选项；③讨论利弊：医师与患者之间应对提出方案的利弊进行讨论，如成本、风险、益处；④患者偏好/价值观：医患之间应讨论患者对于福利、风险、成本等利弊的看法，这些看法反映了患者的价值偏好；⑤讨论患者能力：讨论患者对于既定方案的执行能力，是否能按照医师与患者拟定的用药方案执行，在经济、自我控制能力等方面是否有困难；⑥医师的知识与建议：医师应根据医学知识及多年经验为患者用药方案的选择提供建议；⑦检查/理解：双方应定期检查对于事实和一些观点的理解，根据需要进行澄清；⑧做出或推迟决定：双方应对患者的用药方案做出决定，或者对于第一次讨论时并不是立刻就能做出决定的，可以推迟做决定；⑨安排后续：双方应跟踪后续结果（随访或者复查），以检查结果是否按预期进行。

SDM-Q 量表经验证具有良好的信效度，但是具有较高的天花板效应，且经过专家咨询后，该量表只能反映 Makoul 模型中的部分元素。Kriston 对 SDM-Q 量表进行改进[13]，将原先应用的项目反应理论修正为经典测量理论，并将 SDM-Q 的李克特 4 级评分法修改为李克特 6 级评分，调整了高天花板效应，但是该条目不包含 Makoul 模型的讨论患者能力和医师的知识与建议元素。

目前较为成熟的理论模型是 Makoul 模型，前述研究的量表中 SDM-Q-9 量表及 Mappin′ SDM 量表[16]能较为完整地体现 Makoul 模型中的必要元素，但也有未能覆盖的元素，SDM-Q-9 量表中没有医师的知识与建议、讨论患者能力两个元素，Mappin′ SDM 量表缺乏讨论患者能力元素，因此本研究在前人对共同决策 Makoul 模型及相关量表研究的基础上，开发符合本研究主题的慢性病患者用药共同决策量表。

（二）条目池的生成

1. 条目拟定原则　条目作为量表的重要元素，其是否准确、有效表达相应内容直接影响量表编制的质量。本研究在编制量表过程中遵循以下原则：①条目具有代表性，能代表决策双系统、风险感知、用药共同决策的特质；②一个条目只表述一个问题，避免同时表述多个问题；③条目表述要简洁明了，避免带有太多否定意义的词语、模糊不清、发生歧义及冗长；④条目表述要避免刺激性语言；⑤条目表述应客观，避免诱导性提问。

2. 条目池的构建

（1）慢性病患者用药决策双系统量表条目池：决策双系统量表综合考虑 Dvorak 和 Simons 开发的自我控制双系统量表（Dual-Mode of Self-Control Scale，DMSC-S）[3]，以及谢东杰翻译的青少年自我控制双系统量表[4]，以及 Wills 等[1]开发的量表，形成 6 个维度、38 个条目的慢性病患者用药决策双系统量表条目池。每个条目均由前人研究的双系统量表中的条目修正而来，相同的条目在前人不同的量表中被归属为不同的维度，条目池中每个条目所对应维度仅根据青少年自我控制双系统量表维度初步进行划分，最终根据后续因子分析、专家咨询和小组讨论的结果进行每个条目划分，具体条目见表 3-1。

表 3-1 慢性病患者用药决策双系统量表条目池

维度	条目编号	条目
冲动性	1	我经常更改用药方案
	2	我常根据自己的喜好更改用药方案
	3	我常根据实际情况自己增加或者减少某种药物
	4	我常根据疗效更改用药方案
	5	我经常尝试别人告知我的有效的用药方案
	6	当了解到一些新药时,我会立刻想要尝试
	7	我有时会因为自己更改用药方案,而引发各种用药问题(疗效不佳、不良反应、副作用等)
	8	我在执行用药方案的过程中是一个冲动的人
	9	我常为听到一些新的治疗方案激动不已,而不考虑可能遇到的困难
	10	服药过程中遇到异常情况时,我会询问医师或专业人士如何解决
	11	我需要很强的自制力来控制自己按医嘱服药
易分心	12	我常觉得执行用药方案对我来说太难了
	13	如果用药方案太麻烦,我会更改用药方案
	14	我觉得在病治好之前一直坚持按照医嘱服药很困难
	15	在用药过程中遇到问题时,我习惯拖延
	16	我常容易因为其他事情而忘记服药、不能按时服药或是漏服药物
	17	我会一边做服药的准备工作(如烧水、等水凉),一边做其他事情
	18	我按时按量服药常需要别人的提醒和监督
低延迟满足	19	为了日后的身体健康,我能接受长期坚持遵医嘱服药
	20	我更愿意使用一些见效快的药物,即使该用药方案存在一定的治疗风险
	21	排队购药对我来说很困难
	22	我会因为较长时间看不见显著的疗效而变得不耐烦
	23	我不能忍受药物治疗较长时间不见疗效
	24	在下一次复诊之前,我能保证自己按医嘱服药
问题解决	25	当服用多种用药过程出现问题时(疗效不佳、不良反应等),我会想尽各种办法解决
	26	当用药过程出现问题时(疗效不佳、不良反应等),我会试着去解决
	27	当用药过程出现问题时(疗效不佳、不良反应等),我会认真考虑我能做什么
认知努力	28	当用药过程出现问题时,我会考虑可能的用药方案选择
	29	当用药过程出现问题时,我会认真考虑该采取什么措施
	30	我常能够从不同的角度来思考我的用药方案是否合理(如用药安全、药物效果、经济承受能力)
	31	在确定用药方案时,我常会认真考虑它的优点和缺点
	32	我会在用药上花费大量的精力和自制力

续表

维度	条目编号	条目
未来时间观	33	我认为我们应该提前准备好每天需要服用的药物
	34	我常在用药前提前了解服用药物的适应证，避免吃错药物
	35	出现用药问题时（不良反应、副作用等），我会准备好相应的解决方案，然后照着执行
	36	我会提前了解自己服用多种药物有哪些不良反应
	37	在做任何有关用药的决定之前，我会仔细考虑
	38	我能够有意识地去规划自己的服药行为，避免不合理用药

（2）慢性病患者用药风险感知量表条目池

1）文献回顾及质性访谈采集相关条目

A. 时间风险：根据夏丽娟研究[7]中的"患者认为吃药会影响其计划安排"衍生出本研究条目——"长期服用多种药物比较麻烦，影响自己的生活计划"。根据患者认为医院买药需要挂号、排队看医师，然后排队拿药衍生出本研究条目："长期购买多种药品将花费自己或家人较长的时间"。根据患者认为每天处理药物比较复杂（如中药的前处理过程）衍生出本研究条目："药物品种较多，服用方式烦琐，每天准备药物将花费自己大量时间和精力"。

B. 经济风险：根据夏丽娟研究中的"担心治疗造成家庭或个人的经济负担"及方蕾研究中的"治疗会加重个人和家庭的经济负担"衍生出本研究经济风险条目——"长期服用多种药物加重个人和家庭的经济负担"。根据夏丽娟研究中的"采取该方案治疗，担心医疗费太高"及方蕾研究[6]中的"现在采取的治疗方案医疗费用太高"衍生出本研究条目——"自己服用的药物品种多，药物价格高，整体药费高"。根据方蕾研究中的"花了钱，却达不到预期的治疗效果"衍生出本研究条目——"担心自己在购买多种药物的过程中花了冤枉钱"。根据方蕾研究中的"治疗费用造成较大的经济压力"，以及结合质性访谈结果衍生出本研究条目——"长期服用多种药物使得家庭生活变得拮据"。质性访谈中患者谈及医保报销比例问题衍生出本研究条目："医疗保险报销比例有限，自己购买多种药物需要支付大笔费用"。

C. 身体风险：根据夏丽娟研究条目[7]中的"担心治疗引起并发症"及方蕾研究条目中的"治疗过程中会出现其他并发症"衍生出本研究条目——"多种药物之间会相互反应，损害身体健康"。根据夏丽娟研究条目中的"担心该治疗加速癌细胞扩散"及方蕾研究中的"药物对自己病情无效或效果不好"衍生出本研究条目——"担心目前的用药方案达不到预期的治疗效果"。根据夏丽娟研究条目中的"担心治疗不能延长生命"衍生出本研究条目——"担心药物只能延缓症状，不能根治疾病"。根据质性研究结果，患者认为药物副作用影响身体健康及方蕾研究中的条目[6]"治疗的副作用会损害身体健康"衍生出本研究条目——"多种药物本身的副作用会损害身体健康""某些药物本身的副作用引发某些疾病"，根据质性研究中"患者认为是药三分毒，吃得越多，摄入毒性成分越多"衍生出本研究条目——"是药三分毒，药物吃得越多，毒性越大"。

D. 社会心理风险：根据夏丽娟研究中的条目[7]"担心治疗过程中自己遭受亲近的人嫌弃"，以及方蕾研究中的条目"家人因长期照顾自己而出现厌倦情绪"衍生出本研究条目——

"长期服用多种药物会引发家人亲友的抱怨"。根据夏丽娟研究中的条目"担心治疗过程中要承受较大的心理压力"及方蕾研究中"医院环境及氛围会影响自身心理状态"衍生出本研究条目——"在服用多种药物过程中，自己承受较大的心理压力""自己变成'药罐子'，身体越来越差"。根据夏丽娟研究中的条目"担心自己无法完成对家庭的责任"衍生出本研究条目——"担心自己长期服用多种药物，成为家里的负担"。根据方蕾研究中"害怕医护人员不尊重或侮辱自己"衍生出条目——"因为我服用多种药物，担心别人对我的态度（例如在饭馆或者食堂等公共场合别人远离我）""因为我服用多种药物，我得到了不公平的对待 [例如在社交活动中没人和我组队（下棋、跳广场舞、打太极拳等）]"。根据质性研究中患者不愿意在公开场合打胰岛素衍生出本研究条目——"我对自己服用多种药物感到难为情""服用多种药物会影响自我形象"。

2）专家访谈收集：将前述研究形成的问卷条目交予具有临床药学、心理学、药事管理、卫生管理等背景的 15 位专家。有专家认为慢性病本身具有病程周期长的特征，因此衍生出本研究条目——"多种药物治疗需要较长的周期""多种药物治疗后会花费较长的时间来恢复身体"。还有专家根据多重用药复杂性的特质指出慢性病患者在服药过程中容易出现漏服、重复服用等现象，因此衍生出本研究条目——"自己服药过程中出现漏服、重复服用等问题，影响疗效，甚至危害身体健康""服用药物太多太复杂，担心自己无法按照医嘱服药"。

同时各位专家也针对前述已形成的条目池提出意见与建议，如有专家指出本研究中时间维度第一个条目："长期服用多种药物比较麻烦，影响自己的生活计划"中患者应长期服用药物，习惯了应该不会觉得影响时间安排，除此之外，还有其他专家也提出相关建议，经过项目组内讨论后接受修改或保留原来条目。

将上述方法收集到的条目进行整理，最终获得问卷条目 26 条，其中时间风险维度有 5 个条目，经济风险维度有 5 个条目，身体风险维度有 8 个条目，社会心理风险维度有 8 个条目，见表 3-2。

表 3-2　慢性病患者用药风险感知量表条目池

维度	条目编号	条目
时间风险	1	长期服用多种药物比较麻烦，影响自己的生活计划
	2	长期购买多种药品将花费自己或家人较长的时间
	3	药物品种较多，服用方式烦琐，每天准备药物将花费自己大量时间和精力
	4	多种药物治疗需要较长的周期
	5	多种药物治疗后会花费较长的时间来恢复身体
经济风险	6	长期服用多种药物加重个人和家庭的经济负担
	7	长期服用多种药物使得家庭生活变得拮据
	8	自己服用的药物品种多，药物价格高，整体药费高
	9	医疗保险报销比例有限，自己购买多种药物需要支付大笔费用
	10	担心自己在购买多种药物的过程中花了冤枉钱

续表

维度	条目编号	条目
身体风险	11	多种药物本身的副作用会损害身体健康
	12	某些药物本身的副作用引发某些疾病
	13	多种药物之间会相互反应，损害身体健康
	14	是药三分毒，药物吃得越多，毒性越大
	15	担心目前的用药方案达不到预期的治疗效果
	16	担心药物只能延缓症状，不能根治疾病
	17	自己服药过程中出现漏服、重复服用等问题，影响疗效，甚至危害身体健康
	18	服用药物太多太复杂，担心自己无法按照医嘱服药
社会心理风险	19	自己变成"药罐子"，身体越来越差
	20	在服用多种药物过程中，自己承受较大的心理压力
	21	因为我服用多种药物，担心别人对我的态度（例如在饭馆或者食堂等公共场合别人远离我）
	22	因为我服用多种药物，我得到了不公平的对待 [例如在社交活动中没人和我组队（下棋、跳广场舞、打太极拳等）]
	23	我对自己服用多种药物感到难为情
	24	担心自己长期服用多种药物，成为家里的负担
	25	长期服用多种药物会引发家人亲友的抱怨
	26	服用多种药物会影响自我形象

（3）慢性病患者用药共同决策量表条目池：本量表综合考虑 Elwyn 的"talk"模型[17]、Stiggelbout 模型[18] 及 Makoul[11]模型，确定本量表所要包含的必要元素与 Makoul 所确定必要元素基本一致，最终形成 9 个元素、20 个条目的慢性病患者用药共同决策条目池（表3-3）。

表 3-3　慢性病患者用药共同决策量表条目池

必要元素	条目编号	条目
定义和解释问题	1	医师详细说明了我的病情
	2	医师提供了足够的与这个治疗决定相关的信息（为什么要治疗、治疗的益处与风险）
罗列选项	3	对于我的疾病，医师告诉了我可供选择的用药方案
讨论利弊	4	医师告诉我不同用药方案的优势与劣势
讨论患者偏好	5	医师询问过我更倾向选择哪种用药方案
	6	医师询问我关注药物的哪些特点（如药物的价格、疗效、副作用）
	7	医师关注我的观点和想法

续表

必要元素	条目编号	条目
讨论患者能力	8	对于已选择的用药方案，医师询问过我是否能按照医嘱服药
考虑医师的知识和建议	9	我希望与医师进一步交流我的用药方案
	10	就我的病该服用哪些药物，医师向我提出了足够的建议
	11	医师耐心地回答我的疑问
检查/理解	12	对于选定的用药方案，医师询问我是否理解他给的信息
	13	医师提供的信息容易理解
做出明确决定或者推迟	14	在确定用药方案过程中，我与医师有着充分的交流时间
	15	医师和我交流了哪项用药方案更合适
	16	我与医师对具体如何应用哪种多种药物用药方案达成了共识
	17	在做出决定前，我有充分的时间考虑
	18	医护人员鼓励我参与用药方案的选择
	19	最终我与医师一起决定了用药方案
组织后续行动	20	医师告知我是否需要复查及复查的时间

（三）条目评价

1. *咨询问卷* 问卷由四部分组成。

（1）第一部分为问卷指导语，包括本研究目的及相关概念的介绍、量表的介绍、问卷填写要求、问卷回收人、时间及致谢等。

（2）第二部分为专家的一般资料。包括专家姓名、联系电话、性别、年龄、学历、工作单位、职称、专业领域、工作年限。这部分资料收集主要是对咨询专家权威程度进行分析。

（3）第三部分主要请专家针对条目池中各条目内容及语言描述进行咨询并修订。第一轮咨询问卷的指标体系中各指标的重要性按照5级进行判断，评价分为"很重要"（赋值5分）、"比较重要"（赋值4分）、"一般重要"（赋值3分）、"不太重要"（赋值2分）、"不重要"（赋值1分）。第二轮评价分为"适合"（赋值1分）、"修订后合适"（赋值0.5分）、"不合适"（赋值0分）三等级进行判断。请专家就各条目是否符合研究主题的内容、是否反映出相应维度的内涵，语言是否简洁明了、是否有歧义、是否需要合并条目、本问卷中是否有未考虑到的指标需要补充等进行分析判断。专家可在每个条目后面及每个维度后面标注对于该条目或者整个维度的建议。

（4）第四部分是请各位专家自评对于该量表每个维度的熟悉程度，评价等级分为5级，"很熟悉"（赋值5分）、"比较熟悉"（赋值4分）、"一般熟悉"（赋值3分）、"不太熟悉"（赋值2分）、"不熟悉"（赋值1分）。同时请专家对自己评价量表内容的依据进行评判，分为"大""中""小"，根据不同的依据分别赋予不同的分值。

2. *咨询方法*

（1）咨询专家的选择：研究所选择专家将决定咨询结果的质量，是衡量量表信度、效度的指标之一。本研究采用的德尔菲专家咨询法同时考虑了咨询专家的学术背景和专业领域，咨询专家分别来自心理学院、药剂科、护理部门、临床医学科、医药卫生管理学院及药学院下的药事管理学系等不同院系，能从不同的领域出发，为本研究中量表开发提供意见和建议。

专家纳入标准：从事临床药学、心理学、护理管理学、临床医学、卫生管理、药事管理相关工作或相关研究方向的专家，工作年限较长或在本研究所涉及内容有工作经验者；具有本科及以上学历，以及具有中级及以上专业职称的专家；具有相关医学学术研究或实践背景，能较为全面地考虑问题，且能提供较为科学、全面、严谨的指导和意见的专家；积极参与本研究，且知情同意者。

本研究根据前期制定的专家纳入标准，确定专家名单，在征得其同意后，正式确定了17位咨询专家，其中一位专家表示对双系统理论较为生疏，因此该专家答卷不纳入决策双系统量表分析过程，而风险感知量表及用药共同决策量表的答卷纳入相应量表分析过程。

（2）咨询过程：2021年2～3月，形成第一轮专家咨询问卷。问卷研究者通过电子邮件或信件的方式发放问卷，专家填完问卷后同样以电子邮件或信件方式交予研究者。第一轮问卷回收完毕后，研究者对咨询专家提出的意见或建议进行整理、汇总、分析并讨论，在此基础上形成第二轮咨询问卷。

2021年3～4月，第二轮专家咨询的问卷发放、回收及处理方法同第一轮。整理第二轮问卷得出结果。

（四）量表信效度分析

在使用本研究所构建的量表进行结构方程模型验证前述假说之前，需要对所搜集数据进行信效度检验，以确保所测数据与所构建模型是适用的。本研究所构建量表参考了前人相关研究，且根据本研究主题进行了情景化的改变，还有少部分条目为首次提出，因此首先需要进行问卷信效度检验。

信度（reliability）是潜变量真分数引起的变异占总分方差的比例[19]，是衡量研究数据可靠性的重要指标，一般指利用问卷或测量工具所得到的数据结果的稳定性、一致性和可靠性。目前信度分析方法有复本信度、重测信度、折半信度、内部一致性等，其中内部一致性较为常用。本研究将采用 Cronbach α 系数来衡量模型的内部一致性信度。

效度（validity）是衡量潜变量是否为量表项目成绩协变原因的指标[19]。目前常见效度分析方法有内容效度、结构效度、效标关联效度、准则效度等[19]。一般研究中需要分析测量工具的内容效度和结构效度。内容效度是根据专家的理论基础和实际经验对问卷的条目、内容和分配比例做出的判断[20]，一般以专家对问卷的认同程度判断。结构效度又分为聚合效度、辨别效度、特征效度。本研究将采用内容效度、结构效度中的特征效度、聚合效度、辨别效度来检验量表的效度。

二、问卷调查方法

采用经过德尔菲专家咨询后的问卷对慢性病患者进行调查，问卷分为慢性病患者用药决策双系统量表、风险感知量表、决策行为量表、简明抑郁量表（the Center for Epidemiological Studies-Depression Scale 10，CES-D10）、用药知识问卷、一般人口学资料、疾病信息、患者用药信息等几部分，由于问卷整体较长，因此将问卷分为用药信息、人口学资料、疾病信息、量表等几个部分开展调查。

1. 用药信息　包括所有服用药物的商品名、通用名、适应证、信息来源、药品来源等信息。

2. 人口学资料　包括患者的性别、年龄、户籍、家庭常住人数、教育程度、职业类型、婚姻状况、医保类型、家庭年收入等。

3. 疾病信息　包括过去一年看病花费、过去一年买药花费、是否饮酒、是否吸烟、是否锻炼、饮食情况、是否定期测血压或血糖、所患疾病类型、所患疾病时长（以患者所患时间最长的疾病计算病龄）、疾病严重程度、服药依从性、服药是否有困难、是否发生药物不良反应、常就诊机构类型、和医师交流频率、过去一年是否住院、自评健康状况、对医师的信任程度。服药依从性采用 Morisky 所开发的四条目量表：①你是否服错过药物？②你是否漏服过药物？③是否自觉情况变差，减药或停药？④是否自觉情况变好，减药或停药？只有所有条目均回答为否，才能视为依从性好，否则视为依从性差[21]。

4. 量表　包括决策双系统量表、风险感知量表、用药共同决策量表、抑郁量表、用药知识问卷。用药知识问卷采用 Betul Okuyan 所开发的 7 条目用药知识问卷[22]，其条目包括：①您能列出目前正在服用的所有药物的名称吗？②您能告诉我您为什么服用这种药物吗？③您知道怎么吃药吗？④您知道什么时候吃药吗？⑤您知道您所服用药物可能的副作用吗？⑥您知道如果您服用的药物发生了副作用怎么办吗？⑦如果漏服了某种药，您知道如何处理吗？其中第二个问题为 3 分制，其他问题均为 2 分制。决策双系统量表、风险感知量表、决策行为量表采用李克特 5 级评分法。"非常不同意""不同意""一般""同意""非常同意"分为 5 个等级，分别赋予 1～5 分。

采用整群抽样的方法选择卫生信息系统健全、患者卫生服务利用信息完整，并且和研究团队已建立良好合作关系的武汉市、宜昌市作为城市样本地区，潜江市和枝江市作为农村样本地区进行调研，在样本地区各随机抽取 3 个街道或乡镇作为调研点（共计 12 个），并以社区和村（随机抽取）为单位，从卫生信息系统中调出其所有慢性病患者个人基本信息及其购药情况，将至少患有高血压或糖尿病其中一种慢性病的患者作为调查对象，直到每个街道或乡镇完成 100 人（如果一个调研点不足，则增加相邻街道或乡镇作为补充地）。

纳入标准：符合高血压、糖尿病的临床诊断标准；因所患慢性病，服药时间达到 3 个月或更长；年龄 ≥ 18 岁；逻辑清楚，意识清晰，能够正确表达自己的意愿；无精神相关疾病患者；签订知情同意书配合本次调查患者；排除标准：疾病严重以致无法完成问卷调查患者；有急性并发症的患者。

本研究在调查前已让所有参与患者知情并获得其同意，本研究已获得华中科技大学同济医学院医学伦理委员会批准，批准号 2020（S223）。

三、数据分析方法

本研究所有数据采用 Microsoft Excel 2016 进行整理，运用 SPSS 24.0 软件完成对量表的探索性因子分析（exploratory factor analysis，EFA）与验证性因子分析（confirmatory factor analysis，CFA），运用 Amos 17.0 软件构建结构方程模型并进行路径分析。运用 R 语言中的 PSW 包、TWANG 包完成倾向得分加权，平衡实验组与控制组混杂变量的偏倚，运用 R 语言完成 Logistic 回归分析。

（一）探索性因子分析与验证性因子分析

探索性因子分析的目的在于确认量表因素结构或一组变量的模型，常考虑的是要纳入多少个因素或构念，以及因素负荷量的组型如何。探索性因子分析偏向于理论的产出，而非理论构架的检验。在量表上或问卷编制中的预试验上，均会先进行探索性因子分析，不断尝试以求出量表最佳因素结构。而当量表结构已知时，为验证量表所包含的因素是否与最初探究的构念相同，会以不同的样本为对象进行检验。此时量表的各个维度与条目均已固定，研究者需要验证量表的结构与实际收集的数据契合性，指标变量是否可以作为有效因素构念的测量变量，此即验证性因子分析[23]。本研究采用 SPSS 24.0 软件进行探索性因子分析，采用 Amos17.0 软件进行验证性因子分析。

（二）结构方程模型

结构方程模型法（structural equation modeling，SEM）是一种探究因变量与多个自变量之间复杂影响关系的方法，常用于验证模型中的显变量、潜变量、干扰或误差项之间的关系，获得自变量对因变量的直接影响效应、间接影响效应及总效应[23]。

结构方程模型中的多群组分析（simultaneous analysis of several groups）的目的在于探究适配于某一群体的路径模型相对应的参数是否也适配于其他群体。在多群组参数的限定中，如果多个群体在路径模型图中所有相对应的参数均设定为相等，称为全部恒等性检验（test for full invariance）或全部不变性检验，这种检验是最严格的；如果多个群体在路径模型图的部分相对应的参数设定为相等，称为部分恒等性检验（test for partial invariance）或部分不变性检验；如果多个群体的路径模型图的参数均未加以限制，则此种为多群组分析中最宽松模式[23, 24]。

（三）倾向得分加权

倾向得分加权法（propensity score weighting，PSW）通过 R 语言的 PSW 包、TWANG 包等程序来实现，Logistic 回归分析通过 R 语言的 glm 函数来实现[25-28]。

倾向值分析（propensity score analysis，PS）被证明是使用非实验数据或观测数据进行干预效应评估时新颖、有效的一类统计方法，被广泛用于消除数据中混杂偏倚的影响，常见的倾向得分法有倾向得分分层法、倾向得分匹配法、倾向得分逆概率加权法等。本研究采用倾向得分加权法消除混杂偏倚的影响。倾向得分加权法一般分为四个步骤。

第一步，加权前的平衡性检验，在计算样本的倾向得分之前，需要先对实验组和对照组混杂变量组间平衡性进行检验，本研究通过计算实验组与对照组协变量的绝对标准化均数差（absolute standardized mean difference，ASMD）来评价组间平衡，ASMD 的计算公式为

$$ASMD = \frac{|M_{Xt} - M_{Xp}|}{S_X} \tag{3-1}$$

其中，M_{Xt} 和 M_{Xp} 分别是实验组与对照组协变量 X 的均值。即实验组和对照组的标准差为 S_{Xt} 和 S_{Xp}，我们计算整体的标准差：

$$S_X=\sqrt{(S_{Xi}^2+S_{Xp}^2)/2} \tag{3-2}$$

若 ASMD ≤ 0.1，则表明实验组与对照组混杂因素分布均衡，无须调整，若 ASMD > 0.1，则表明混杂因素组间分布不平衡，需要进行后续步骤。

第二步，计算每个患者的倾向得分。以控制变量作为因变量，以其他与控制变量或结果变量相关的变量作为自变量，构建 Logistic 回归模型，计算出每个患者的倾向得分。

第三步，加权。本研究采取逆概率加权法（IPTW），通过前面计算出的倾向得分 PS，分别对实验组和对照组每个个体赋予相应的权重，实验组个体的权重为 1/PS，对照组个体的权重即为 1/（1 − PS）。

第四步，进行加权后的平衡性检验。评估倾向得分加权后的数据混杂因素的组间平衡，同样采用 ASMD 来评价组间平衡，若 ASMD ≤ 0.1，则表明实验组与对照组混杂因素分布均衡，若 0.1 ≤ ASMD ≤ 0.2，也为可接受范围。

第三节 研究样本

一、慢性病患者基本特征

本研究以电子问卷和纸质问卷形式共向社区慢性病患者发放问卷 1205 份，其中有效问卷 1196 份，有效回收率 99.3%。向住院慢性病患者发放问卷 770 份，其中有效问卷 718 份，有效回收率 93.2%。住院患者中发生多重用药 392 人（54.6%），未发生多重用药 326 人（45.4%），男性 303 人（42.2%），女性 415 人（57.8%），城市户籍 555 人（77.3%），农村户籍 163 人（22.7%），大学及以上文凭有 115 人（16.0%），年收入 50 000 元以上者 217 人（30.2%），65 岁以上 517 人（72.0%），其中患者年收入与是否发生多重用药关系显著。社区患者中发生多重用药 252 人（21.1%），未发生多重用药 944 人（78.9%），男性 503 人（42.1%），女性 693 人（57.9%），城市户籍 578 人（48.3%），农村户籍 618 人（51.7%），大学及以上文凭有 69 人（5.8%），年收入 50 000 元以上 383 人（32.0%），65 岁以上 849 人（71.0%），其中患者年龄和户籍与是否发生多重用药关系显著，详情见表 3-4。

表 3-4 慢性病患者多重用药现状

变量	住院患者多重用药			社区患者多重用药		
	未发生 n（%）	发生 n（%）	P	未发生 n（%）	发生 n（%）	P
性别						
男性	126（38.7）	177（45.2）	0.079	397（42.1）	106（42.1）	0.998
女性	200（61.3）	215（54.8）		547（57.9）	146（57.9）	
年龄（岁）						
18 ~ 65	100（30.7）	101（25.8）	0.172	280（29.7）	67（26.6）	0.019
66 ~ 75	101（31.0）	115（29.3）		508（53.8）	124（49.2）	

续表

变量	住院患者多重用药			社区患者多重用药		
	未发生 n (%)	发生 n (%)	P	未发生 n (%)	发生 n (%)	P
＞ 75	125 (38.3)	176 (44.9)		156 (16.5)	61 (24.2)	
户籍						
城市地区	242 (74.2)	313 (79.8)	0.074	436 (46.2)	142 (56.3)	0.004
农村地区	84 (25.8)	79 (20.2)		508 (53.8)	110 (43.7)	
教育程度						
小学及以下	90 (27.6)	116 (29.6)	0.711	438 (46.4)	105 (41.7)	0.114
初中	97 (29.7)	112 (28.6)		285 (30.2)	76 (30.2)	
高中	82 (25.2)	106 (27.0)		174 (18.4)	49 (19.4)	
大学及以上	57 (17.5)	58 (14.8)		47 (5.0)	22 (8.7)	
年收入（元）						
0 ～ 9999	22 (6.5)	36 (9.2)	0.014	276 (29.2)	67 (26.6)	0.629
10 000 ～ 50 000	160 (47.7)	139 (35.5)		371 (39.3)	99 (39.3)	
＞ 50 000	154 (45.8)	217 (55.3)		297 (31.5)	86 (34.1)	

二、慢性病患者多重用药现状

（一）评价标准

以美国老年医学会（American Geriatrics Society，AGS）Beers 标准（2019 年版）、老年人合理用药 STOPP/START 标准（2014 年版）和《中国老年人潜在不适当用药判断标准（2017 年版）》为评价标准，对此次调研的慢性病患者用药情况进行评价。Beers 标准（2019版）共纳入 30 种老年人避免使用的药物，40 种在疾病或综合征下慎用或避免使用的药物或药物类别。STOPP/START 标准（2014 年版）由两个部分组成，STOPP 老年人潜在不适当处方审核提示表按生理系统分为 13 大类，共包括 81 条不适当用药标准，START 老年人处方遗漏审核提示表则列出了 34 条可能被忽略的药物治疗方案。中国标准包括 13 大类 72种 / 类老年人避免使用的药物和 7 种疾病状态下的 44 种 / 类药物。Beers 标准和 STOPP/START 标准适用于年龄大于等于 65 岁的老年人，中国标准适用于年龄大于等于 60 岁的老年人。因此此次研究中纳入的病例主要为 60 岁以上的老年人。

（二）纳入病例特点

纳入患者共 1011 例，其中男性患者 420 例（41.5%），女性患者 591 例（58.5%），其中 60 ～ 69 岁 450 例（44.5%），70 ～ 79 岁 453 例（44.8%），80 ～ 89 岁（高龄）103 例（10.2%），≥ 90 岁（超高龄）5 例（0.5%），平均年龄（68.56±8.62）岁。

据统计，样本中患者平均疾病诊断（2.07±1.15）种，其中，患 1 种慢性病者 322 例（31.9%），患 2 种慢性病者 394 例（39.0%），患 3 种及以上的慢性病者 295 例（29.2%）。因纳入的患者需至少患有高血压或糖尿病中的一种，该样本中疾病诊断排名前三的依次为高血压（906 例，89.6%）、糖尿病（362 例，35.8%）和心脏病（216 例，21.4%）。患者平均服用药物数为（3.08±2.16）种，其中，服药总数 1～4 种有 809 例（80.0%），5～9 种 192 例（19.0%），≥10 种 10 例（1.0%），最多服用 18 种。大部分患者服药种类以西药为主，中药或中成药为辅。其中，服用中药或中成药者 281 例，占 27.8%，使用保健品者 84 例，占 8.3%。基本信息统计结果整理见表 3-5。

表 3-5　患者不同特征信息与服药种数比较

变量	n（%）	服药种数	χ^2	P
性别				
男性	420（41.5%）	3.05±2.16	3.882	0.049
女性	591（58.5%）	3.07±2.01		
年龄（岁）				
60～69	450（44.5%）	3.15±2.11	3.004	0.030
70～79	453（44.8%）	2.83±1.85		
80～89	103（10.2%）	3.22±2.14		
≥90	5（0.5%）	4.20±3.49		
慢性病种类				
1 种	322（31.9%）	2.58±1.56	14.526	0.001
2 种	394（39.0%）	3.27±2.21		
3 种及以上	295（29.2%）	3.26±2.31		

（三）社区患者潜在不适当用药情况

在 1011 例社区患者中，依据 Beers 标准筛查出 279 人（27.6%）存在潜在不适当用药（PIM）现象，共计存在 315 例 PIM。其中，248 例（89.0%）患者存在 1 种 PIM 问题，27 例（9.7%）患者存在 2 种 PIM 问题，最多 1 例患者同时存在 4 种 PIM 问题。

依据 STOPP/START 标准审查出 190（18.8%）人存在 PIM 问题，共计存在 232 例 PIM。其中，存在 1 种 PIM 问题的患者最多，共计 163 例患者（85.8%），有 2 例患者同时存在 4 种 PIM 问题。

依据中国标准筛选出的 PIM 问题有 296 人（29.3%），共计 PIM 318 例。其中，有 274 例患者（92.6%）仅存在 1 种 PIM 问题，存在 2 种 PIM 问题的患者有 22 例，各标准筛查 PIM 情况见表 3-6。

表 3-6　依据不同标准筛查出的潜在不适当用药（PIM）例数对比

PIM	Beers 标准	STOPP/START 标准	中国标准
1 种	248	163	274
2 种	27	14	22
3 种	3	11	0
4 种	1	2	0
合计	279	190	296

1. 依据 Beers 标准筛查出老年人潜在不适当用药情况　依据 Beers 标准筛查涉及不合理药物相关的 PIM 有 315 例，PIM 频率最高的药物为速释硝苯地平，共 198 例（62.9%），详情见表 3-7。

表 3-7　依据 Beers 标准筛查出老年人 PIM 情况

药物名称	证据强度	建议级别	病例数
速释硝苯地平	高	强	198
长效磺酰脲类（格列美脲 / 格列本脲）	强	强	58（56/2）
质子泵抑制药（泮托拉唑 / 奥美拉唑 / 雷贝拉唑）	强	强	21（9/10/2）
珍菊降压片	低	强	9
利血平	低	强	7
非甾体抗炎药（双氯芬酸 / 布洛芬 / 吡罗昔康）	中等	强	7（3/2/2）
特拉唑嗪	中等	强	3
苯二氮䓬类（艾司唑仑 / 地西泮）	中等	强	3（2/1）
抗精神病药物（氯丙嗪 / 氯氮平 / 利培酮）	中等	强	3（1/1/1）
地高辛	低	强	3
抗帕金森病药物（苯海索）	中等	强	2
雄激素（睾酮）	中等	低	1
合计			315

与药物 - 疾病相关的 PIM 共 68 例，详情见表 3-8，其中，频率最高的是在心力衰竭情况下服用非甾体抗炎药（non-steroidal anti-inflammatory drug，NSAID）和 COX-2 抑制剂，共 37 例（服用阿司匹林的患者居多）。

表 3-8　药物 - 疾病或综合征相互作用的 PIM 情况

	药物名称	证据强度	建议级别	病例数
心力衰竭	噻唑烷二酮（吡格列酮）	高	强	8
	NSAID 和 COX-2 抑制药	低	强	37
胃或十二指肠溃疡	非 COX-2 选择性 NSAID	中等	强	16
慢性肾病	NSAID	中等	强	7
合计	—	—	—	68

表 3-9 显示老年人应慎用的 PIM 有 179 例，70 岁及以上的老年患者使用阿司匹林的 PIM 共计 103 例，使用利尿药的患者 74 例。

表 3-9　老年患者慎用的 PIM 信息

用药建议	药物名称	证据强度	建议级别	病例数
≥ 70 岁患者慎用	阿司匹林	中等	强	103
慎用	利尿药	中等	强	74
慎用	奥卡西平	中等	强	1
慎用	抗精神病药	中等	强	1
合计	—	—	—	179

药物间相互作用 7 例，主要是抗胆碱能药之间相互作用、外周 α_1 受体阻滞剂与髓袢利尿药相互作用、皮质类固醇与 NSAID 相互作用三类，详见表 3-10。

表 3-10　老年患者应避免的药物 - 药物相互作用

药物（类别）	相互作用药物（类别）	证据强度	建议级别	病例数
抗胆碱能药	抗胆碱能药	中等	强	2
外周 α_1 受体阻滞剂	髓袢利尿药	中等	强	2
皮质类固醇	NSAID	中等	强	3
合计	—	—	—	7

2. 依据 STOPP/START 标准筛查出老年人潜在不适当用药情况　依据 STOPP 标准筛查出老年人潜在不适当处方共 246 例，涉及 STOPP 标准中 9 项条目，频率最高的前 3 条依次为中重度高血压使用非甾体抗炎药（159 例，64.6%），心力衰竭患者使用非甾体抗炎药（37 例，15.0%）和有消化性溃疡史或消化道出血史的患者使用非甾体抗炎药却未同时使用 H_2 受体拮抗药、质子泵抑制药或米索前列醇（14 例，5.7%），具体情况见表 3-11。依据 START 处方遗漏标准筛选出处方遗漏共计 229 例，其中频率最高的条目是 2 型糖尿病未接受二甲双胍治疗和糖尿病肾病患者未接受血管紧张素转化酶抑制剂（ACEI）或血管紧张素受体拮抗剂（ARB）治疗，详见表 3-12。

表 3-11　STOPP 标准筛查出老年人 PIM 情况

潜在不适当处方	例数
单一使用袢利尿药作为高血压的一线治疗方案（有更加安全有效的供选方案）	6[呋塞米 ×5，托拉塞米 ×1]
有痛风史的患者使用噻嗪类利尿药（可能加重痛风）	5[氢氯噻嗪 ×2，缬沙坦氢氯噻嗪 ×1，珍菊降压片（含氢氯噻嗪）×1，复方利血平（含氢氯噻嗪）×1]
有消化道溃疡史者使用阿司匹林，却未同时使用 H_2 受体拮抗药或质子泵抑制药（存在出血风险）	12
没有冠状动脉、脑血管、周围血管病或动脉闭塞事件者使用阿司匹林（没有指征）	11
使用全身作用的糖皮质激素而非吸入性糖皮质激素作为中重度 COPD 的维持治疗（这种长期暴露于全身性甾体类激素会产生副作用，且无获益）	1
有消化性溃疡史或消化道出血史的患者使用非甾体抗炎药却未同时使用 H_2 受体拮抗药、质子泵抑制药或米索前列醇（有消化道溃疡复发风险）	14（阿司匹林 ×12，布洛芬 ×1，吡罗昔康 ×1）
中重度高血压使用非甾体抗炎药（存在高血压加重的风险）	159（阿司匹林 ×153，布洛芬 ×2，双氯芬酸 ×2，吡罗昔康 ×2）
心力衰竭患者使用非甾体抗炎药（存在心力衰竭加重的风险）	37（阿司匹林 ×36，双氯芬酸 ×1）
2 型糖尿病患者使用格列本脲或氯磺丙脲（存在持续性低血糖的风险）	1
合计	246

START 处方遗漏频率最高的是 2 型糖尿病未接受二甲双胍治疗和糖尿病肾病患者未接受 ACEI 或 ARB 治疗，详见表 3-12。

表 3-12　START 标准筛查出处方遗漏情况

老年人遗漏处方	例数
2 型糖尿病无论有无代谢综合征，均未接受二甲双胍治疗（无肾功能损伤）	219
糖尿病肾病（有明显尿蛋白或尿微蛋白＞ 30mg/24h）患者无论血清生化指标是否提示肾损伤都未接受 ACEI 或 ARB 治疗	10
合计	229

3. 依据中国标准筛查出老年人潜在不适当用药情况　依据中国标准共筛查出老年人潜在不适当用药 318 例，频率最高的前 3 种不适当药物依次为硝苯地平、氯吡格雷和利血平，分别有 213 例（67.0%）、33 例（10.4%）和 25 例（7.9%），详见表 3-13。

表 3-13 依据中国标准筛查出的 PIM 情况

药物名称	风险强度	例数
硝苯地平	低	213
氯吡格雷	低	33
利血平	高	25
螺内酯	低	10
珍菊降压片（含可乐定）	高	10
华法林	低	4
布洛芬	低	3
地高辛	低	3
茶碱	低	2
双氯芬酸	低	2
吡罗昔康	高	2
≥2 种非甾体抗炎药合用	高	2
格列本脲	低	1
苯海索	高	1
艾司唑仑	低	1
尼麦角林	低	1
地西泮	高	1
氯丙嗪	高	1
氯氮平	高	1
奥氮平	低	1
苯妥英钠	高	1
合计		318

涉及疾病状态下的 PIM 有 104 例，包含标准中的 9 项条目，频率最高的前 3 位依次为心力衰竭患者服用非甾体抗炎药（44 例，42.3%）、高血压患者使用利血平（23 例，22.1%）和有消化性溃疡病史患者服用非甾体抗炎药（14 例，13.5%），见表 3-14。

表 3-14 中国老年人疾病与药物相互作用的 PIM 情况

疾病或综合征	药物名称	使用建议	病例数
心力衰竭	吡格列酮	避免使用	7
	非甾体抗炎药	避免使用	44（阿司匹林 ×42，双氯芬酸 ×1，布洛芬 ×1）
高血压	非甾体抗炎药	换用对乙酰氨基酚或阿司匹林，密切监测血压	7（布洛芬 ×3，吡罗昔康 ×2，双氯芬酸 ×2）

续表

疾病或综合征	药物名称	使用建议	病例数
慢性肾病	氨苯蝶啶	避免使用	1
消化性溃疡	非甾体抗炎药	避免长期使用，仅在其他药物疗效不佳且同时服用胃黏膜保护剂时才可用	14（阿司匹林 ×12，布洛芬 ×1，吡罗昔康 ×1）
	糖皮质激素	谨慎使用	4（地塞米松 ×2，醋酸泼尼松 ×1，奥卡西平 ×1）
糖尿病	糖皮质激素	采用吸入糖皮质激素，密切监测血糖	1
痛风	噻嗪类利尿药	加重或导致痛风	5 [氢氯噻嗪 ×2，缬沙坦氢氯噻嗪 ×1，珍菊降压片（含氢氯噻嗪）×1，复方利血平（含氢氯噻嗪）×1]
高血压	利血平	高剂量可能导致抑郁症和锥体外系反应	23
合计	—	—	106

（四）不同标准对多重用药判断的异同点

1.依据 3 类标准筛查 PIM 结果的相同点　本研究依据 Beers 标准、STOPP/START 标准和中国标准筛查出社区患者的 PIM 情况分别为 279 例、190 例和 296 例，分别占总样本比例为 27.6%、18.8%、29.3%。3 个标准均筛查出心力衰竭患者使用非甾体抗炎药和有消化道溃疡史患者使用非甾体抗炎药 2 种 PIM 情况；依据 Beers 标准和中国标准均筛查出心力衰竭患者使用吡格列酮 1 种 PIM 现象；依据 STOPP 标准和中国标准均筛查出高血压患者使用非甾体抗炎药和有痛风史的患者使用噻嗪类利尿药 2 种 PIM 问题。本研究调查的老年患者使用中药或中成药达 281 例次，但在 3 个标准中均未涉及针对中药或中成药的评判标准。

2.依据 3 类标准筛除 PIM 结果的不同点　依据 Beers 标准（2019 版）不仅筛查出了除临终关怀和姑息治疗外所有老年患者应避免使用的药物和存在药物 - 疾病相互作用的 PIM 结果，还筛查出了老年患者应慎用的 PIM 和老年患者应避免的药物 - 药物相互作用 PIM 情况等。然而，在依据 STOPP/START 标准和中国标准筛查的结果中均未明显体现。依据 STOPP/START 标准的 START 部分可以审核老年人处方遗漏问题，而中国标准和 Beers 标准中均未涉及这部分内容。

有研究表明，相比于 Beers 标准，STOPP 标准能筛查出更多的 PIM，但在本研究中依据 Beers 标准筛查出的 PIM 例次多于 STOPP 标准。原因可能是 STOPP 标准中采用了更详细且实用的生理系统排序，而在收集调查数据时没有详细纳入患者的所有生理情况，仅将患者所患疾病归为某一病种，因此可能在依据 STOPP 标准筛查的过程中无法将病例与标准内容详细匹配。通过对比依据 Beers 标准与 STOPP 标准筛查出药物 - 疾病相互作用的 PIM 情况，发现其内容重复性较低，因而可在一些 PIM 评估研究中联合使用这两类标准，用以指导老年患者合理用药[28-30]。

依照中国标准审查出的 PIM 相较于 Beers 标准较多，其原因可能是因为 Beers 标准选择的是 65 岁及以上的老年人，而中国标准适用于 60 岁及以上的老年人，中国标准纳入的老年人样本相比 Beers 标准纳入的多。在依据这两类标准筛查出的老年人 PIM 结果中，Beers 标准提出使用长效磺酰脲类、质子泵抑制药、外周 α_1 受体阻滞剂（特拉唑嗪）和雄激素等的老年人应避免使用的药物或药物类别，这些在中国标准中均未体现。而中国标准相对于 Beers 标准列出了氯吡格雷、螺内酯、华法林、茶碱、尼麦角林和苯妥英钠等涉及老年人应避免使用的具体药物。

参 考 文 献

[1] Wills TA, Ainette MG, Mendoza D, et al. Self-control, symptomatology, and substance use precursors: test of a theoretical model in a community sample of 9-year-old children[J]. Psychol Addict Behav, 2007, 21(2): 205-215.

[2] Hofmann W, Friese M, Strack F. Impulse and self-control from a dual-systems perspective[J]. Perspect Psychol Sci, 2009, 4(2): 162-176.

[3] Dvorak RD, Simons JS. Moderation of resource depletion in the self-control strength model: differing effects of two modes of self-control[J]. Pers Soc Psychol Bull, 2009, 35(5): 572-583.

[4] 谢东杰，王利刚，陶婷，等. 青少年自我控制双系统量表中文版的效度和信度 [J]. 中国心理卫生杂志，2014, 28(5): 386-391.

[5] Liu YX, Wang RX, Huang R, et al. Influencing factors and their relationships of risk perception and decision-making behaviour of polypharmacy in patients with chronic diseases: a qualitative descriptive study[J]. BMJ Open, 2021, 11(4): e043557.

[6] 方蕾，任攀宇，张银玲，等. 慢性病患者风险感知问卷的编制 [J]. 中国健康心理学杂志，2014, 22(12): 1865-1867.

[7] 夏丽娟. 医疗风险决策的影响因素及其特征研究：以癌症患者医疗风险决策为例 [D]. 广州：暨南大学，2011.

[8] Lerman CE, Brody DS, Caputo GC, et al. Patients' Perceived Involvement in Care Scale: relationship to attitudes about illness and medical care[J]. J Gen Intern Med, 1990, 5(1): 29-33.

[9] Légaré F, Kearing S, Clay K, et al. Are you SURE? : Assessing patient decisional conflict with a 4-item screening test[J]. Can Fam Physician, 2010, 56(8): e308-e314.

[10] Elwyn G, Edwards A, Wensing M, et al. Shared decision making: developing the OPTION scale for measuring patient involvement[J]. Qual Saf Health Care, 2003, 12(2):93-99.

[11] Makoul G, Clayman ML. An integrative model of shared decision making in medical encounters[J]. Patient Educ Couns, 2006, 60(3): 301-312.

[12] Simon D, Schorr G, Wirtz M, et al. Development and first validation of the shared decision-making questionnaire (SDM-Q)[J]. Patient Educ Couns, 2006, 63(3): 319-327.

[13] Kriston L, Scholl I, Hölzel L, et al. The 9-item Shared Decision Making Questionnaire (SDM-Q-9). Development and psychometric properties in a primary care sample[J].Patient Educ Couns, 2010, 80(1): 94-99.

[14] Leader A, Daskalakis C, Braddock CH 3rd, et al.Measuring informed decision making about prostate cancer screening in primary care[J].Med Decis Making, 2012, 32(2): 327-336.

[15] Légaré F, Turcotte S, Robitaille H, et al.Some but not all dyadic measures in shared decision making research have satisfactory psychometric properties[J].J Clin Epidemiol, 2012, 65(12): 1310-1320.

[16] Kasper J, Hoffmann F, Heesen C, et al. MAPPIN′ SDM: the multifocal approach to sharing in shared decision making[J].PLoS One, 2012, 7(4):e34849.

[17] Elwyn G, Frosch D, Thomson R, et al. Shared decision making: a model for clinical practice[J].J Gen Intern Med, 2012, 27(10): 1361-1367.

[18] Stiggelbout AM, Pieterse AH, De Haes JC. Shared decision making: Concepts, evidence, and practice[J]. Patient Educ Couns, 2015, 98(10): 1172-1179.

[19] 罗伯特·F. 德维利斯 . 量表编制 : 理论与应用 [M].2 版 . 魏勇刚 , 席仲恩 , 龙长权 , 译 . 重庆 : 重庆大学 出版社 , 2010.

[20] 肖顺贞 . 护理研究 [M].3 版 . 北京 : 人民卫生出版社 , 2006.

[21] Morisky DE, Green LW, Levine DM.Concurrent and predictive validity of a self-reported measure of medication adherence[J]. Med Care, 1986, 24(1): 67-74.

[22] Okuyan B, Sancar M, Izzettin FV. Assessment of medication knowledge and adherence among patients under oral chronic medication treatment in community pharmacy settings[J].Pharmacoepidemiol Drug Saf, 2013, 22(2): 209-214.

[23] 吴明隆 . 结构方程模型 : AMOS 的操作与应用 [M].2 版 . 重庆 : 重庆大学出版社 , 2010.

[24] 荣泰生 .AMOS 与研究方法 [M].2 版 . 重庆 : 重庆大学出版社 , 2010.

[25] 郭申阳 , 马克·W. 弗雷泽 . 倾向值分析 : 统计方法与应用 [M]. 郭志刚 , 巫锡炜 , 译 . 重庆 : 重庆大学出 版社 , 2012.

[26] Toolkit for Weighting and Analysis of Nonequivalent Groups (TWANG)| RAND[EB/OL]. [2022-02-21]. https://www.rand.org/statistics/twang.html.

[27] 于菲菲 . 分类资料的多水平倾向性评分模型构建及应用 [D]. 上海 : 第二军医大学 , 2016.

[28] 李影影 , 严明 , 王烨 . 老年人合理用药指导工具 STOPP 和 START 用药审核提示表简介 [J]. 中国药师 , 2015, 18(1): 145-148.

[29] 周海峰 , 沈杰 , 纪芳 , 等 . Beers 标准联合 STOPP/START 准则评价我院内科老年住院患者潜在不适当 用药 [J]. 中国药房 , 2016, 27(23):3212-3214.

[30] 韩吉 , 梁宇 , 邵海晓 , 等 . 依据 Beers 标准与 STOPP/START 标准评价某院老年住院患者不适当用药 的结果分析 [J]. 中国药师 , 2019, 22(1): 116-119.

第 4 章

测量工具的制定

第一节 咨询专家选择

一、专家来源

为满足专家的代表性，并遵循知识结构合理及专业特长互补的原则，本研究共邀请来自心理学、临床药学、护理管理、临床医学、卫生管理、药事管理 6 个领域的 17 名专家进行咨询。决策双系统量表专家咨询中，有一位专家表示对该领域较为陌生，因此该专家不参与决策双系统量表的评价过程，决策双系统量表第一轮发放咨询表 16 份，有效回收 16 份；第二轮发放咨询表 16 份，有效回收 16 份。风险感知量表与用药共同决策量表第一轮发放咨询表 17 份，有效回收 17 份；第二轮发放咨询表 17 份，有效回收 17 份。本研究咨询专家的工作性质见表 4-1。

表 4-1 咨询专家的工作性质

专业领域	人数	百分比
心理学	3	17.7%
临床药学	2	11.8%
护理管理	3	17.7%
临床医学	3	17.7%
卫生管理	3	17.7%
药事管理	3	17.7%

二、专家工作年限

德尔菲专家咨询法一般要求选择从事相关研究领域超过 10 年的专业技术人员。详见表 4-2。

表 4-2 专家工作年限

工作年限（年）	人数	百分比
＜ 5	2	11.8%
5 ～ 10	5	29.4%
11 ～ 15	1	5.9%
16 ～ 20	3	17.7%
＞ 20	6	35.3%

本研究所选择的专家多数在其各自专业技术领域工作年限超过 10 年，少数专家工作年限虽未超过 10 年，但在量表开发及慢性病等领域具有丰富经验。整体上本研究所邀请专家的专业知识与实践经验丰富，其意见具有说服力。

三、专家技术职务及学历结构

专业技术职称代表专业人员具备相关专业的业务知识和技术水平，职称越高，权威性越好；职务越高，影响力越高。学历代表专家受教育的程度，学历越高，受教育程度越好。本研究的咨询专家中高级职称占 64.7%，硕士及以上学历学者占 100.0%，详见表 4-3。

表 4-3　专家的职称及学历结构

项目	类别	人数	百分比
职称	高级	11	64.7%
	中级	4	23.5%
学历	博士	12	70.6%
	硕士	5	29.4%

四、专家权威程度

本研究从专家学术水平权威、专家进行判断的依据及对所调查问题的熟悉程度四个方面来衡量专家权威程度，具体计算方法如下。

1. 学术水平权值 q1　根据表 4-4 计算专家学术水平权值。

表 4-4　专家学术水平权值 q1

专业技术职称	正高	副高	中级	初级或其他
学术水平权值	1.0	0.8	0.6	0.4

2. 判断依据权 q2　根据表 4-5 计算专家的判断依据权。

表 4-5　专家判断依据权赋值

判断依据	对专家判断的影响程度		
	大	中	小
理论分析（A）	0.3	0.2	0.1
经验判断（B）	0.5	0.4	0.3
相关资料（C）	0.1	0.1	0.1
个人感受（D）	0.1	0.1	0.1

专家根据自己的情况做出判断的影响程度，在所对应的选项（大、中、小）打"√"相应的值，再将得到的全部四个值相加（q2=A + B + C + D），得到每一专家的判断依据权值。

3. 熟悉程度权 q3 　根据表 4-6 计算专家的熟悉程度权重。

表 4-6 　专家熟悉程度参考系数

熟悉程度	参考系数
熟悉	1.0
较为熟悉	0.8
一般熟悉	0.6
不太熟悉	0.4
不熟悉	0.2

各专家按照量表相应维度对研究熟悉程度进行评判，熟悉程度分为熟悉、较为熟悉、一般熟悉、不太熟悉及不熟悉 5 个等级。

4. 专家整体权威程度 　专家整体权威性权 q 计算方法如下：

$$专家个人权威系数 = （q1+q2+q3）/3$$
$$专家整体权威系数 = 各个专家权威系数求和 / 专家总人数$$

决策双系统量表专家咨询过程中，有一位专家表示对双系统理论了解较少，因此该专家的专家咨询答卷不纳入双系统量表分析过程，而纳入风险感知与决策行为量表分析过程。按上述专家权威性判断指标系数评分法，得到本研究 16 位专家的权威系数，详见表 4-7。一般而言，专家的权威程度和预测的准确程度存在正相关，即预测的准确程度越大，专家的权威程度越大。一般认为，专家的权威程度大于 0.70 则为可接受信度[1, 2]。决策双系统量表共计咨询 16 位专家，所有专家权威系数在 0.70 以上，本次专家咨询结果可信。

表 4-7 　决策双系统量表 16 位咨询专家权威系数表

专家	学术水平权值 （q1）	双系统理论专家判断 依据权（q2）	双系统理论熟悉程度权 （q3）	双系统理论个人权威系数
1	0.80	0.90	0.87	0.86
2	0.60	0.80	0.80	0.73
3	0.80	0.80	0.70	0.77
4	1.00	0.90	0.87	0.92
5	1.00	0.90	0.80	0.90
6	0.80	1.00	0.87	0.89
7	0.80	1.00	0.97	0.92
8	0.80	1.00	0.93	0.91
9	1.00	1.00	0.90	0.97
10	0.60	1.00	0.97	0.86
11	0.80	1.00	0.83	0.88
12	0.80	1.00	0.87	0.89

续表

专家	学术水平权值（q1）	双系统理论专家判断依据权（q2）	双系统理论熟悉程度权（q3）	双系统理论个人权威系数
13	0.60	0.90	0.67	0.72
14	0.60	0.80	0.80	0.73
15	0.60	0.80	0.80	0.73
16	0.80	1.00	0.93	0.91

风险感知与决策行为量表专家咨询过程中，共纳入17位专家的意见。17位专家权威系数见表4-8。一般而言，专家的权威程度和预测的准确程度存在正相关，即预测的准确程度越大，专家的权威程度越大。一般认为，专家的权威程度大于0.70则为可接受信度[1, 2]。17位专家权威系数在0.70以上，本次专家咨询结果可信。

表4-8　17位专家权威系数表

专家	学术水平权值（q1）	风险感知专家判断依据权（q2）	风险感知熟悉程度权（q3）	专家风险感知个人权威系数
1	0.80	0.80	0.85	0.82
2	0.60	0.80	0.70	0.70
3	0.80	0.90	0.80	0.83
4	1.00	0.90	0.95	0.95
5	1.00	0.90	1.00	0.97
6	1.00	0.90	0.95	0.95
7	0.80	0.90	1.00	0.90
8	0.80	0.90	1.00	0.90
9	0.80	1.00	0.95	0.92
10	1.00	0.90	0.95	0.95
11	0.60	1.00	0.95	0.85
12	0.80	0.90	0.90	0.87
13	0.80	1.00	0.90	0.90
14	0.60	0.90	0.75	0.75
15	0.60	0.90	0.85	0.78
16	0.60	0.80	0.70	0.70
17	0.80	0.90	0.95	0.88

第二节　德尔菲法专家评价

一、专家评价用药决策双系统量表

本研究共经过两轮专家咨询,专家根据咨询表的内容及自己具备的专业知识、实践经验,对慢性病患者决策行为问卷的条目按照相应的评判标准进行筛选和论证,并提出参考性的意见和建议。回收第一轮咨询表后,研究人员对咨询专家意见进行统计、分析、归纳与修改,删除赞同率小于 80.0% 且变异系数大于 25.0% 的条目[2],然后形成第二轮咨询表,第二轮专家咨询意见基本趋于一致,详情见表 4-9。

表 4-9　第一轮及第二轮专家咨询对每个条目的评分情况

条目	第一轮专家咨询				第二轮专家咨询			
	平均数	标准差	变异系数	赞同率	平均数	标准差	变异系数	赞同率
1	3.88	1.32	0.34	62.5%	—	—	—	—
2	4.31	0.77	0.18	81.3%	2.94	0.24	0.08	100.0%
3	4.13	0.86	0.21	81.3%	2.88	0.48	0.17	93.8%
4	3.88	0.93	0.24	62.5%	—	—	—	—
5	4.44	0.86	0.19	87.5%	3.00	0.00	0.00	100.0%
6	4.00	1.00	0.25	75.0%	—	—	—	—
7	4.25	0.90	0.21	81.3%	2.88	0.48	0.17	93.8%
8	3.38	1.11	0.33	43.8%	—	—	—	—
9	3.88	1.17	0.30	62.5%	—	—	—	—
10	4.44	0.86	0.19	87.5%	2.69	0.68	0.25	87.5%
11	4.25	0.66	0.16	87.5%	3.00	0.00	0.00	100.0%
12	4.38	1.05	0.24	87.5%	2.88	0.48	0.17	93.8%
13	4.25	1.03	0.24	87.5%	2.88	0.48	0.17	93.8%
14	3.88	1.11	0.29	75.0%	—	—	—	—
15	3.94	0.97	0.25	81.3%	2.94	0.24	0.08	100.0%
16	4.81	0.39	0.08	100.0%	3.00	0.00	0.00	100.0%
17	3.69	1.36	0.37	62.5%	—	—	—	—
18	4.50	1.00	0.22	93.8%	3.00	0.00	0.00	100.0%
19	4.75	0.43	0.09	100.0%	2.94	0.24	0.08	100.0%
20	4.38	0.70	0.16	87.5%	3.00	0.00	0.00	100.0%
21	3.50	1.22	0.35	62.5%	—	—	—	—
22	4.56	1.00	0.22	93.8%	3.00	0.00	0.00	100.0%

条目	第一轮专家咨询				第二轮专家咨询			
	平均数	标准差	变异系数	赞同率	平均数	标准差	变异系数	赞同率
23	4.19	0.88	0.21	81.3%	—	—	—	—
24	4.44	1.00	0.22	93.8%	—	—	—	—
25	4.75	0.56	0.12	93.8%	3.00	0.00	0.00	100.0%
26	4.19	1.13	0.27	75.0%	—	—	—	—
27	4.44	0.70	0.16	87.5%	3.00	0.00	0.00	100.0%
28	3.94	1.30	0.33	68.8%	—	—	—	—
29	4.38	0.70	0.16	87.5%	3.00	0.00	0.00	100.0%
30	4.31	1.04	0.24	87.5%	3.00	0.00	0.00	100.0%
31	4.13	0.86	0.21	81.3%	2.94	0.24	0.08	100.0%
32	4.00	0.61	0.15	81.3%	2.86	0.35	0.12	100.0%
33	4.81	0.39	0.08	100.0%	3.00	0.00	0.00	100.0%
34	4.31	1.04	0.24	87.5%	3.00	0.00	0.00	100.0%
35	4.19	1.01	0.24	87.5%	2.94	0.24	0.08	100.0%
36	4.63	0.48	0.10	100.0%	3.00	0.00	0.00	100.0%
37	4.31	0.68	0.16	87.5%	2.88	0.48	0.17	93.8%
38	4.25	0.75	0.18	81.3%	3.00	0.00	0.00	100.0%

（一）第一轮专家咨询结果

1.4 位专家建议条目 1 "我经常更改用药方案"与后续条目内容重复，建议删除，经过小组讨论，接受专家意见，删除条目 1。

2.1 位专家建议条目 4 "我常根据疗效更改用药方案"具有导向性，问不出真实情况，意义不大，经过小组内讨论，接受该专家建议，删除条目 4。

3.4 位专家建议条目 6 "当了解到一些新药时，我会立刻想要尝试"不符合老年人用药特性，且带有贬义性，建议删除，经过小组内讨论，接受该专家建议，删除条目 6。

4.8 位专家建议条目 8 "我在执行用药方案的过程中是一个冲动的人"问题带有倾向性，得不到正确答案，建议删除，经过小组内讨论，接受专家建议，删除条目 8。

5.2 位专家建议条目 9 "我常为听到一些新的治疗方案激动不已，而不考虑可能遇到的困难"问法具有倾向性，得不到正确答案，经过小组内讨论，接受专家建议，删除条目 9。

6.1 位专家建议条目 12 "我常觉得执行用药方案对我来说太难了"没有讲完，专家质疑该条目的结果分为"太难了但是全部执行"，以及"太难了而无法完成"。经过小组内讨论，接受该专家建议，将条目 12 修改为："我常常觉得执行用药方案对我来说太难了，无法完成"。

7.2 位专家认为条目 17 "我会一边做服药的准备工作（如烧水、等水凉），一边做其他事情"与条目 16 重复，建议删除，经过小组内讨论，接受专家建议，删除条目 17。

8. 3 位专家认为条目 21　"排队购药对我来说很困难"不符合实际情况，目前购药不需要排队，且老年人退休后排队对他们来说不重要，经过小组内讨论，接受专家建议，删除条目 21。

9. 3 位专家建议条目 25　"当服用多种药物过程出现问题时（疗效不佳、不良反应等），我会想尽各种办法解决"中解决问题太过绝对，患者没有能力解决问题。经过小组内讨论，接受该专家建议，将条目改为"当用药过程出现问题时，我会询问医师有哪些解决方案"。

10. 1 位专家建议条目 27　"当用药过程中遇到问题时（疗效不佳、不良反应等），我会认真考虑我能做什么"，修改为具体措施，以便能帮助患者想起是否有相应事件发生，经过小组内讨论，接受该专家建议，将条目 27 修改为："在药物联合治疗过程中，我经常询问医师、病友或者查阅资料我能做什么以提高疗效"。

经过研究小组反复讨论，最后问卷共删除 12 个条目，由此初步形成 6 个维度 26 个条目的量表。

（二）第二轮专家咨询结果

第二轮专家咨询结果评分趋于一致，所有条目的赞同率和变异系数均达标，详情见表 4-9。最终经过专家咨询获得 6 个维度、26 个条目的量表。一位专家建议冲动性维度的条目"服药过程遇到异常情况时，我会询问医师或专业人士如何解决"应该属于问题解决维度，经过小组内部讨论，接受该专家建议。

二、专家评价风险感知量表

第一轮咨询表回收后，研究人员对咨询专家意见进行统计、分析、归纳与修改，删除赞同率小于 80.0% 且变异系数大于 25.0% 的条目[2]，然后形成第二轮咨询表，第二轮专家咨询意见基本趋于一致，详情见表 4-10。

表 4-10　第一轮及第二轮咨询专家对每个条目的评分情况

条目	第一轮专家咨询				第二轮专家咨询			
	平均数	标准差	变异系数	赞同率	平均数	标准差	变异系数	赞同率
1	4.65	0.59	0.13	94.1%	2.94	0.24	0.08	100.0%
2	4.29	0.82	0.19	88.2%	2.94	0.24	0.08	100.0%
3	4.47	0.85	0.19	88.2%	3.00	0.00	0.00	100.0%
4	3.94	1.06	0.27	70.6%	—	—	—	—
5	3.24	1.31	0.40	41.2%	—	—	—	—
6	4.88	0.32	0.07	100.0%	3.00	0.00	0.00	100.0%
7	4.12	0.83	0.20	70.6%	—	—	—	—
8	4.12	0.76	0.18	76.5%	2.81	0.53	0.19	93.8%
9	4.53	0.61	0.13	94.1%	3.00	0.00	0.00	100.0%
10	4.47	0.78	0.17	82.4%	2.81	0.53	0.19	93.8%
新增条目	—	—	—	—	2.94	0.24	0.08	100.0%

条目	第一轮专家咨询				第二轮专家咨询			
	平均数	标准差	变异系数	赞同率	平均数	标准差	变异系数	赞同率
11	4.41	0.91	0.21	82.4%	3.00	0.00	0.00	100.0%
12	4.53	0.61	0.13	94.1%	3.00	0.00	0.00	100.0%
13	4.35	0.76	0.18	82.4%	2.94	0.24	0.08	100.0%
14	4.24	0.81	0.19	88.2%	3.00	0.00	0.00	100.0%
15	4.35	0.97	0.22	88.2%	3.00	0.00	0.00	100.0%
16	3.88	0.96	0.25	58.8%	—	—	—	—
17	4.29	1.02	0.24	88.2%	3.00	0.00	0.00	100.0%
18	4.29	0.75	0.17	94.1%	2.81	0.53	0.19	93.9%
19	4.24	1.06	0.25	76.5%	3.00	0.00	0.00	100.0%
20	3.82	1.15	0.30	64.71%	—	—	—	—
21	3.41	1.09	0.32	47.1%	—	—	—	—
22	3.71	1.23	0.33	70.6%	—	—	—	—
23	3.47	1.42	0.41	58.8%	—	—	—	—
24	4.53	1.04	0.23	88.2%	2.88	0.33	0.12	100.0%
25	4.00	1.14	0.28	76.5%	2.88	0.33	0.12	100.0%
26	4.47	0.78	0.17	82.4%	2.94	0.24	0.08	100.0%

（一）第一轮专家咨询结果

1.3 位专家对时间风险条目 4 "多种药物治疗需要较长的周期"提出建议：①建议改为治疗周期，语义更为明确；②慢性病患者需要终身服药，需要修改问法；③需要更为口语化，如终身管理不能接受。经过小组反复讨论，接受几位专家建议，将此条目修改为"需要终身服用多种药物，难以接受"。

2.3 位专家对经济风险条目 8 "自己服用的药物品种多，药物价格高，整体药费高"提出建议：①长期药物治疗，医师开药会考虑较为便宜的药物，因此不一定药物价格高，应体现主题多重用药的特点；②不同的疾病医疗费用不同，不一定价格高，但是药物较多可能整体费用高；③这个和条目 6 "长期服用多种药物加重个人和家庭的经济负担"有重复。经过小组内部多次讨论后，认为条目 8 和条目 6 未重复，同时接受几位专家的建议修改问法"自己服用的药物品种多，整体药费高"。

3.有专家建议经济风险条目　可加入多重用药患者购买多种药物，购买渠道可能也多，购买到假药的风险也增大的情况加入到其中。经过小组讨论，接受专家建议，增加条目"因需要购买多种药物，担心自己购买到假药劣药的概率增大，蒙受经济损失"。

4.3 位专家对条目 12 "某些药物本身的副作用引发某些疾病"提出相同建议：该条目与条目"多种药物本身的副作用会损害身体健康"重复，建议删除。经过小组多次讨论，接受专家建议，删除该条目。

5. 2 位专家对条目 14　"是药三分毒，药物吃得越多，毒性越大"提出建议：①该条目感觉与多重用药的关系不大，更多的是患者态度的转变；②该条目首先与多重用药主题关系不大，其次感觉与条目"多种药物本身的副作用会损害身体健康"重复。经过小组多次讨论，删除该条目。

6. 3 位专家对社会心理风险条目 19　"自己变成'药罐子'，身体越来越差"提出建议：①老年患者较少在乎变成药罐子，更多在乎身体健康；②似乎这个条目更应该归类到身体风险中；③有点像身体诊疗风险。经过小组多次讨论，以及对原条目的对比，修改问法"自己变成药罐子，别人疏远自己"。

7. 有专家对社会心理风险条目 24　"担心自己长期服用多种药物，成为家里的负担"提出建议和意见：该条目的"负担"一词使得整个问题与经济风险中的经济负担类似。经过小组内部多次讨论，将该条目进行修改为"担心自己长期服用多种药物，给家里人增添麻烦"及条目"长期服用多种药物会引发家人亲友的抱怨"。

结合咨询专家意见，删除赞同率小于 80.0% 且变异系数大于 25.0% 的条目，故删除条目 5、7、12、14、16、18、20、21、22、23。

（二）第二轮专家咨询结果

第二轮专家咨询结果评分趋于一致，所有条目的赞同率和变异系数均达标，详情见表 4-10。

1. 1 位专家认为时间风险条目 1　"长期服用多种药物比较麻烦，影响自己的生活计划"并未很好凸显时间方面。经研究人员讨论后，采用该专家意见修改为"长期服用多种药物比较麻烦，影响自己的时间安排"。

2. 1 位专家建议时间风险条目 2　"长期购买多种药品将花费自己或家人较长的时间"及时间条目 3"药物品种较多，服用方式烦琐，每天准备药物将花费自己大量时间和精力"中的"将"字删除，经过小组讨论，接受专家建议。

3. 3 位专家建议新增条目　"因需要购买多种药物，担心自己购买到假药劣药的概率增大，蒙受经济损失"需要精简，修改问法，经研究人员讨论后，采用该专家意见，修改为"担心自己购买到假药劣药的概率增大，蒙受经济损失"。

4. 3 位专家提出条目 18　"服用药物太多太复杂，担心自己无法按照医嘱服药"与条目"治疗过程中会出现差错（打错针、吃错药等）"重复，经研究人员讨论后，采用专家意见，删除该条目。

5. 2 位专家提出条目 26　"服用多种药物会影响自我形象"中，"自我形象"表意不清，建议修改问法，经研究人员讨论后，采用该专家意见，修改为"服用多种药物会影响自我形象（比如影响自己外貌、身体功能）"。

经过研究小组反复讨论，删除 1 个条目，修改 5 个条目问法，形成具有 4 个维度，每个维度 4 个条目的慢性病患者多重用药风险感知量表。

三、专家评价用药共同决策量表

第一轮咨询表回收后，研究人员对咨询专家意见进行统计、分析、归纳与修改，删除赞同率小于 80.0% 且变异系数大于 25.0% 的条目，然后形成第二轮咨询表，第二轮专家咨询意见基本趋于一致，详情见表 4-11。

表 4-11 第一轮及第二轮专家咨询对每个条目的评分情况

条目	第一轮专家咨询				第二轮专家咨询			
	平均数	标准差	变异系数	赞同率	平均数	标准差	变异系数	赞同率
1	4.94	0.24	0.05	100.0%	3.00	0.00	0.00	100.0%
2	4.94	0.24	0.05	100.0%	2.94	0.24	0.08	100.0%
3	4.65	0.68	0.15	88.2%	3.00	0.00	0.00	100.0%
4	4.35	0.76	0.18	82.4%	2.94	0.24	0.08	100.0%
5	4.35	0.76	0.18	82.4%	2.81	0.53	0.19	93.8%
6	4.18	0.92	0.22	64.7%	—	—	—	—
7	3.88	1.23	0.32	58.8%	—	—	—	—
8	4.29	0.75	0.17	82.4%	3.00	0.00	0.00	100.0%
9	4.47	0.85	0.19	88.2%	2.94	0.24	0.08	100.0%
10	4.12	0.90	0.22	64.7%	—	—	—	—
11	4.12	0.90	0.22	76.5%	—	—	—	—
12	4.53	0.61	0.13	94.1%	3.00	0.00	0.00	100.0%
13	4.47	0.61	0.14	94.1%	3.00	0.00	0.00	100.0%
14	4.29	0.75	0.17	82.4%	3.00	0.00	0.00	100.0%
15	4.47	0.78	017	82.4%	3.00	0.00	0.00	100.0%
16	4.47	1.04	0.23	88.2%	3.00	0.00	0.00	100.0%
17	4.29	0.75	0.17	82.4%	2.94	0.24	0.08	100.0%
18	4.35	0.76	0.18	82.4%	3.00	0.00	0.00	100.0%
19	4.29	1.02	0.24	88.2%	3.00	0.00	0.00	100.0%
20	4.76	0.55	0.11	94.1%	3.00	0.00	0.00	100.0%

（一）第一轮专家咨询结果

1. 2位专家建议条目7 "医师关注我的观点和想法"这一条目不能很好体现出医患沟通，且该条目与条目8、条目9有重复，建议删除，经过小组内部讨论，接受该专家建议，删除该条目。

2. 1位专家建议条目11 "我希望与医师进一步交流我的用药方案"与条目12、13等是包含关系，建议删除该条目或后续被包含条目，经过小组内部讨论，接受该专家建议，删除该条目。

3. 1位专家建议条目15 "医师和我交流了哪项用药方案更合适"与条目5"医师询问过我更倾向选择哪种用药方案"相似，经过对比和小组内部讨论，认为条目5属于医师探讨患者偏好的内容，条目15属于医患共同做出决定的内容，因此不修改相应条目。

结合咨询专家意见，删除赞同率小于80.0%且变异系数大于25%的条目，故删除条目6、7、10、11，形成16个条目的慢性病患者多重用药决策行为量表。

（二）第二轮专家咨询结果

第二轮专家咨询结果评分趋于一致，所有条目的赞同率和变异系数均达标，详情见表 4-11。

1 位专家建议条目 8："对于选定的用药方案，医师询问我是否理解他给的信息"和条目 9"对于我的用药方案，医师都清楚地向我说明白，让我能很好地理解"两个条目互有重叠，建议合并为一个条目，经过小组内部讨论，接受该专家建议，将条目 8、9 合并为新条目："医师能清楚地向我说明用药相关信息，让我能很好地理解他说的话"。

经过小组内部讨论，合并两个条目，形成具有 15 个条目的慢性病患者多重用药决策行为量表。

第三节 量表的信效度检验

在使用本研究所构建的量表进行结构方程模型验证前述假说之前，需要对所搜集数据进行信效度检验，以确保所测数据与所构建模型是适用的。本研究所构建慢性病患者多重用药风险感知量表参考了前人对于慢性病患者风险感知量表，且根据本研究主题进行了情景化的改变，还有少部分条目为首次提出，因此首先需要进行问卷信效度检验。

一、问卷的信度分析

本研究采用 Cronbach α 系数来验证测评工具所有条目间的一致性程度。

双系统总量表 Cronbach α 系数为 0.819，后续探索性因子分析及验证性因子将本量表分为五个维度：冲动性（4 条目）、易分心（5 条目）、问题解决（4 条目）、认知努力（4 条目）、未来时间观（9 条目），各个维度的 Cronbach α 系数见表 4-12。除了问题解决维度外，其他各个维度的 Cronbach α 系数 > 0.70（信度良好），问题解决维度 Cronbach α 系数为 0.642（信度可接受）。

风险感知总量表 Cronbach α 系数为 0.863，四个维度的 Cronbach α 系数分别在 0.713 ～ 0.859，均大于 0.7，表明慢性病患者风险感知问卷的内部一致性较好[2]。

决策行为总量表的 Cronbach α 系数为 0.927，后续验证性因子分析探索性因子分析及验证性因子将本量表分为两个维度：信息交流（7 条目）、商议决策（8 条目），各个量表各个维度的 Cronbach α 系数见表 4-12。

表 4-12 各个量表信度检验情况

量表	维度	条目数	Cronbach α 系数
双系统量表	冲动性	4	0.735
	易分心	5	0.855
	问题解决	4	0.642
	认知努力	4	0.873
	未来时间观	9	0.936
	总量表	26	0.819

续表

量表	维度	条目数	Cronbach α 系数
风险感知量表	时间风险	4	0.859
	经济风险	4	0.713
	身体风险	4	0.768
	社会心理风险	4	0.843
	总量表	16	0.863
决策行为量表	信息交流	7	0.852
	商议决策	8	0.950
	总量表	15	0.927

二、问卷的效度分析

（一）内容效度

内容效度（content validity index，CVI）是根据专家的理论基础和实际经验对问卷的条目、内容及分配比做出的判断。一般以专家对问卷条目的同意程度来计算，各维度 CVI 用其包含的各条目的平均 CVI 来计算，即采用 S-CVI（scale-content validity index/average）求得。本研究得出维度 S-CVI 在 0.938 ～ 1.000，慢性病患者双系统量表、风险感知量表、决策行为量表总量表的 S-CVI 为 0.988、0.992、0.995，详见表 4-13。

表 4-13　各个量表的内容效度

量表	维度	条目数	平均内容效度
双系统量表	冲动性	4	1.000
	易分心	5	1.000
	问题解决	4	0.938
	认知努力	4	1.000
	未来时间观	9	1.000
	总量表	26	0.988
风险感知量表	时间风险	4	1.000
	经济风险	4	0.969
	身体风险	4	1.000
	社会心理风险	4	1.000
	总量表	16	0.992
决策行为量表	信息交流	7	1.000
	商议决策	8	0.992
	总量表	15	0.995

（二）结构效度

1. 探索性因子分析（exploratory factor analysis，EFA）　本研究采用探索性因子分析法。将 1196 份慢性病社区患者问卷随机均分为两份，随机抽取一份进行后续研究。研究抽取到的数据用于探索性因子分析。条目的筛选和提取采用主成分分析法（principal component analysis，PCA），然后使用正交旋转（orthogonal roation）中的最大方差法（varimax）萃取特征值＞1 的因素，根据专业知识来确定被保留和剔除的条目，每删除一次就重新做一次因素分析。

慢性病患者用药决策双系统量表 KMO 值为 0.799，Bartlett 球形检验卡方值为 6810.029（df=231，$P \leqslant 0.001$），说明相关矩阵间存在共同因子，适合进行因子分析。萃取特征值＞1 的因子，因子分析共抽出 6 个因子（图 4-1），累计方差贡献率为 68.0%（表 4-14）。

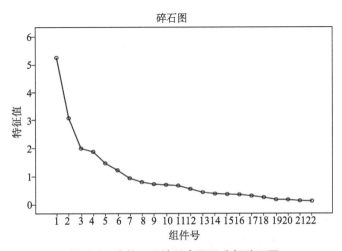

图 4-1　决策双系统量表因子分析碎石图

表 4-14　决策双系统量表因子分析

条目	成分					
	1	2	3	4	5	6
34	0.896					
35	0.890					
36	0.877					
37	0.854					
38	0.845					
30		0.883				
31		0.871				
32		0.833				
12			0.929			

续表

条目	成分					
	1	2	3	4	5	6
11			0.893			
13			0.804			
2				0.830		
3				0.817		
7				0.662		
5				0.650		
26					0.827	
10					0.757	
19					0.593	
25					0.493	
20						0.768
22						0.716
15						0.455

　　探索性因子分析结果显示，形成的"慢性病患者用药决策双系统量表"包括 5 个因子，22 个条目。原属于易分心维度的条目 15"在用药过程中遇到问题的时候，我习惯拖延"，与低延迟满足维度两个条目 20"我更愿意使用一些见效快的药物，即使该用药方案存在一定的治疗风险"，条目 22"我会因为较长时间看不见显著的疗效而变得不耐烦"聚集到一个因子下，且探索性因子载荷均为正数，根据相关专业知识，并结合专家意见，删除 3 个条目及该因子。原冲动性维度条目 10"服药过程中遇到异常情况时，我会询问医师或专业人士如何解决"经过探索性因子分析发现，该条目聚集到问题解决维度相关条目，且有专家在专家咨询中建议将该条目调整至问题解决维度，经过小组讨论，接受该专家建议，将条目 10 调整至问题解决维度。原低延迟维度条目 19"为了日后的身体健康，我能接受长期坚持遵医嘱服药"经过专家讨论和建议调整至问题解决维度。原属冲动性条目 11"我需要很强的自制力来控制自己按医嘱服药"经过探索性因子分析聚集到易分心维度，经过专家讨论分析后调整至易分心维度。属于未来时间观维度的条目 33 与属于易分心维度条目 16、18 聚集到同一个因子下，经过专家讨论及后续验证性因子分析，删除条目 33、16、18。综上所述，探索性因子分析后形成慢性病患者用药决策双系统量表 5 个维度，冲动性（4 条目）、易分心（3 条目）、问题解决（4 条目）、认知努力（3 条目）、未来时间观（5 条目）。

　　慢性病患者多重用药风险感知量表 KMO 值为 0.811，Bartlett 球形检验卡方值为5006.824（df=120，$P \leqslant 0.001$），说明相关矩阵间存在共同因子，适合进行因子分析。萃取特征值＞1 的因子，通过因子分析，碎石图（图 4-2）显示在第 5 个因子处形成碎石，共抽出 5 个因子，累计方差贡献率为 70.8%（表 4-15）。

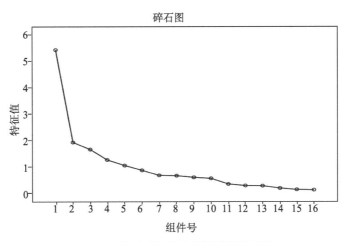

图 4-2　风险感知量表因子分析碎石图

表 4-15　风险感知量表因子分析

条目	成分				
	1	2	3	4	5
1	0.872				
2	0.864				
3	0.921				
4	0.517				
6				0.900	
8				0.904	
9					0.698
10					0.793
11			0.879		
13			0.868		
15			0.569		
17			0.420		0.461
19		0.818			
24		0.754			
25		0.819			
26		0.732			

　　经探索性因子分析，删除同时在两个维度因子载荷均大于 0.40 且接近的条目 17，原经济风险 4 个条目经过探索性因子分析分别在 2 个因子中聚集，根据专业知识及相关研究报道，将 2 个因子 4 个条目归类到一个维度中，命名为经济风险，量表结构有待验证性因子分析进行验证。经过探索性因子分析，初步形成的"慢性病患者风险感知量表"包括 4 个因子、16 个条目。根据相关专业知识，并结合专家意见，所抽取的 4 个公因子命名与慢

性病患者风险感知评价指标体系中的指标基本相同，即包括时间风险、经济风险、身体风险、社会心理风险 4 个维度。

　　慢性病患者多重用药决策行为量表 KMO 值为 0.921，Bartlett 球形检验卡方值为 6922.636（df=105，$P \leqslant 0.001$），说明相关矩阵间存在共同因子，适合进行因子分析。通过因子分析，碎石图（图 4-3）显示在第 2 个因子处形成碎石，共抽出 2 个因子（表 4-16），累计方差贡献率为 67.0%。

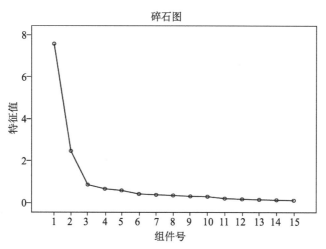

图 4-3　决策行为量表因子分析陡阶检验碎石图

表 4-16　决策行为量表因子分析

条目	成分	
	1	2
jc1		0.771
jc2		0.738
jc3	0.859	
jc4	0.860	
jc5	0.878	
jc6		0.770
jc7		0.716
jc8		0.813
jc9		0.713
jc10	0.802	
jc11	0.794	
jc12	0.701	
jc13	0.840	
jc14	0.893	
jc15		0.603

经探索性因子分析，最后形成的《慢性病患者多重用药决策行为量表》包括 2 个因子、15 个条目。根据相关专业知识，并结合专家意见，所抽取的 2 个公因子命名信息交流、商议决策 2 个维度。

2. 验证性因子分析（confirmatory factor analysis，CFA）　在 AMOS17.0 中开展验证性因子分析以检验问卷的结构效度，将剩余的一份样本量用于验证性因子分析。根据研究目的和假设，逐步删除验证性因子分析中因子载荷小于 0.3 的条目，每删除一个项目则重新做一次验证性因子分析。

验证性因子分析中主要用拟合指标来反映问卷与前期研究中建构的理论框架的拟合程度，进而检验结构模型的拟合优度与合理性，常用拟合指标如下。

（1）卡方检验（Chi-square，χ^2）：因为 χ^2 检验对样本的大小十分敏感，所以有学者认为卡方检验的显著水平如下。当 $N \leqslant 150$ 时，$\alpha=0.01$；当 $N=250$ 时，$\alpha=0.005$；当 $N \geqslant 500$ 时，$\alpha \leqslant 0.0011$。目前大多研究认为：当样本量较大时，不适合用 χ^2 检验作为检验模型的依据，应同时参考其他指标 [3]。

（2）卡方自由度比（χ^2/df）：是评价结构模型整体拟合程度的指标。一般而言，χ^2/df > 10，说明整体拟合度非常差；χ^2/df > 5，说明整体拟合度比较差；3 < χ^2/df < 5，说明整体拟合度尚可，结构模型基本能接受；χ^2/df < 3，说明整体结构拟合度较好；χ^2/df 越接近 0，则说明模型的整体拟合度越好 [3]。

（3）修正后拟合优度指数（adjusted goodness of fit index，AGFI）：相当于回归中调整后的可接受变量（adjust R²），它是根据拟合优度指数（goodness of fit index，GFI）基于结构模型中的参数估算总数进行调整的。AGFI 一般范围在 0 ～ 1，若 AGFI > 0.80，则认为模型拟合可以接受 [3]。

（4）规范拟合指数（normed fit index，NFI）与非规范拟合指数（non-normed fit index）：NFI 和 NNFI 是用嵌套模型的原理来计算的一对相对性指数，其反映一个假设模型和观察变量之间无任何共变假设独立模型的差异性，考虑自由度在模型中的作用，避免模型复杂度对其影响。NNFI 和 NFI 的调整值，一般认为 NFI 和 NNFI 均 > 0.90 时模型拟合较好 [3]。

（5）比较拟合指数（comparative fit index，CFI）：CFI 克服了 NFI 在模型上产生的缺失，一般认为 CFI 的范围在 0 ～ 1，CFI 越接近 1，则表示模型拟合程度越好 [3]。

（6）近似误差均方根（root mean square error of approximation，RMSEA）：是替代拟合指数，是估计假设的结构模型与从抽样结构模型中导出卡方值的差异性。RMSEA 范围在 0 ～ 1，一般而言，RMSEA < 0.10 表明结构模型的拟合理想 [3]。

经验证性因子分析结果显示：慢性病患者决策双系统量表主要拟合指标为 χ^2/df（2.924）< 3，NFI（0.933）> 0.90，CFI（0.935）> 0.90，RMSEA（0.057）< 0.08；慢性病患者风险感知量表主要拟合指标为 χ^2/df < 3（4.978）< 5，NFI（0.911）> 0.90，CFI（0.911）> 0.90，RMSEA（0.08）< 0.10；慢性病患者决策行为量表主要拟合指标为 χ^2/df（3.857）< 5，NFI（0.972）> 0.90，CFI（0.958）> 0.90，RMSEA（0.069）< 0.08。各指标均在标准范围内（详见表 4-17），说明建构的结构模型拟合程度较好，因子测量模型的整体适配度指数能满足模型适配度要求，可进一步探究量表的信效度。

表 4-17　各个量表验证性因子分析拟合指标

统计检验量	绝对适配度指数			增值适配度指数			简约适配度指数		
	χ^2/df	RMSEA	GFI	NFI	IFI	RFI	PNFI	PCFI	PRATIO
适配标准	< 3	< 0.08	> 0.9	> 0.9	> 0.9	> 0.9	> 0.5	> 0.5	> 0.5
双系统量表	2.924	0.057	0.935	0.933	0.955	0.918	0.753	0.771	0.807
风险感知量表	4.978	0.08	0.911	0.911	0.928	0.928	0.729	0.741	0.638
决策行为量表	3.857	0.069	0.958	0.972	0.979	0.979	0.633	0.638	0.528

注：IFI. 增值拟合指数（incremental fit index）；RFI. 相对拟合指数（relative fit index）；PNFI. 简约规范拟合指数（parsimony-adjusted NFI）；PCPI. 简约比较拟合指数（parsimony-adjusted CFI）；PRATIO. 简约比值（parsimony ratio）

量表模型的聚合效度（convergent validity）指测量相同潜在特质的题项或测验会落在同一个因素构面上，且题项或测验间所测得的测量值之间高度相关。当某因素条目在相关因素有较高的因素负荷量时，该因素条目之间相关性越高，共同反映潜在构念的效度越好[3]。一般用条目的标准化因素负荷量（> 0.30）、平均方差抽取量（average variance extracted，AVE > 0.50）、组合信度（> 0.60）3 个指标来综合衡量量表的聚合效度，若 3 个指标均达标，表示量表具有良好的聚合效度。慢性病患者用药决策双系统量表、风险感知量表、决策行为量表的聚合效度具体参数值见表 4-18。

表 4-18　慢性病患者多重用药自量表聚合效度

维度	条目	标准化因子载荷	AVE 值	组合信度（CR）
冲动性	2	0.849	0.414 1	0.723 9
	3	0.719		
	5	0.499		
	7	0.412		
易分心	11	0.704	0.662 1	0.851 1
	12	0.994		
	13	0.709		
问题解决	10	0.547	0.447 0	0.670 1
	19	0.320		
	25	0.556		
	26	0.856		
认知努力	30	0.861	0.695 8	0.868 9
	31	0.985		
	32	0.613		
未来时间观	34	0.836	0.708 4	0.932 6
	35	0.798		
	36	0.759		
	37	0.879		
	38	0.926		

续表

维度	条目	标准化因子载荷	AVE 值	组合信度（CR）
时间风险	1	0.543	0.639 5	0.872 6
	2	0.919		
	3	0.787		
	4	0.894		
经济风险	6	0.333	0.590 2	0.790 7
	8	0.911		
	10	0.911		
身体风险	11	0.380	0.502 8	0.782 4
	13	0.491		
	15	0.888		
	17	0.915		
社会心理风险	19	0.642	0.585 2	0.847 7
	24	0.869		
	25	0.819		
	26	0.709		
信息交流	6	0.743	0.551 7	0.831 0
	7	0.769		
	8	0.716		
	9	0.742		
商议决策	3	0.785	0.687 6	0.946 2
	4	0.821		
	5	0.830		
	10	0.841		
	11	0.853		
	12	0.812		
	13	0.822		
	14	0.867		

决策双系统量表 22 个指标相应潜变量的标准化因子载荷均在 0.32 以上（＞0.30），5 个潜变量中 3 个潜变量的 AVE ≥ 0.50，另外两个潜变量的 AVE 值虽然小于 0.50，但是 CR 均在 0.60 以上[4, 5]，表明慢性病患者用药决策双系统量表的信度和聚合效度良好。

风险感知量表 15 个指标在其相应潜变量的标准化因子载荷均在 0.38 之上（＞0.30）；4 个潜变量的 AVE ≥ 0.502 8，CR 值＞0.782 4。表明慢性病患者多重用药风险感知量表的信度和聚合效度良好。

决策行为量表 12 个指标在其相应潜变量的标准化因子载荷均在 0.716 之上（＞ 0.30）；2 个潜变量的 AVE ≥ 0.551 7，CR 值＞ 0.831 0。表明慢性病患者多重用药风险感知量表的信度和聚合效度良好。

量表的辨别效度（discriminant validity）指构面所代表的潜在特质与其他构面所代表的潜在特质间低度相关或有显著的差异存在[3]。辨别效度的检验：利用 AMOS 软件测量两个潜变量辨别效度的方法是利用单群组生成两个模型，即未限制模型（潜变量间的共变关系不加限制，潜变量间的共变参数为自由估计参数）与限制模型（潜变量间的共变关系限制为 1，潜变量间的共变参数为固定参数），然后比较两个模型的卡方值差异，若卡方值差异量大且达到显著水平（$P < 0.05$），表示两个模型间有显著性差异，其辨别效度就越高。慢性病患者多重用药各个量表的辨别效度结果见表 4-19。

表 4-19　慢性病患者用药决策双系统量表辨别效度

潜变量	模型	自由度	卡方值	P	辨别效度是否良好
冲动性与易分心	未限制模型	13	29.760	＜ 0.001	是
	限制模型	14	135.002		
冲动性与问题解决	未限制模型	19	77.818	＜ 0.001	是
	限制模型	20	260.320		
冲动性与未来时间观	未限制模型	22	53.547	＜ 0.001	是
	限制模型	23	120.073		
冲动性与认知努力	未限制模型	13	26.892	＜ 0.001	是
	限制模型	14	120.089		
易分心与问题解决	未限制模型	13	112.687	＜ 0.001	是
	限制模型	14	299.039		
易分心与认知努力	未限制模型	19	140.030	＜ 0.001	是
	限制模型	20	292.528		
易分心与未来时间观	未限制模型	15	25.473	＜ 0.001	是
	限制模型	16	131.352		
问题解决与认知努力	未限制模型	13	67.925	＜ 0.001	是
	限制模型	14	111.231		
问题解决与未来时间观	未限制模型	22	98.613	＜ 0.001	是
	限制模型	23	124.433		
认知努力与未来时间观	未限制模型	15	46.327	＜ 0.001	是
	限制模型	16	76.875		
时间风险与经济风险	未限制模型	13	81.468	＜ 0.001	是
	限制模型	14	258.113		

续表

潜变量	模型	自由度	卡方值	P	辨别效度是否良好
时间风险与身体风险	未限制模型	19	148.163	< 0.001	是
	限制模型	20	278.706		
时间风险与社会心理风险	未限制模型	19	63.747	< 0.001	是
	限制模型	20	174.954		
经济风险与身体风险	未限制模型	13	118.733	< 0.001	是
	限制模型	14	344.865		
经济风险与社会心理风险	未限制模型	13	112.687	< 0.001	是
	限制模型	14	299.039		
身体风险与社会心理风险	未限制模型	19	140.030	< 0.001	是
	限制模型	20	292.528		
信息交流与商议决策	未限制模型	53	595.635	0.017	是
	限制模型	54	601.378		

综合上述检验结果，慢性病患者用药决策双系统量表、风险感知量表、决策行为量表具有良好的信效度，可用于理论假设的结构模型分析，检验各个潜变量的路径系数，验证前述理论假设是否成立。

第四节　慢性病患者决策双系统、风险感知、决策行为现状

一、慢性病患者用药决策双系统调查结果

决策双系统量表中，冲动系统总分、冲动性、易分心维度得分分别为（11.91±5.78）分、（6.84±4.02）分、（8.07±3.43）分。控制系统总体、问题解决、认知努力、未来时间观维度得分分别为（36.68±12.30）分、（15.51±4.07）分、（7.71±4.26）分、（13.45±7.78）分。

以均数为分界线将各个维度分为高分组和低分组，结果：冲动系统总体高分组占38.1%，低分组占61.9%；冲动性高分组占41.1%，低分组占58.9%；易分心高分组占14.2%，低分组占85.8%；控制系统总体高分组占50.3%，低分组占49.7%，问题解决高分组占61.5%，低分组占38.5%；认知努力高分组占45.9%，低分组占54.1%；未来时间观高分组占49.0%，低分组占51.0%。慢性病患者多重用药冲动系统总体得分较低，特别是易分心维度高分组只占14.2%。控制系统总体得分较为均衡，问题解决维度高分组占比61.5%，而认知努力和未来时间观两个维度高分组略低于50.0%。慢性病患者用药决策双系统得分详情见表4-20。

表 4-20　慢性病患者用药决策双系统量表各个条目得分情况

维度	条目	最小值	最大值	平均值	标准差
冲动性	cd1	1	5	1.71	1.400
	cd2	1	5	2.17	1.650
	cd3	1	5	1.58	1.257
	cd4	1	5	1.38	0.988
易分心	yfx1	1	5	1.71	1.306
	yfx2	1	5	1.61	1.221
	yfx3	1	5	1.75	1.370
问题解决	wt1	1	5	3.94	1.491
	wt2	1	5	4.44	1.205
	wt3	1	5	3.31	1.625
	wt4	1	5	3.82	1.509
认知努力	rz1	1	5	2.74	1.593
	rz2	1	5	2.60	1.626
	rz3	1	5	2.36	1.547
未来时间观	wl2	1	5	2.99	1.837
	wl3	1	5	2.74	1.791
	wl4	1	5	2.44	1.722
	wl5	1	5	2.57	1.648
	wl6	1	5	2.72	1.712

二、慢性病患者多重用药风险感知调查结果

风险感知量表中，风险感知总分、时间风险、经济风险、身体风险和社会心理风险维度得分分别为（35.96±13.81）分、（9.43±5.43）分、（8.02±3.77）分、（11.31±5.20）分、（7.21±4.52）分。以均数为分界线，结果：风险感知总体高分组占 48.5%，低分组占51.5%；时间风险高分组占 39.5%，低分组占 60.5%；经济风险高分组占 52.0%，低分组占48.0%；身体风险高分组占 52.4%，低分组占 47.6%；社会心理风险高分组占 34.9%，低分组占 65.1%。慢性病患者多重用药风险感知总体水平较低，经济风险和身体风险较高，两个维度高分组人数均超过 50.0%。慢性病患者多重用药风险感知得分详情见表 4-21。

表 4-21　慢性病患者多重用药风险感知量表各个条目得分情况

维度	条目	最小值	最大值	平均值	标准差
时间风险	sj1	1	5	2.36	1.663
	sj2	1	5	2.27	1.603
	sj3	1	5	2.21	1.590
	sj4	1	5	2.60	1.611

续表

维度	条目	最小值	最大值	平均值	标准差
经济风险	jj1	1	5	3.15	1.653
	jj2	1	5	3.15	1.655
	jj3	1	5	1.72	1.319
身体风险	st1	1	5	3.17	1.730
	st2	1	5	2.92	1.727
	st3	1	5	2.61	1.667
	st4	1	5	2.61	1.706
社会心理风险	sh1	1	5	1.65	1.302
	sh2	1	5	2.20	1.595
	sh3	1	5	1.76	1.340
	sh4	1	5	1.60	1.255

三、慢性病患者用药共同决策调查结果

用药共同决策量表中，用药共同决策总分、信息交流、商议决策维度得分分别为（29.79±13.70）分、（13.84±5.44）分、（15.96±10.11）分。

以均数为分界线，结果：用药共同决策总体高分组占 39.7%，低分组占 60.3%；信息交流高分组占 60.3%，低分组占 39.7%；商议决策高分组占 38.3%，低分组占比 61.7%。慢性病患者用药共同决策总体水平较低，但信息交流水平较高，高分组占比在 50.0% 以上，而最终商议决策水平较低。慢性病患者用药共同决策得分详情见表 4-22。

表 4-22 慢性病患者用药共同决策各个条目得分情况

维度	条目	最小值	最大值	平均值	标准差
信息交流	jc6	1	5	3.68	1.619
	jc7	1	5	3.15	1.697
	jc8	1	5	3.86	1.541
	jc9	1	5	3.15	1.675
商议决策	jc3	1	5	1.88	1.440
	jc4	1	5	1.97	1.480
	jc5	1	5	1.81	1.386
	jc10	1	5	2.21	1.595
	jc11	1	5	2.22	1.608
	jc12	1	5	2.22	1.505
	jc13	1	5	1.74	1.291
	jc14	1	5	1.90	1.422

参 考 文 献

[1]   方蕾 . 慢性病病人风险感知问卷的编制及其影响因素研究 [D]. 西安 : 第四军医大学 , 2015.

[2]   曾光 . 现代流行病学方法与应用 [M]. 北京 : 北京医科大学、中国协和医科大学联合出版社 , 1994.

[3]   吴明隆 . 结构方程模型 : AMOS 的操作与应用 [M]. 2 版 . 重庆 : 重庆大学出版社 , 2010.

[4]   Bagozzi RP. Evaluating structural equation models with unobservable variables and measurement error: a comment[J]. J Mark Res, 1981, 18(3): 375-381.

[5]   Wills TA, Walker C, Mendoza D, et al. Behavioral and emotional self-control: relations to substance use in samples of middle and high school students[J]. Psychol Addict Behav, 2006, 20(3): 265-278.

第 5 章

慢性病患者多重用药决策行为研究

第一节 慢性病患者用药决策类型影响因素研究

一、研究目的

临床决策是医疗工作中的核心环节，是决定疾病诊治结果和患者预后的关键因素之一。临床决策通常是在有一定风险的前提下进行的，在大多数情况下，治疗方案没有绝对的"最优"选择[1]，因此，临床决策需要充分地权衡利弊后再做出决断。随着科技与社会的进步，临床决策由以往的医师主导逐渐转变为共同决策，相关研究发现，共同决策可以促进患者参与决策，提高患者认识，即共同决策可以帮助患者对自己的病情有更充分的了解，使患者选择符合自己意愿的治疗方案，缓解医患矛盾。另外，共同决策还可以促进医患沟通，改善治疗效果，在对乳腺癌的治疗和筛查[2-4]、心脏病[5]、前列腺疾病[6]、癌症的治疗[7]研究中发现，共同决策可以帮助患者减少决策冲突，缓解焦虑情绪，从而更配合医师的治疗，最终达到更好的治疗效果。目前常见的决策方式主要为医师决策，而共同决策、患者决策较为少见，要想促进用药共同决策，就必须厘清患者决策类型的影响因素，目前国内外已有较多关于共同决策影响因素的研究，而针对决策类型的研究较为少见。本章基于社区慢性病患者调查数据，探究患者用药决策类型的影响因素，以期为今后的研究提供参考。

二、研究方法

（一）纳入变量

本节主要探究慢性病患者参与用药共同决策的影响因素，以问题"您的用药方案是由谁决定的？"收集决策类型作为结局变量，患者可以选择：①由我自己做出用药方案有关决定；②我和医师讨论病情后，由我自己做出用药方案的有关决定；③我与医师讨论治疗疾病的有关问题，然后共同做出决定；④我和医师讨论病情后，由医师根据他的专业判断做出用药方案有关决定；⑤由医师根据他的专业判断做出用药方案的有关决定。若患者选择选项①和②，则判断其决策类型为患者决策；若患者选择③，则判断其决策类型为共同决策；若患者选择④或⑤，则判断其决策类型为医师决策。

项目组将慢性病患者基本信息（年龄、户籍、教育程度、医保类型、居住情况）和患者健康相关信息（锻炼情况、是否饮酒、是否吸烟、是否有抑郁症状、患病数量、服药种类数、是否经常去公立医院就诊、用药依从性、自评健康状况）进行单因素分析，再根据单因素分析的结果和相关文献筛选变量纳入随机森林模型和多分类 Logistic 回归中进行分析。

（二）数据分析方法

本研究利用 SPSS 24.0 软件对样本特征进行单因素分析，然后利用 R 软件采用随机森林模型进行变量的重要性排序，最后再用 SPSS 24.0 软件进行 Logistic 回归，探究患者参与用药共同决策的相关因素。

三、研究结果

（一）单因素分析结果

被调查人群中用药决策类型为患者决策的患者占 7.7%（92/1196），共同决策的患者占 9.8%（117/1196），医师决策的患者占 82.5%（987/1196）。根据单因素分析的结果，职业、婚姻状况、医保类型、是否饮酒、是否吸烟、是否有抑郁症状、是否能按照医嘱用药及是否常去公立医院就诊是患者参与用药共同决策的相关因素，详情见表 5-1。

表 5-1   慢性病患者参与决策的卡方分析

变量	患者决策 n（%）	共同决策 n（%）	医师决策 n（%）	χ^2	P
性别					
男性	47（51.1%）	52（44.4%）	404（41.0%）	3.865	0.145
女性	45（48.9%）	65（55.6%）	583（59.1%）		
年龄（岁）					
< 65	23（25.0%）	38（32.5%）	234（23.7%）	5.603	0.231
65～75	51（55.4%）	60（51.9%）	530（53.7%）		
≥ 75	18（55.4%）	19（16.2%）	223（22.6%）		
户籍					
城镇	47（51.1%）	68（58.1%）	463（46.9%）	5.567	0.062
农村	45（48.9%）	49（41.9%）	524（53.1%）		
是否独居					
是	10（10.9%）	5（4.3%）	109（11.0%）	5.186	0.075
否	82（89.1%）	112（95.7%）	878（89.0%）		
受教育程度					
初中及以下	71（77.2%）	81（69.2%）	752（76.2%）	7.313	0.120
高中	17（18.5%）	23（19.7%）	183（18.5%）		
本科及以上	4（4.4%）	13（11.1%）	52（5.3%）		
职业					
体力劳动者	65（70.7%）	61（52.1%）	623（63.1%）	8.135	0.017
脑力劳动者	27（29.4%）	56（47.9%）	364（36.9%）		

续表

变量	患者决策 n（%）	共同决策 n（%）	医师决策 n（%）	χ^2	P
疾病种类数					
1	45（48.9%）	47（40.2%）	377（38.2%）	5.657	0.226
2	22（23.9%）	41（35.0%）	343（34.8%）		
≥3	25（27.2%）	29（24.8%）	267（27.1%）		
婚姻状况					
未婚	15（16.3%）	11（9.4%）	206（20.9%）	9.411	0.009
已婚	77（83.7%）	106（90.6%）	781（79.1%）		
服药种类数					
<5	76（82.6%）	85（72.7%）	783（79.3%）	7.197	0.126
5～10	15（16.3%）	28（23.9%）	194（19.7%）		
≥10	1（1.1%）	4（3.4%）	10（1.0%）		
医保类型					
城镇职工医保	43（46.7%）	60（51.3%）	384（38.9%）	8.134	0.017
城乡居民医保	49（53.3%）	57（48.7%）	603（61.1%）		
是否饮酒					
从不	59（64.1%）	96（82.1%）	792（80.2%）	15.087	0.005
偶尔	20（21.7%）	14（12.0%）	133（13.5%）		
总是	13（14.1%）	7（6.0%）	62（6.3%）		
是否吸烟					
否	70（76.1%）	99（84.6%）	849（86.0%）	6.578	0.037
是	22（23.9%）	18（15.4%）	138（14.0%）		
是否锻炼					
从不	11（12.0%）	13（11.1%）	128（13.0%）	33.119	0.000
偶尔	28（30.4%）	21（18.0%）	412（41.7%）		
总是	53（57.6%）	83（70.9%）	447（45.3%）		
是否有抑郁症状					
否	58（63.0%）	103（88.0%）	711（72.0%）	18.465	0.000
是	34（37.0%）	14（12.0%）	276（28.0%）		
饮食是否均衡					
均衡	34（37.0%）	50（42.7%）	469（47.5%）	4.416	0.110
不均衡	58（63.0%）	67（57.3%）	518（52.5%）		

续表

变量	患者决策 n（%）	共同决策 n（%）	医师决策 n（%）	χ^2	P
用药依从性					
不好	63（68.5%）	40（34.2%）	379（38.4%）	33.661	0.000
好	29（31.5%）	77（65.8%）	608（61.6%）		
是否经常去公立医院就诊					
否	44（47.8%）	37（31.6%）	443（44.9%）	8.123	0.017
是	48（52.2%）	80（68.4%）	544（55.1%）		
自评健康状况					
好	20（21.7%）	17（14.5%）	203（20.6%）	2.551	0.279
差	72（78.3%）	100（85.5%）	784（79.4%）		

（二）随机森林结果

将单因素分析中显著的变量纳入随机森林模型中，随机抽取 66.8% 的数据作为训练集的样本，即 800 个样本，采用对照法，固定 ntree（随机树数量）不变，对 mtry（特征选取量）进行调试，每次调试依次选取 3 ～ 11 个特征量，结果显示，当特征量数为 3 时，袋外数据误差率最低，为 18.1%，因此选择 mtry=3。固定 mtry=3 调整 ntree，结果如图 5-1 所示，ntree ≥ 800 后泛化误差率趋于稳定，因此，选择 mtry=3，ntree=800 时可以得到最优模型。基于此参数设置对测试集数据进行分类，得到分类准确率为 80.1%（95%CI：75.8% ～ 83.9%），结果证明随机森林具有较好的分类正确率和稳定性。随机森林相较于其他模型的优点在于可以基于变量属性在分类中的贡献率对变量的重要性程度进行排序，本研究纳入的变量重要性排序结果如图 5-2 所示，重要性排在前五的变量依次是疾病种类数、医保类型、体育锻炼情况、饮酒情况及是否常去公立医院就诊。

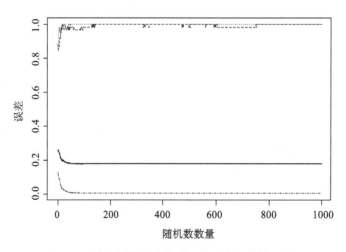

图 5-1   随机树数量变化对平均泛化误差的影响

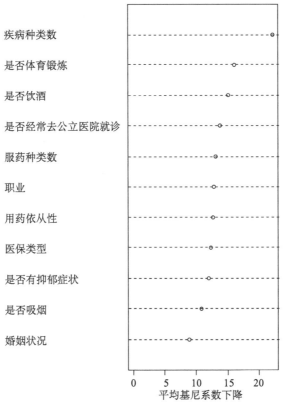

图 5-2　变量重要性排序

（三）多元 Logistic 回归结果

以决策类型为因变量，用药决策类型中以共同决策作为参照，纳入单因素分析中显著的变量及相关研究中有统计学意义的变量作为因变量，构建 Logistic 回归模型。多因素 Logistic 回归结果如表 5-2 所示。

以用药共同决策作为参照，患者决策的相关因素有职业、医保类型、饮酒情况、体育锻炼情况、服药依从性和是否有抑郁症状。从事体力劳动的患者相对于从事脑力劳动的患者更倾向于采取患者决策（OR=2.27，95%CI：1.19 ～ 4.34，$P < 0.05$），购买城乡居民医疗保险的患者相对于购买城镇职工医疗保险的患者更倾向于采取患者决策（OR=2.05，95%CI：1.06 ～ 3.99，$P < 0.05$），从不饮酒的患者相对于长期饮酒的患者更倾向于采取用药共同决策（OR=0.34，95%CI：0.12 ～ 0.96，$P < 0.05$），偶尔进行体育锻炼的患者相较于经常进行体育锻炼的患者更倾向于采取患者决策（OR=2.07，95%CI：1.03 ～ 4.15，$P < 0.05$），用药依从性不好的患者相较于用药依从性好的患者更倾向于采取患者决策（OR=4.07，95%CI：2.21 ～ 7.48，$P < 0.05$），无抑郁症状的患者相较于有抑郁症状的患者更倾向于采取患者决策（OR=0.19，95%CI：0.09 ～ 0.42，$P < 0.05$）。

以用药共同决策作为参照，医师决策的相关因素有服药种类数、婚姻状况、体育锻炼情况、是否常去公立医院就诊和是否有抑郁症状。相较于服药种类数多于 10 种的患者，服药种数在 5 ～ 10 种的患者（OR=4.68，95%CI：1.23 ～ 17.80，$P < 0.05$）和小于 5 种的患者（OR=6.35，95%CI：1.67 ～ 24.22，$P < 0.05$）更倾向于采取医师决策，未婚、离

异或丧偶的患者相较于已婚患者更倾向于采取医师决策（OR=2.51，95%CI：1.30～4.83，$P < 0.05$），偶尔进行体育锻炼的患者相较于经常进行体育锻炼的患者更倾向于采取患者决策（OR=3.64，95%CI：2.18～6.08，$P < 0.05$），常去公立医院就诊的患者更倾向于采取医师决策（OR=1.69，95%CI：1.07～2.66，$P < 0.05$），无抑郁症状的患者相较于有抑郁症状的患者更倾向于采取医师决策（OR=0.37，95%CI：0.20～0.70，$P < 0.05$）。

表 5-2　慢性病患者参与决策的 Logistic 多分类回归分析

决策类型	患者决策		医师决策	
	P	OR（95%CI）	P	OR（95%CI）
疾病种类数				
≥ 3				
1	0.783	1.13（0.49～2.61）	0.629	0.86（0.48～1.56）
2	0.517	0.75（0.32～1.77）	0.994	1.00（0.56～1.76）
服药种数				
≥ 10				
< 5	0.088	8.19（0.73～91.75）	0.007	6.35（1.67～24.22）
5～10	0.188	5.11（0.45～57.95）	0.024	4.68（1.23～17.80）
职业类型				
脑力劳动者				
体力劳动者	0.013	2.27（1.19～4.34）	0.199	1.33（0.86～2.04）
婚姻状况				
已婚				
未婚、离异或丧偶	0.098	2.08（0.88～4.93）	0.006	2.51（1.30～4.83）
参保类型				
城镇职工医保				
城乡居民医保	0.034	2.05（1.06～3.99）	0.232	0.48（0.15～1.60）
其他医疗保险	0.808	0.79（0.12～5.22）	0.757	0.93（0.59～1.47）
是否饮酒				
总是				
从不	0.043	0.34（0.12～0.96）	0.616	0.80（0.34～1.90）
偶尔	0.474	0.65（0.19～2.14）	0.939	0.96（0.36～2.60）
是否吸烟				
是				
否	0.397	0.71（0.32～1.56）	0.706	1.12（0.62～2.02）
是否体育锻炼				
总是				

续表

决策类型	患者决策		医师决策	
	P	OR（95%CI）	P	OR（95%CI）
从不	0.882	1.07（0.42～2.75）	0.146	1.62（0.85～3.10）
经常	0.041	2.07（1.03～4.15）	< 0.001	3.64（2.18～6.08）
用药依从性				
好				
差	< 0.001	4.07（2.21～7.48）	0.621	1.11（0.73～1.70）
是否经常去公立医院就诊				
是				
否	0.052	1.88（1.00～3.53）	0.025	1.69（1.07～2.66）
是否有抑郁症状				
是				
否	< 0.001	0.19（0.09～0.42）	0.002	0.37（0.20～0.70）

四、研究讨论

本研究发现，所调查的 1196 名慢性病患者中，有 82.5% 的患者在治疗过程中选择医师决策，这在一定程度上说明慢性病患者在治疗过程中更倾向于将决策的主动权交给医师。医师决策的信息传递是单向的，医师只向患者提供所选择的治疗方法的相关信息，并由医师单独一方决定用药[8]。而用药共同决策则倾向于以患者的利益为核心[9]，在高血压、糖尿病等需要患者长期配合的慢性病治疗过程中，用药共同决策可以带来对疾病疗效的直接有利影响[10]。

影响患者是否参与用药共同决策的因素是多方面的，本研究发现，购买城镇职工医疗保险的患者相较于购买城乡居民医疗保险的患者在患者决策与用药共同决策中更倾向于采取用药共同决策（OR=2.05，95%CI：1.06～3.99，P < 0.05），这可能与购买城镇职工医疗保险的患者和购买城乡居民医疗保险的患者在受教育程度、家庭收入等方面存在差异有关。范文君[11]通过调查发现，城镇职工医保组的老年人在受教育程度、家庭人均收入水平等方面都显著高于城乡居民医保组的老年人；Chang 等[12]在研究中发现，受教育程度通过影响健康素养进而影响患者参与用药共同决策的意愿，受教育程度越高的患者参与用药共同决策的意愿越强，郭旭芳等[13]认为，家庭收入越高的患者在治疗过程可供选择的治疗方案也更多，因此会更多地参与到决策过程当中。另外，两种医保在保障水平和报销范围方面的差异也可能是影响患者参与用药共同决策的原因之一。居民医保的报销比例一般低于职工医保[14]，在门诊报销和异地结算时的限制也比职工医保多，这就导致部分患者因为经济困难等原因在医疗过程中参与用药共同决策的意愿较低。基于此，本研究认为首先应该创新发展针对特殊人群的医疗救助制度，加大对经济困难居民的扶持力度和保障程度；其次应该加强健康教育，提升患者的健康素养，缩小由受教育程度差异造成的健康素养差距，让患者认识到用药共同决策的重要性，从而激发患者参与决策的意愿。

此外，本研究还发现，是否常去公立医院就诊是患者参与用药共同决策的相关因素，常去公立医院就诊的患者更倾向于采取医师决策（OR=1.69，95%CI：1.07 ～ 2.66，$P < 0.05$）。这种现象的原因可能是在居民对医疗服务需求大幅提升的背景下，基层的卫生资源严重不足，患者对二、三级医院诊疗效果的过分信任、过分认可[14,15]，使得公立医院人满为患，降低了公立医院的服务效率，增加了排队、挂号的时间，缩短了诊疗时间，致使医患沟通缺失，降低了患者参与用药共同决策的可能性。因此，基层医疗卫生机构应积极发挥其功能定位，加强常见病、多发病及慢性病的健康宣教，做好患者参与医疗决策前的引导工作，让患者在就诊前就预先了解疾病的相关医学知识，为就诊时患者参与用药共同决策节约宝贵的沟通时间[15]。

五、研究结论

本研究发现，所调查的1196名慢性病患者中，有82.5%的患者在治疗过程中选择医师决策，这在一定程度上说明慢性病患者在治疗过程中更倾向于将决策的主动权交给医师。而决策类型受服药种类数、职业类型、婚姻状况、医保类型、健康习惯、就医行为、抑郁情况等多种因素的影响。

第二节　社区慢性病患者用药决策行为机制探究

一、研究目的

为验证前文提出的理论模型和研究假设，本书构建了结构方程模型，探究慢性病患者参与用药共同决策影响机制。模型中包括双系统理论中冲动系统、控制系统两个潜变量，以及潜变量风险感知和用药共同决策。冲动系统包括潜变量冲动性、易分心，控制系统包括潜变量问题解决、认知努力、未来时间观，风险感知包括潜变量时间风险、经济风险、身体风险、社会心理风险，用药共同决策包括潜变量信息交流和商议决策。

此外，为探究不同人口特征对上述模型的调节作用，本书使用 AMOS 软件的多群组分析功能对人口社会学特征（性别、年龄、城乡、是否独居、教育程度、职业类型、医保类型、年收入）和患者疾病相关因素（最常就诊机构、去年是否住院、抑郁情况、用药知识情况、疾病种类、病龄、与医师交流频率、健康状况等）进行多群组结构方程模型分析，研究不同人口特征及疾病特征对决策双系统、风险感知、用药共同决策之间关系的调节作用。

根据前文研究，对社区慢性病患者多重用药决策模型提出如下假设：

假设1：慢性病患者的冲动系统对风险感知有直接的影响。

假设2：慢性病患者的控制系统对风险感知有直接的影响。

假设3：慢性病患者的冲动系统对用药共同决策有直接的影响。

假设4：慢性病患者的控制系统对用药共同决策有直接的影响。

假设5：慢性病患者的风险感知对用药共同决策有直接的影响。

假设6：户籍对慢性病患者决策双系统、风险感知及用药共同决策之间的影响关系具有调节作用。

假设 7：是否独居对慢性病患者决策双系统、风险感知及用药共同决策之间的影响关系具有调节作用。

假设 8：受教育程度对慢性病患者决策双系统、风险感知及用药共同决策之间的影响关系具有调节作用。

假设 9：最常就诊机构对慢性病患者决策双系统、风险感知及用药共同决策之间的影响关系具有调节作用。

假设 10：不同抑郁症状对慢性病患者决策双系统、风险感知及用药共同决策之间的影响关系具有调节作用。

假设 11：患者不同用药知识情况对慢性病患者决策双系统、风险感知及用药共同决策之间的影响关系具有调节作用。

二、研究方法

本研究采用结构方程模型法构建慢性病患者多重用药风险感知与决策行为模型。结构方程模型法（structural equation modeling，SEM）是一种探究因变量与多个自变量之间复杂影响关系的方法，它整合了因子分析（factor analysis）与路径分析（path analysis）两种方法，同时检验模型中的显变量、潜变量、干扰或误差项之间的关系，获得自变量对因变量的直接影响效应、间接影响效应及总效应[16]。

采用多群组分析探究不同人口特征及疾病特征对决策双系统、风险感知、用药共同决策之间关系的调节效应。多群组的结构方程模型分析检验用于评估一个适配于某样本的模型是否也适配于其他不同样本的群体，即评估研究者所提的理论模型在不同样本群体间是否相等或参数具有不变性，不同样本特征对模型中各个变量之间的关系是否具有调节作用，其中，不同样本群体变量属性通常为间断变量。如果多群组的结构方程模型分析检验结果表明假设模型合适，则表示此间断变量对研究者所提的假设模型具有调节作用。多群组的结构方程模型分析原理是将原来在单一样本的单一共变结构关系分割成数个平行共变结构，进而评估这些共变结构的等同关系。其思路是从部分参数恒等性检验开始，逐渐增加参数限制条件，直至进行到全部参数恒等性检验。

在确定假设模型是否同时适配于不同的群组时，嵌套模型比较可进行模型配对的检验，检验时以无参数限制的模型作为其中一个基准模型，将基准模型与其他模型进行配对比较，称为嵌套模型（Nested 模型）。可通过两个模型系数差异的临界比值判断不同模型的同一路径系数是否存在差异，若临界比值小于 1.96，则说明在 0.05 的显著性标准下，两个群组模型系数之间没有显著性差异，若临界比值大于 1.96，则说明在 0.05 的显著性标准下，两个群组模型系数之间存在显著性差异[16, 17]。

三、研究结果

（一）社区慢性病患者用药决策模型的修正与拟合

根据理论模型的路径假设，本研究绘制了基于双系统理论的社区慢性病患者多重用药风险感知与决策行为的结构方程模型，如图 5-3 所示。

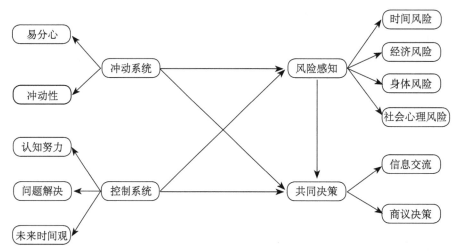

图 5-3　基于双系统理论的社区慢性病患者多重用药风险感知与决策行为拟定模型

决策行为以用药共同决策为内生潜变量，用药共同决策由信息交流、商议决策两个维度构成。以决策双系统中的冲动系统与控制系统为内生潜变量。冲动系统由冲动性、易分心两个维度构成；控制系统包含未来时间观、认知努力、问题解决共 3 个维度。风险感知包含时间风险、经济风险、身体风险、社会心理风险共 4 个维度。根据研究目的、专业知识，并结合本次研究结果，构建了初始的模型路径图，并定义了直接作用与间接作用。研究发现，控制系统、风险感知可直接作用于用药共同决策；冲动系统和控制系统都可通过风险感知间接作用于用药共同决策。

将 1196 份有效样本数据导入 AMOS 软件，通过其路径分析功能，采用最大似然估计（maximum likelihood estimate，MLE）进行路径系数的估计和显著性检验，相关参数估计结果见表 5-3。

表 5-3　结构方程模型路径系数分析结果

路径	路径系数	标准误差	临界比值	P 值	显著性
冲动系统→风险感知	0.58	0.62	5.41	< 0.001	显著
控制系统→风险感知	0.13	0.07	2.68	0.007	显著
冲动系统→共同决策	− 0.06	0.38	− 0.80	0.427	不显著
控制系统→共同决策	0.60	0.10	7.85	< 0.001	显著
风险感知→共同决策	− 0.06	0.06	− 0.97	0.332	不显著

根据表 5-3 的结果，对初始模型进行不断拟合，通过综合考虑修正指数、路径系数、P 值、标准化残差、删除不显著的变量及路径，最终得到拟合度较好的修正模型，详情见图 5-4。

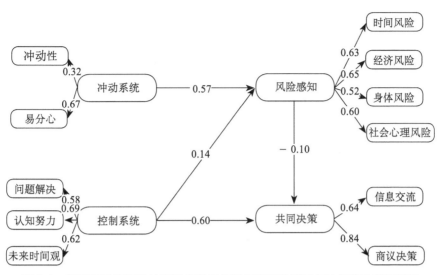

图 5-4　基于双系统理论的慢性病患者多重用药风险感知与决策行为修正模型

（二）模型拟合效果评价

在不同样本和研究情境下，有关结构方程模型的适配度检验指标的标准略有差异。本研究在模型拟合度检验时，参考了吴明隆[16]结合不同学者给出的检验标准而提出的模型适配度指数（goodness-of-fit indices，GFI）。适配度指数能够用来衡量假设的路径分析模型图与实际的样本数据相互适配的程度。

表 5-4 的结构模型适配度指数分析结果显示，基于双系统理论的慢性病患者风险感知与用药决策模型具有良好的适配度，理论假设的路径关系与实际测量数据比较吻合，结构模型的构建比较理想。

表 5-4　结构方程模型的适配度指数

统计检验量	绝对适配度指数			增值适配度指数			简约适配度指数		
	χ^2/df	RMSEA	GFI	NFI	IFI	CFI	PNFI	PCFI	PGFI
适配标准	< 3	< 0.08	> 0.9	> 0.9	> 0.9	> 0.9	> 0.5	> 0.5	> 0.5
本模型参数	3.88	0.05	0.87	0.90	0.92	0.92	0.83	0.86	0.78
适配度结果	可接受	良好	可接受	良好	良好	良好	良好	良好	良好

（三）模型结果及假设验证

结构方程模型分为测量模型和结构模型两部分。测量模型显示的是潜变量与其观测变量之间的共变效果，就数学定义而言，测量模型是一组观察变量的线性函数[16]。本研究构建的结构方程模型的测量模型是指冲动系统、控制系统、风险感知及用药共同决策所包含的潜变量与相应的 46 个测量变量之间的对应关系。结构模型是对潜变量间因果关系的说明，作为因的潜变量称为外因潜变量，作为果的潜变量称为内因潜变量。本研究将控制系统、冲动系统作为外因潜变量，而将风险感知作为中介潜变量，用药共同决策作为内因潜变量。各个路径的标准化路径系数见表 5-5。本研究中的假设 1、2、4、5 均得到验证，而本研究构建的模型不支持假设 3。

表 5-5　各个路径的标准化路径系数

假设编号	路径	路径系数	标准差	临界比值	P 值	是否成立
1	冲动系统→风险感知	0.57	0.62	5.42	< 0.001	成立
2	控制系统→风险感知	0.14	0.07	2.91	0.004	成立
3	冲动系统→共同决策	—	—	—	—	不成立
4	控制系统→共同决策	0.60	0.10	7.84	< 0.001	成立
5	风险感知→共同决策	− 0.10	0.04	− 2.44	0.015	成立

　　模型中各个变量之间的直接效应、间接效应及总效应（标准化结果）见表 5-6。直接效应等于路径系数，间接效应等于相应路径系数的乘积，直接效应与间接效应的和称为总效应。控制系统、风险感知对用药共同决策有直接效应，控制系统的直接效应大小为 0.60，大于风险感知的效应值 − 0.10。控制系统对用药共同决策有间接效应，效应大小为 − 0.01。控制系统、冲动系统对风险感知有直接效应，冲动系统的直接效应大小为 0.57，大于控制系统的效应值 0.14。

表 5-6　模型中各个变量的直接效应、间接效应及总效应

自变量	风险感知			共同决策		
	直接效应	间接效应	总效应	直接效应	间接效应	总效应
控制系统	0.14	0.00	0.14	0.60	− 0.01	0.59
冲动系统	0.57	0.00	0.57	0.00	− 0.06	− 0.06
风险感知	—	—	—	− 0.10	0.00	− 0.10

　　1. 冲动系统与风险感知　冲动系统（β=0.57，P < 0.001）对风险感知有显著正向影响，是直接影响风险感知的主要因素。在慢性病用药治疗过程中，具有冲动特质的患者感知到用药的风险较高。

　　2. 控制系统与风险感知　控制系统（β=0.14，P=0.004）对风险感知也有直接显著的正向影响，但相较于冲动系统，其效应较小。换而言之，在慢性病用药治疗过程中，具有控制特质的患者感知到的用药风险越高。然而，相比于具有冲动特质的患者，其感知到的用药风险相对较小。

　　3. 风险感知与用药共同决策　风险感知（β= − 0.10，P=0.015）对用药共同决策有直接显著的负向影响，即在慢性病用药治疗的过程中，对用药风险感知程度越高的患者，参与用药决策的程度就越低，即更加倾向于医师决策。

　　4. 冲动系统与用药共同决策　冲动系统是用药共同决策的影响因素之一，只有一条间接效应路径，其效应为 −0.06。对于"冲动系统→风险感知→共同决策"这一路径而言，在用药中越冲动的人，其感知到的用药风险越高，而用药共同决策的程度越低。

5.控制系统与用药共同决策　控制系统是用药共同决策的主要影响因素，其同时通过间接效应和直接效应影响用药共同决策，总效应为 0.59，控制系统越强的人，在用药过程中越理性，往往能够感知到更多的多重用药风险。但是控制系统较强的人相对于冲动系统较强的人感知到的多重用药风险更小，而感知到用药风险越小的人参与用药共同决策的程度越高。同时，控制系统直接影响用药共同决策，可以理解的是，越理性的人参与到用药共同决策的程度越高，控制系统间接效应与直接效应共同作用，使得控制系统越强的人参与用药共同决策的程度越高。

（四）不同人群特征对模型的调节作用

1.不同户籍对模型的调节作用　假设 6：户籍对慢性病患者决策双系统、风险感知及用药共同决策之间的影响关系具有调节作用。

基于患者的不同户籍分组的差异，本研究构建不同户籍分组的多群组结构方程模型，城市户口编码为 1，农村户口编码为 2。完成群组数据设置后，对模型不变性进行设置。本研究共设定包括基准模型（Baseline 模型）、测量系数相等模型、路径系数相等模型、协方差相等模型、结构残差相等模型、模型不变性（所有组的模型中所有系数相等）共 6 个模型。模型参数设置好后，运行软件对所设置模型进行拟合和计算。经计算，本研究构建的 6 个模型均可以拟合，由于本节主要关注结构模型部分的路径系数是否有差异，因此给出了前 3 个模型的拟合指标，具体数值如表 5-7～表 5-10 所示。

表 5-7　不同户籍分组的多群组结构方程模型拟合指数——卡方值

模型	自由参数	卡方值	自由度	P 值	卡方值／自由度
未限制模型	228	5337.943	1934	0	2.76
测量模型	193	5527.112	1969	0	2.81
结构模型	182	5543.093	1980	0	2.80

注：P 值为显著性指标，一般以 $P < 0.05$ 表示为有显著性。

表 5-8　不同户籍分组的多群组结构方程模型拟合指数——RMR、GFI

模型	RMR	GFI	AGFI	PGFI
未限制模型	0.19	0.83	0.81	0.74
测量模型	0.19	0.82	0.81	0.75
结构模型	0.19	0.82	0.81	0.75

注：RMR. 残差均方根；GFI. 拟合优度指数；AGFI. 调整后拟合优度指数，PGFI. 简约性调整拟合优度指数。

表 5-9　不同户籍分组的多群组结构方程模型拟合指数——Baseline Comparisons

模型	NFI	RFI	IFI	TLI	CFI
未限制模型	0.86	0.85	0.91	0.90	0.91
测量模型	0.86	0.85	0.90	0.90	0.90
结构模型	0.85	0.85	0.90	0.90	0.90

注：NFI. 相对拟合指数；RFI. 相对适合度指数；IFI. 增量适合度指数；TLI.Tucker-Lewis 指数；CFI. 比较适合度指数。

表 5-10　不同户籍分组的多群组结构方程模型拟合指数——RMSEA

模型	RMSEA	LO 90	HI 90	PCLOSE
未限制模型	0.04	0.04	0.04	1
测量模型	0.04	0.04	0.04	1
结构模型	0.04	0.04	0.04	1

注：RMSEA. 平均平方误差平方根；LO 90. 表示 RMSEA 的 90% 置信区间下限值；HI 90. 表示 RMSEA 的 90% 置信区间上限值；PCLOSE：接近适合性检验的概率。

本节主要关注慢性病患者户籍对决策双系统、风险感知、用药共同决策影响关系的调节作用，主要考察结构模型中的路径系数是否相同，因此主要对路径系数相等模型在不同年龄分组之间的不变性进行分析，路径系数相等模型的拟合评价指标见表 5-11。

表 5-11　不同户籍分组的路径系数相等模型的拟合评价

统计检验量	绝对适配度指数			增值适配度指数			简约适配度指数		
	χ^2/df	RMSEA	GFI	NFI	IFI	CFI	PNFI	PCFI	PGFI
适配标准	< 3	< 0.08	> 0.9	> 0.9	> 0.9	> 0.9	> 0.5	> 0.5	> 0.5
本模型参数	2.81	0.04	0.82	0.86	0.90	0.90	0.81	0.86	0.75
适配度结果	良好	良好	可接受	可接受	良好	良好	良好	良好	良好

根据表 5-11 的拟合结果可知，除了模型的 GFI、NFI 值未达到良好模型的适配标准外，其他指标均达到良好模型适配标准，这说明假设结构系数相等模型的拟合情况可以被接受。

本研究中不同户籍分组之间的路径系数的值和差异情况见表 5-12。

表 5-12　不同年龄组路径系数的差异比较

假设编号	路径	城市群组标准化系数	农村群组标准化系数	差异临界值	差异结果
1	冲动系统→风险感知	0.75	0.41	− 1.64	无
2	控制系统→风险感知	0.18	0.15	− 0.83	无
4	控制系统→共同决策	0.66	0.60	− 2.20	有
5	风险感知→共同决策	− 0.14	− 0.12	0.49	无

根据表 5-12 的结果可知，控制系统对用药共同决策的影响效应在城市与农村两组的临界比值大于 1.96，即该路径系数在两组之间存在显著差异。

2. 居住情况对慢性病患者决策双系统、风险感知、共同决策模型的调节作用　假设 7：是否独居对慢性病患者决策双系统、风险感知及用药共同决策之间的影响关系具有调节作用。

基于患者是否独居的差异，本研究构建是否独居的多群组结构方程模型，独居编码为 1，非独居编码为 2。完成群组数据设置后，对模型不变性进行设置，本研究共设定基准模型（Baseline 模型）、测量系数相等模型、路径系数相等模型、协方差相等模型、结构残差相等模型、模型不变性（所有组的模型中所有系数相等）6 个模型。模型参数设置好后，运行软件对所设置模型进行拟合和计算。经计算，本研究构建的 6 个模型均可以拟合，主要关注结构模型部分的路径系数是否有差异，因此给出了前 3 个模型的拟合指标，具体数值如表 5-13 ～表 5-16 所示。

表 5-13　是否独居的多群组结构方程模型拟合指数——卡方值

模型	自由参数	卡方值	自由度	P 值	卡方值 / 自由度
未限制模型	228	4957.782	1934	0	2.56
测量模型	193	5023.552	1969	0	2.55
结构模型	182	5037.795	1980	0	2.54

表 5-14　是否独居的多群组结构方程模型拟合指数——残差均方和平方根，GFI

模型	RMR	GFI	AGFI	PGFI
未限制模型	0.20	0.85	0.83	0.76
测量模型	0.21	0.84	0.83	0.77
结构模型	0.22	0.84	0.83	0.77

注：RMR. 残差均方根；GFI. 拟合优度指数；AGFI. 调整后拟合优度指数；PGFI. 简约性调整拟合优度指数。

表 5-15　是否独居的多群组结构方程模型拟合指数——基线对比

模型	NFI Delta1	RFI rho1	IFI Delta2	TLI rho2	CFI
未限制模型	0.87	0.86	0.91	0.91	0.91
测量模型	0.86	0.86	0.91	0.91	0.91
结构模型	0.86	0.86	0.91	0.91	0.91

注：NFI. 相对拟合指数；RFI. 相对适合度指数；IFI. 增量适合度指数；TLI.Tucker-Lewis 指数；CFI. 比较适合度指数。

表 5-16　是否独居的多群组结构方程模型拟合指数——RMSEA

模型	RMSEA	LO 90	HI 90	PCLOSE
未限制模型	0.04	0.04	0.04	1
测量模型	0.04	0.04	0.04	1
结构模型	0.04	0.04	0.04	1

注：RMSEA. 近似平方根误差；LO 90. 表示 RMSEA 的 90% 置信区间下限值；HI 90. 表示 RMSEA 的 90% 置信区间上限值；PCLOSE. 接近适合性检验的概率。

本节主要关注慢性病患者独居情况对决策双系统、风险感知、用药共同决策之间影响关系的调节作用，主要考察结构模型中的路径系数是否相同，因此主要在独居和非独居之间对路径系数是否相等进行不变性分析，路径系数相等模型的拟合评价指标见表 5-17。

表 5-17　是否独居的路径系数相等模型的拟合评价

统计检验量	绝对适配度指数			增值适配度指数			简约适配度指数		
	χ^2/df	RMSEA	GFI	NFI	IFI	CFI	PNFI	PCFI	PGFI
适配标准	< 3	< 0.08	> 0.9	> 0.9	> 0.9	> 0.9	> 0.5	> 0.5	> 0.5
本模型参数	2.55	0.04	0.84	0.86	0.91	0.91	0.82	0.87	0.77
适配度结果	良好	良好	可接受	可接受	良好	良好	良好	良好	良好

　　根据表 5-17 的拟合结果可知，除了模型的 GFI、NFI 值未达到良好模型的适配标准以外，其他指标均达到良好模型适配标准，这说明假设结构系数相等模型的拟合情况可以被接受。

　　本研究中独居与非独居群组之间的路径系数和差异情况如表 5-18 所示，根据模型比较结果，本研究提出的假设 5 在独居与非独居两个群组之间存在显著性差异，而假设 1、2、4 在独居与非独居在两个群组之间不存在显著性差异。

表 5-18　是否独居群组路径系数的差异比较

假设编号	路径	独居群组标准化系数	非独居群组标准化系数	差异临界值	差异结果
1	冲动系统→风险感知	0.40	0.59	1.37	无
2	控制系统→风险感知	0.26	0.12	− 1.09	无
4	控制系统→共同决策	0.55	0.61	1.20	无
5	风险感知→共同决策	0.13	− 0.13	− 2.05	有

　　表 5-18 显示了是否独居群组模型参数差异的临界比值，假设 5 在独居与非独居两组临界比值大于 1.96，即所对应的路径系数在相应组中存在显著性差异。

　　3. 不同教育程度对慢性病患者决策双系统、风险感知、共同决策模型的调节作用　假设 8：慢性病患者受教育程度对慢性病患者决策双系统、风险感知及用药共同决策之间的影响关系具有调节作用。

　　由于大学及以上样本量只有 70 例，因此将其合并到高中及以上。经检验，不同教育程度群组之间的路径系数的临界比值在 − 1.81～1.77，均小于 1.96，即不同教育程度群组之间路径系数未存在显著性差异，假设 8 在本研究构建模型中未得到证实，因此不再具体阐述。

　　4. 最常就诊机构对慢性病患者决策双系统、风险感知、共同决策模型的调节作用　假设 9：最常就诊机构对慢性病患者决策双系统、风险感知及用药共同决策之间的影响关系具有调节作用。

　　基于就诊机构类型的差异，本研究构建不同类型就诊机构的多群组结构方程模型，基层就诊机构编码为 1，非基层医疗机构编码为 2。完成群组数据设置后，对模型不变性进行设置，本研究共设定包括基准模型（Baseline 模型）、测量系数相等模型、路径系数相等模型、结构残差相等模型、模型不变性（所有组的模型中所有系数相等）5 个模型。模型参数设置好后，运行软件对所设置模型进行拟合和计算，经计算，本研究构建的 5 个模型均可以拟合。由于本节主要关注结构模型部分的路径系数是否有差异，因此给出了前 3 个模型的拟合指标，具体数值如表 5-19 ～表 5-22 所示。

表 5-19　最常就诊机构的多群组结构方程模型拟合指数——卡方值

模型	自由参数	卡方值	自由度	P 值	卡方值 / 自由度
未限制模型	228	5072.488	1934	0	2.623
测量模型	193	5149.416	1969	0	2.615
结构模型	182	5168.483	1980	0	2.610

表 5-20　最常就诊机构的多群组结构方程模型拟合指数——残差均方和平方根，GFI

模型	RMR	GFI	AGFI	PGFI
未限制模型	0.18	0.84	0.82	0.75
测量模型	0.19	0.84	0.82	0.76
结构模型	0.19	0.84	0.82	0.77

注：RMR. 残差均方根；GFI. 拟合优度指数；AGFI. 调整后拟合优度指数；PGFI. 简约性调整拟合优度指数。

表 5-21　最常就诊机构的多群组结构方程模型拟合指数——基线对比

模型	NFI Delta1	RFI rho1	IFI Delta2	TLI rho2	CFI
未限制模型	0.86	0.85	0.91	0.91	0.91
测量模型	0.86	0.86	0.91	0.91	0.91
结构模型	0.86	0.86	0.91	0.91	0.91

注：NFI. 相对拟合指数；RFI. 相对适度指数；IFI. 增量适度指数；TLI.Tucker-Lewis 指数；CFI. 比较适度指数。

表 5-22　最常就诊机构的多群组结构方程模型拟合指数——RMSEA

模型	RMSEA	LO 90	HI 90	PCLOSE
未限制模型	0.04	0.04	0.04	1.00
测量模型	0.04	0.04	0.04	1.00
结构模型	0.04	0.04	0.04	1.00

注：RMSEA. 近似平方根误差；LO 90. 表示 RMSEA 的 90% 置信区间下限值；HI 90. 表示 RMSEA 的 90% 置信区间上限值；PCLOSE. 接近适合性检验的概率。

本节主要关注慢性病患者最常就诊机构对决策双系统、风险感知、用药共同决策之间影响关系的调节作用，主要考察的是结构模型中的路径系数是否相同，因此主要对路径系数相等在基层医疗机构、非基层医疗机构之间的不变性进行分析，路径系数相等模型拟合评价指标见表 5-23。

表 5-23　最常就诊机构的路径系数相等模型的拟合评价

统计检验量	绝对适配度指数			增值适配度指数			简约适配度指数		
	χ^2/df	RMSEA	GFI	NFI	IFI	CFI	PNFI	PCFI	PGFI
适配标准	< 3	< 0.08	> 0.9	> 0.9	> 0.9	> 0.9	> 0.5	> 0.5	> 0.5
本模型参数	2.61	0.04	0.85	0.83	0.91	0.91	0.82	0.87	0.77
适配度结果	良好	良好	可接受	可接受	良好	良好	良好	良好	良好

根据表 5-23 的拟合结果可知,除了模型的 GFI、NFI 值未达到良好模型的适配标准外,其他指标均达到良好模型适配标准,这说明假设结构系数相等模型的拟合情况良好。

不同就诊机构结构方程模型的具体差异见表 5-24。

表 5-24　基层与非基层群组路径系数的差异比较

假设编号	路径	基层群组标准化系数	非基层群组标准化系数	差异临界值	差异结果
1	冲动系统→风险感知	0.36	0.71	2.80	有
2	控制系统→风险感知	0.17	0.11	0.10	无
4	控制系统→共同决策	0.61	0.62	1.81	无
5	风险感知→共同决策	− 0.14	− 0.10	0.57	无

表 5-24 显示了最常就诊机构的群组间模型参数差异的临界比值。根据表中数据可知,假设 1 在基层机构与非基层机构两组临界比值大于 1.96,即所对应的路径系数在响应组中存在显著性差异。

5.抑郁情况对慢性病患者决策双系统、风险感知、共同决策模型的调节作用　假设 10:不同抑郁症状对慢性病患者决策双系统、风险感知及用药共同决策之间的影响关系具有调节作用。

研究发现,不同抑郁情况群组之间的路径系数临界比值在 − 1.24 ～ 0.30,均小于 1.96,即不同抑郁情况群组之间的路径系数未存在显著差异,假设 15 在本研究构建模型中未得到证实。

6.用药知识对慢性病患者决策双系统、风险感知、共同决策模型的调节作用　假设 11:患者不同用药知识情况对慢性病患者决策双系统、风险感知及用药共同决策之间的影响关系具有调节作用。

基于患者不同年龄分组的差异,本研究构建不同用药知识分组的多群组结构方程模型,用药知识得分较低的编码为 1,用药知识得分较高的编码为 2。完成群组数据设置后,对模型不变性进行设置,本研究共设定包括基准模型(Baseline 模型)、测量系数相等模型、路径系数相等模型、协方差相等模型、结构残差相等模型、模型不变性(所有组的模型中所有系数相等)6 个模型。模型参数设置好后,运行软件对所设置模型进行拟合和计算。经计算,本研究构建的 6 个模型均可以拟合,由于本章节主要关注结构模型部分的路径系数是否有差异,因此给出了前 3 个模型的拟合指标,具体数值如表 5-25 ～表 5-28 所示。

表 5-25 不同用药知识分组的多群组结构方程模型拟合指数——卡方值

模型	自由参数	卡方值	自由度	P 值	卡方值/自由度
未限制模型	228	4957.417	1934	0	2.563
测量模型	193	5053.927	1969	0	2.567
结构模型	182	5082.165	1980	0	2.567

表 5-26 不同用药知识分组的多群组结构方程模型拟合指数——残差均方和平方根，GFI

模型	RMR	GFI	AGFI	PGFI
未限制模型	0.17	0.84	0.82	0.75
测量模型	0.17	0.84	0.82	0.76
结构模型	0.18	0.84	0.82	0.77

注：RMR. 残差均方根；GFI. 拟合优度指数；AGFI. 调整后拟合优度指数；PGFI. 简约性调整拟合优度指数。

表 5-27 不同用药知识分组的多群组结构方程模型拟合指数——基线对比

模型	NFI Delta1	RFI rho1	IFI Delta2	TLI rho2	CFI
未限制模型	0.86	0.85	0.91	0.91	0.91
测量模型	0.86	0.85	0.91	0.91	0.91
结构模型	0.86	0.85	0.91	0.91	0.91

注：NFI. 相对拟合指数；RFI. 相对拟合度指数；IFI. 增量拟合度指数；TLI.Tucker-Lewis 指数；CFI. 比较拟合度指数。

表 5-28 不同用药知识分组的多群组结构方程模型拟合指数——RMSEA

模型	RMSEA	LO 90	HI 90	PCLOSE
未限制模型	0.04	0.04	0.04	1
测量模型	0.04	0.04	0.04	1
结构模型	0.04	0.04	0.04	1

注：RMSEA. 近似平方根误差；LO 90. 表示 RMSEA 的 90% 置信区间下限值；HI 90. 表示 RMSEA 的 90% 置信区间上限值；PCLOSE. 接近适合性检验的概率。

本节主要关注慢性病患者不同用药知识差异对决策双系统、风险感知、用药共同决策之间影响关系的调节作用，主要考察结构模型中的路径系数是否相同，因此主要对路径系数相等模型在不同用药知识之间的不变性进行分析，路径系数相等模型拟合评价指标见表 5-29。

表 5-29 不同用药知识分组的路径系数相等模型的拟合评价

统计检验量	绝对适配度指数			增值适配度指数			简约适配度指数		
	χ^2/df	RMSEA	GFI	NFI	IFI	CFI	PNFI	PCFI	PGFI
适配标准	< 3	< 0.08	> 0.9	> 0.9	> 0.9	> 0.9	> 0.5	> 0.5	> 0.5
本模型参数	2.57	0.04	0.84	0.86	0.91	0.91	0.82	0.87	0.77
适配度结果	良好	良好	可接受	可接受	良好	良好	良好	良好	良好

根据表 5-29 的拟合结果可知，除了模型的 GFI、NFI 值未达到良好模型的适配标准以外，其他指标均达到良好模型适配标准，这说明假设结构系数相等模型的拟合情况良好。

不同用药知识群组之间路径系数的差异情况见表 5-30。

表 5-30　不同用药知识群组之间路径系数的差异比较

假设编号	路径	标准化系数 （用药知识低）	标准化系数 （用药知识高）	差异临界值	差异结果
1	冲动系统→风险感知	0.50	0.88	0.88	无
2	控制系统→风险感知	0.12	− 0.02	− 0.60	无
4	控制系统→共同决策	0.51	0.70	2.56	有
5	风险感知→共同决策	− 0.06	− 0.24	− 2.37	有

表 5-30 显示的路径中，控制系统→共同决策、风险感知→共同决策在不同用药知识的群体之间有显著性差异。

四、研究讨论

（一）冲动系统与控制系统对风险感知的影响

以冲动系统为主导的患者相对于以控制系统为主导的患者在用药治疗过程中感知到更多的风险，即以控制系统为主导的患者将会更少地感知到用药治疗带来的风险，而以冲动系统为主导的患者将会更多地感知到用药治疗带来的风险（本研究中包括时间风险、经济风险、身体风险、社会心理风险）。Bauer 强调感知到的风险是主观风险，是客观实际风险经过研究对象（本研究中指慢性病患者）的感觉器官加工形成的，因此患者感知到的风险有可能被放大或者缩小[18]。以冲动系统为主导的患者在治疗过程中易冲动，易受到来自外界的影响，如在治疗过程中受到来自病友、网络等方面的影响，较少地思考药物治疗实际风险的大小。而以控制系统为主导的患者具有相对较为理性的判断与思考，遇到问题更多寻求专业人员的帮助和建议，受其他外界因素的干扰较小，因此以控制系统为主导的患者所感知到的风险相对较小。

（二）风险感知对用药共同决策的影响

从模型假设检验结果分析，影响慢性病患者参与用药共同决策的直接影响因素只有控制系统（β=0.60，$P < 0.001$）和风险感知（β= − 0.10，P=0.015）。风险感知对用药共同决策具有直接的负向影响效应，在本研究中，经济负担和用药安全是患者在药物治疗过程中主要关心的两大因素。慢性病患者风险感知水平越高，越不愿意参与到用药共同决策过程，而会更多地让医师参与用药决策，这与项高悦的研究结果一致[19]。有研究显示，用药共同决策能促进患者合理用药，提高患者依从性，提升治疗效果，提升患者的满意度。然而，用药共同决策需要患者也承担相应的责任，因此，患者在参与医疗决策过程中更愿了解与疾病相关的信息，但不愿意参与到临床决策中，不愿意承担参与医疗决策的责任[20-23]。本研究中参与用药共同决策较高的慢性病患者 475 人（39.7%），但信息交流高分组占 60.3%，低

分组占 39.7%；商议决策高分组占 38.3%，低分组占 61.7%。慢性病患者用药共同决策总体水平较低，但信息交流水平较高，高分组占比在 50.0% 以上，而最终商议决策水平较低，说明患者更愿意和医师进行疾病用药信息相关的交流，而对最终商议用药决策则参与较少[19]。

（三）控制系统与冲动系统对共同决策的影响

由结果可知，冲动系统与控制系统对风险感知有正向的直接影响，风险感知对用药共同决策存在负向的直接影响。因此，冲动系统与控制系统将通过风险感知对用药共同决策产生负向的间接影响。具体来看，在用药治疗过程中，以冲动系统为主导的患者因感知到更多的药物治疗风险而不愿意参与到用药决策中；以控制系统为主导的慢性病患者感知到用药风险相对较小，因此对于用药共同决策的参与程度较高。然而，总体上，冲动系统与控制系统均对用药共同决策有负向的间接影响。此外，慢性病患者的控制系统对共同决策有直接正向的影响效应。

总体上，冲动系统会抑制患者参与用药共同决策，控制系统会促进患者参与用药共同决策，且慢性病患者参与用药共同决策主要由控制系统主导，这与 Lamb 的研究有相似之处，他的研究发现了具有理性决策风格的医师会促进患者参与共同决策过程，而具有感性决策风格的医师与患者参与共同决策之间没有统计学意义，即意味着医师的医患共同决策是由控制系统主导的行为[24, 25]。Parsons 也认为复杂的流程需要控制系统的参与，在做出共同决策之前需要控制系统的参与[26]。在医师决策中，患者只需要提供疾病相关信息，剩余部分交予医师执行即可。在患者决策中，患者需要理解接受医师所提供的与自身疾病有关的医学知识，然后根据自己的价值偏好和自身需求做出临床决策。在共同决策过程中，患者则需要根据医师所提供的医学信息匹配自己的价值偏好，除此之外还应该考虑医师的经验与建议，做出用药决策。由上述可知，患者通过用药共同决策做出较为科学合理的决策，需要患者消耗时间和精力进行思考，属于控制系统主导行为。因此在用药决策过程中，协助医务人员制订科学合理的用药决策时，患者的控制系统将占据主导地位，发挥直接影响作用。而由于用药共同决策所制订的用药方案将影响自身的身体健康，患者将会尽量克制自己的冲动系统，表现为模型中冲动系统对用药共同决策无显著直接的影响效应，而是通过风险感知间接影响共同决策。

（四）城乡差异对慢性病患者决策模型的影响

相对于农村人群，控制系统对用药共同决策的效应在城市人群中较大。这可能是由于城市人口的文化程度较高，经济条件较好，因而其健康素养相对于农村人口较高。与此同时，城市人群的医疗知识了解渠道更多、更广，更容易发挥控制系统的作用，促进其参与到用药共同决策中来。

（五）居住情况对慢性病患者决策模型的影响

非独居组风险感知对用药共同决策存在负向的影响，而独居组风险感知对用药共同决策的影响不显著。独居组风险感知对用药共同决策的效应均小于非独居组，由于冲动系统对用药共同决策只有通过风险感知的间接影响效应，而风险感知对用药共同决策的影响不显著。因此对于独居组患者，应主要考虑通过鼓励、引导等方式促进控制系统发挥作用，以增加其用药共同决策的程度，而对于非独居组，应减弱其冲动系统的作用。向非独居患者宣传合理用药的知识及用药共同决策的优点，减少其因冲动系统的影响。

（六）最常就诊机构对慢性病患者决策模型的影响

最常到基层医疗机构就诊患者的冲动系统对风险感知的影响效应小于常去非基层（医院、不固定）就诊患者的影响效应。常去非基层（医院、不固定）就诊患者一方面容易受到来自大医院的影响，如大医院就诊的便利性差、大医院就诊的费用高、大医院患者病情较为严重、大医院病友的经验分享等原因而更易启动冲动系统。在冲动系统的影响下，患者产生的多重用药风险感知水平较高，因此在用药决策中更不愿意参与用药共同决策。另外，常去非基层（大型综合医院、不固定就诊）机构就诊的患者相比于最常去基层医疗机构就诊的患者就医体验较差。这可能是由于大型综合型医院门庭若市，医师分配到每位患者的交流时间有限，患者去大型综合型医院就诊的时间风险感知、经济风险感知、身体风险感知、社会心理风险感知相对于最常去基层医疗机构就诊的患者大。而基层医疗机构就诊患者较少，医师与患者之间有较为充分的交流时间。项目组研究表明，通过与医师有效、充分地交流能减少患者在药物治疗过程中的冲动行为，减少患者对药物治疗风险的担心。

对于常去医院就诊的患者而言，应采取相应手段减小其由冲动系统而导致的过高的风险感知。一方面应主要对常去大型综合型医院就诊的患者宣传合理用药知识，促进患者按医嘱服药，提升用药依从性，树立医患沟通的意识。另一方面医疗系统内进一步落实分级诊疗政策，促进不同病情患者的合理分流，减轻大医院的负担，改善大型医疗机构医患沟通的效果，提升患者就医体验，医务人员应当鼓励并支持患者参与到自身用药方案的制订过程中，并在用药共同决策中体验到安全感。

（七）用药知识对慢性病患者决策模型的影响

相比于用药知识较低群组，控制系统对用药共同决策的效应及风险感知对用药共同决策的效应在用药知识较高的群组中较强，这可能是由于用药知识较高的群体更能意识到合理用药的重要性，同时也更能意识到不合理用药的风险，因此其控制系统更能发挥作用，引导自身参与用药决策，确定用药方案的合理性，同时其感知到的风险也会更强地阻碍其参与用药决策，总体上，用药知识较高的人群控制系统将发挥主导作用，引导患者参与用药共同决策。

五、研究结论

研究发现慢性病患者参与用药共同决策受到他们冲动系统和控制系统的作用，冲动系统对用药共同决策没有直接显著的作用，它是通过风险感知间接负向作用于用药共同决策。控制系统除了能直接正向作用于用药共同决策以外，还能通过风险感知间接负向作用于用药共同决策，风险感知对用药共同决策具有负向的作用。总体上，控制系统对用药共同决策有正向的总效应，冲动系统对用药共同决策有负向的总效应，控制系统是影响慢性病患者用药共同决策的主要因素。

不同类型的慢性病患者多重用药风险感知与决策行为模型影响大小具有显著性差异，城乡差异、用药知识不同的患者在控制系统对用药共同决策的影响效应中有显著性差异，而居住情况、最常就诊机构不同的患者冲动系统对风险感知的影响效应具有显著性差异，应根据不同人群采取不同的策略促进慢性病患者参与用药共同决策。

第三节　住院慢性病患者用药决策行为机制研究

一、研究目的

为验证前文提出的理论模型和研究假设，本研究构建了以风险感知为中介变量的慢性病患者多重用药决策模型。由于是在住院环境当中，其用药方案的决策方式受自身的冲动系统与控制系统影响较少，并且认为患者个人特征及疾病特征对模型中各个变量之间影响效应的调节作用较小，而受医务人员影响较多，因此模型中并不包含患者个人冲动系统与控制系统，也并未探究患者不同人口特征及疾病特征对模型的调节作用，仅把前期定性研究中梳理出的慢性病患者的因素纳入慢性病患者多重用药风险感知与决策行为模型。

根据前文，本研究对住院患者决策模型提出如下假设。

假设 1：慢性病患者的各个因素对慢性病患者多重用药风险感知有直接的影响。

假设 2：慢性病患者的各个因素对慢性病患者用药共同决策有直接的影响。

假设 3：慢性病患者的各个因素对慢性病患者用药共同决策有间接的影响。

假设 4：慢性病患者的风险感知对慢性病患者用药共同决策有直接的影响。

二、研究方法

本节利用 AMOS 软件的路径分析功能，采用最大似然估计对模型路径系数进行估计和显著性检验[16, 17]。

三、研究结果

（一）住院患者用药决策模型的修正与拟合

基于理论模型的路径假设，本研究绘制了如图 5-5 的住院慢性病患者多重用药风险感知与决策行为的结构方程模型。以用药共同决策为内生潜变量，以各种可能的影响因素为外因显变量，以风险感知作为中介变量。根据研究目的、专业知识，并结合本次研究结果，构建了初始的模型路径图，并直接定义了直接作用与间接作用，各种可能影响因素、风险感知可直接作用于用药共同决策；各种可能的影响因素可通过风险感知间接作用于用药共同决策。模型的初始路径图见图 5-5。

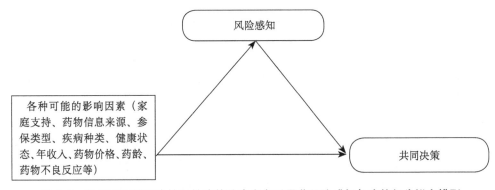

图 5-5　基于双系统理论的慢性病住院患者多重用药风险感知与决策行为拟定模型

将718份有效样本数据导入AMOS软件，通过其路径分析功能，采用最大似然估计进行路径系数的估计和显著性检验，通过综合考虑修正指数、路径系数P值、标准化残差、删除不显著的变量及路径，最终得到拟合度较好的修正模型，详情见图5-6。

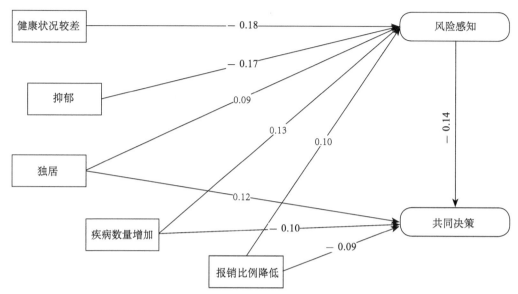

图5-6   基于双系统理论的慢性病住院患者多重用药风险感知与决策行为优化模型

（二）模型拟合效果评价

表5-31的结构模型适配度指数分析结果显示住院慢性病患者多重用药风险感知与决策行为模型具有可接受的适配度，理论假设的路径关系与实际测量数据比较符合，结构模型的构建和假设较为理想。

表5-31   住院患者结构方程模型的适配度指数

统计检验量	绝对适配度指数			增值适配度指数			简约适配度指数		
	χ^2/df	RMSEA	GFI	NFI	IFI	CFI	PNFI	PCFI	PGFI
适配标准	< 3	< 0.08	> 0.9	> 0.9	> 0.9	> 0.9	> 0.5	> 0.5	> 0.5
本模型参数	3.95	0.07	0.90	0.87	0.85	0.89	0.83	0.86	0.78
适配度结果	可接受	良好	良好		可接受		良好	良好	良好

（三）模型结果及假设验证

模型中各个变量之间的直接效应、间接效应及总效应（标准化结果）见表5-32。直接效应等于路径系数，间接效应等于相应路径系数的乘积，直接效应与间接效应的和为总效应。疾病数量、独居、报销比例、风险感知对用药共同决策有直接效应，效应大小为风险感知（−0.150）＞独居（0.120）＞疾病数量（−0.100）＞参保类型（−0.090）。疾病数量、独居、参保类型、健康状况、抑郁对用药共同决策有间接影响，影响大小为健康状况（0.030）＞抑郁（0.025）＞疾病数量（−0.020）＞参保类型（−0.014）＞独居（−0.013）。

表 5-32　模型中各个变量的直接效应、间接效应及总效应

自变量	风险感知			共同决策		
	直接效应	间接效应	总效应	直接效应	间接效应	总效应
疾病数量增加	0.140	0.000	0.140	− 0.100	− 0.020	− 0.120
独居	0.090	0.000	0.090	0.120	− 0.013	0.110
参保类型	0.100	0.000	0.100	− 0.090	− 0.014	− 0.100
健康状况变差	− 0.180	0.000	− 0.180	0.000	0.030	0.030
抑郁	− 0.170	0.000	− 0.170	0.000	0.025	0.030
风险感知	−	−	−	− 0.150	0.000	− 0.150

研究发现，疾病数量对于患者用药共同决策行为产生影响。在住院患者模型中，疾病数量增加一方面将会通过感知到更多的风险而降低患者用药共同决策参与度，另一方面对用药共同决策有直接显著的负向影响。即疾病数量越多的患者，用药共同决策的参与度越低。

研究发现，独居对于用药共同决策产生影响。在住院患者模型中，独居患者一方面会由于感知到更多的风险而降低用药共同决策参与度，另一方面对用药共同决策有直接的正向影响效应。独居对用药共同决策的总效应为正。

参保类型中赋值编码为：1- 职工医保，2- 居民医保，3- 无医保。在住院患者模型中，不同医保类型保障水平通过让患者感知到经济风险，从而影响其用药共同决策的参与度。这意味着保障水平较低的医保将直接影响慢性病患者参与用药共同决策的可能性。

健康状况对于用药共同决策的影响。健康状况越差的人感知到的风险越低，而参与用药决策的可能性更高。此外，抑郁患者将间接通过感知到更大的风险而增加发生用药共同决策的可能性。

与社区患者结构方程模型相似，风险感知对用药共同决策有显著的负向效应，即风险感知越大的患者，用药共同决策的参与度越低。

四、研究讨论

（一）健康因素对用药共同决策的影响

在住院患者人群中，疾病数量增加会让慢性病患者感知更多的风险，而减小多重用药的可能性。此外，疾病数量较多的患者身体状况较差，难以参与用药共同决策。健康状况越差的患者风险感知越低，这可能与患者的健康素养有关，健康状况较差的患者可能本身不太注重身体保养，而健康状况较好的患者更为注重身体健康，考虑得更多，因此感知到更多的风险，而较少地参与用药共同决策。

（二）人口因素对用药共同决策的影响

在住院患者人群中，独居患者会感受到更多的用药风险。独居患者在日常生活中缺乏必要的社会支持，因此在用药过程中也会感受到较多的风险而对用药共同决策参与度产生负向影响。参保类型从职工医保到居民医保，再到无医保，患者的报销比例逐渐降低，保障水平随之降低，因而感知到的经济风险增大，参与到用药决策的可能性就会越小。另外，

不同参保类型的患者对应着不同的居住地、不同的工作，职工医保的患者之前有固定工作，一般居住在城市地区，居民医保和无医保的患者一般居住在农村地区，健康素养相对较低，参与用药共同决策的意识相对较弱，因此较少参与用药决策过程。

（三）风险感知对用药共同决策的影响

与社区患者用药决策模型一致，风险感知对用药共同决策具有负向作用。用药共同决策能促进患者合理用药，提高患者依从性，提升治疗效果，提升患者的满意度，但患者参与用药共同决策需要承担相应的责任，有研究发现患者在参与医疗决策的过程中更愿意了解与疾病相关的信息，但不愿意参与到临床决策中，不愿意承担参与医疗决策的责任[21-24]，本研究模型也印证了该观点，即风险感知越高的患者参与用药决策的程度越低，这与前人相关研究结果类似[20]。

五、研究结论

由研究结果发现，住院慢性病患者中风险感知对用药共同决策具有负向的影响效应，这与在社区慢性病患者研究中的结果一致，风险感知越高，则参与用药共同决策的发生率越低。此外，研究还发现健康状况越差、具有抑郁症状、独居对用药共同决策具有促进作用，而疾病数量越多、报销比例较低对慢性病患者参与用药共同决策具有抑制作用。临床医师应对疾病数量较多、报销比例较低的患者采取合理的用药共同决策促进手段，如决策辅助工具。而风险感知对于慢性病患者参与用药共同决策始终具有一定的负向作用，患者过度担心用药风险，从而不愿意参与到用药决策过程中，应向患者普及合理用药知识，以及常见用药方案的一些基本信息，如经济性、安全性、可及性等，引导患者合理认识用药风险，促进患者参与用药共同决策。

参 考 文 献

[1] Stacey D, Légaré F, Lewis K, et al. Decision aids for people facing health treatment or screening decisions[J]. Cochrane Database Syst Rev, 2017, 4(4): CD001431.

[2] Sawka CA, Goel V, Mahut CA, et al. Development of a patient decision aid for choice of surgical treatment for breast cancer[J]. Health Expect, 1998, 1(1): 23-36.

[3] Harwood R, Douglas C, Clark D. Decision aids for breast and nodal surgery in patients with early breast cancer: development and a pilot study[J]. Asia Pac J Clin Oncol, 2011, 7(2): 114-122.

[4] Obeidat R, Finnell DS, Lally RM. Decision aids for surgical treatment of early stage breast cancer: a narrative review of the literature[J]. Patient Educ Couns, 2011, 85(3): e311-e321.

[5] Carroll SL, McGillion M, Stacey D, et al. Development and feasibility testing of decision support for patients who are candidates for a prophylactic implantable defibrillator: a study protocol for a pilot randomized controlled trial[J]. Trials, 2013, 14: 346.

[6] Barry MJ. Randomized Trial of the Shared Decision-Making Program for Benign ProstaticHyperplasia. Abstract, Executive Summary, Final Report and Appendix[J]. 1995.

[7] Barnato AE, Llewellyn-Thomas HA, Peters EM, et al. Communication and decision making in cancer care: setting research priorities for decision support/patients' decision aids[J]. Med Decis Making, 2007, 27(5): 626-634.

[8] Murray E, Charles C, Gafni A. Shared decision-making in primary care: Tailoring the Charles et Al. model

to fit the context of general practice[J]. Patient Educ Couns, 2006, 62(2): 205-211.

[9] 惠静，樊一桦，李春岭，等. 共享决策在慢性病治疗中的应用进展：以糖尿病为例 [J]. 医学与哲学，2020, 41(10): 21-24.

[10] 夏文芳. 医患共同决策临床实效的影响因素分析 [J]. 医学与哲学, 2021, 42(12): 11-14.

[11] 范文君. 不同基本医疗保险的老年居民卫生服务利用研究 [D]. 上海：复旦大学, 2014.

[12] Chang HL, Li FS, Lin CF. Factors influencing implementation of shared medical decision making in patients with cancer[J]. Patient Prefer Adherence, 2019, 13: 1995-2005.

[13] 郭旭芳，刘欢，吴丽萍，等. 多囊卵巢综合征患者参与决策的影响因素研究 [J]. 中国全科医学, 2021, 24(21): 2685-2690.

[14] Bossyns P, Abache R, Abdoulaye MS, et al. Monitoring the referral system through benchmarking in rural Niger: an evaluation of the functional relation between health centres and the district hospital[J]. BMC Health Serv Res, 2006, 6: 51.

[15] 陈晶晶，田曼. 浅析医患共同决策面临的问题及出路 [J]. 医学与哲学 (A), 2018, 39(4): 10-12, 20.

[16] 吴明隆. 结构方程模型：AMOS 的操作与应用 [M]. 2 版. 重庆：重庆大学出版社, 2010.

[17] 荣泰生. AMOS 与研究方法 [M]. 2 版. 重庆：重庆大学出版社, 2010.

[18] Aleksejeva I. Genetically modified organisms: Risk perception and willingness to buy gm products[J]. Management Theory & Studies for Rural Business & Infrastructure Development, 2012, 33(4): 5-10.

[19] 项高悦. 高血压患者的医疗风险感知及其对临床决策的影响研究 [D]. 南京：南京中医药大学, 2017.

[20] Liu YX, Wang RX, Huang R, et al. Influencing factors and their relationships of risk perception and decision-making behaviour of polypharmacy in patients with chronic diseases: a qualitative descriptive study[J]. BMJ Open, 2021, 11(4): e043557.

[21] Chung GS, Lawrence RE, Curlin FA, et al. Predictors of hospitalised patients' preferences for physician-directed medical decision-making[J]. J Med Ethics, 2012, 38(2): 77-82.

[22] Levinson W, Kao A, Kuby A, et al. Not all patients want to participate in decision making. A national study of public preferences[J]. J Gen Intern Med, 2005, 20(6): 531-535.

[23] Joffe S, Manocchia M, Weeks JC, et al. What do patients value in their hospital care? An empirical perspective on autonomy centred bioethics[J]. J Med Ethics, 2003, 29(2): 103-108.

[24] Lamb CC, Wang Y. Physician characteristics that influence patient participation in the treatment of primary immunodeficiency[J]. Patient Educ Couns, 2020, 103(11): 2280-2289.

[25] Lamb CC, Wang Y, Lyytinen K. Shared decision making: Does a physician's decision-making style affect patient participation in treatment choices for primary immunodeficiency?[J]. J Eval Clin Pract, 2019, 25(6): 1102-1110.

[26] Parsons AS, Wijesekera TP, Rencic JJ. The management script: a practical tool for teaching management reasoning[J]. Acad Med, 2020, 95(8): 1179-1185.

第6章

慢性病患者用药决策行为的健康结局研究

第一节 慢性病患者用药决策行为对服药依从性的影响

一、研究目的

世界卫生组织将服药依从性定义如下：一个人在服用药物、遵循饮食习惯和（或）执行生活方式改变方面的行为与医疗服务提供者的建议相一致的程度[1]。服药依从性对于有效管理慢性病至关重要[2]，被认为是管理慢性非传染性疾病患者健康的一个重要组成部分[3]。不能坚持用药已被证明与重大的不良事件有关，如治疗效果不佳、疾病恶化和生活质量下降，这将带来额外的疾病负担与经济负担，甚至还会导致死亡[4]。

服药依从性低的影响因素较多。据报道，年龄、信息、认知、病程、用药方案的复杂性、多种疗法、心理因素、安全性、耐受性和费用都会影响患者服药依从性[5]。除了这些个人和环境因素外，患者参与临床决策也对用药依从性有影响。一些研究表明，医患互动可以提高患者对抗抑郁药物的依从性[6]。此外，参与治疗决策和与医师相处的时间长短被认为是提高慢性病患者自我管理能力的相关因素[7]。在大多数治疗过程中，医师扮演着决策者的角色，而患者却很少参与决策过程，这可能导致患者满意度降低，甚至影响治疗效果[8]。许多研究讨论了提高慢性非传染性疾病患者用药依从性的因素，但很少有研究衡量共同决策（SDM）对用药依从性的影响和净收益。本节将填补这一空白，比较不同的用药决策方式带来的依从性结果。

二、研究方法

（一）纳入变量

本研究中关注的预测因素是用药决策的类型。我们使用已发布的控制偏好量表（Control Preference Scale，CPS）来评估患者参与决策类型[9, 10]，该量表包含5个选项："1. 由我自己做出治疗疾病相关的决定""2. 和医师讨论病情后，由我自己做出治疗疾病的有关决定""3. 和医师讨论治疗疾病的有关问题，然后共同做出决定""4. 和医师讨论病情后，由医师根据他的专业判断做出治疗疾病的有关决定""5. 由医师根据他的专业判断做出治疗疾病的有关决定"。根据患者的选择，决策类型分为患者决策（选项"1"或"2"）、共同决策（选项"3"）和医师决策（选项"4"或"5"）[11]。该量表已被证明具有良好的有效性和可靠性证据[10]。

因变量是患者的用药依从性，用 4 个项目的莫里斯基用药依从性量表（4-Item Morisky Medication Adherence Scale，MMAS-4）来考察。患者被要求回答以下 4 个问题：您在日常服药过程中是否发生以下情况？①服错过药物；②服漏过药物；③自觉情况变差，减药或停药；④自觉情况编号，减药或停药[12]。所有问题答"是"则获得 0 分，答"否"则获得 1 分，总分为 0 ～ 3 分则表示依从性较差，总分为 4 分则表示依从性较好。MMAS-4 被广泛用于测量慢性病患者的用药依从性，在中国人群中被证明具有较好的信效度[13]。

混杂变量包括患者的人口学特征、疾病特征、健康行为、用药知识和抑郁症状。

人口学特征包括患者的年龄、户籍、性别、教育水平、年收入和医疗保险类型。疾病特征包括慢性病数量、药物不良反应、自我感觉健康状况、药物数量、服药是否有困难、过去 1 年是否在医院就诊、与医师沟通的频率、是否信任医师，以及他们经常去的用药机构类型。健康行为包括患者的吸烟情况、饮酒情况、身体锻炼情况和饮食习惯。

抑郁症状根据流行病学研究中心抑郁量表（the Center for Epidemiological Studies-Depression Scale，CES-D10）进行评估，该量表用于检测患者过去 1 周的抑郁症状，有助于识别临床上重要的抑郁症。总分从 0 ～ 30 分不等，得分 ≥ 10 分表明目前有抑郁症[14]，在本研究中使用 10 分作为分界点。

采用 McPherson 等开发的用药知识问卷对患者知识进行评估[15]。要求患者回答 5 个问题，可能的分数从 0 ～ 8 分不等，在本研究中用所有患者用药知识总分的中位数将患者的用药知识分为用药知识高与用药知识低两组[16]。

（二）分析方法

数据分析使用 SPSS 24.0 和 RStudio 4.1.1 软件进行。由于所有的变量都是分类变量，我们用卡方检验来进行单变量分析，用多变量逻辑回归分析来估计它们对用药依从性的影响。倾向得分加权法被用于平衡不同决策类型患者组间其他混杂变量的差异，以量化不同决策类型对患者服药依从性的净影响。采用 R 语言的 twang 软件包的 mnps 函数来执行倾向得分加权。

三、研究结果

（一）单因素分析结果

表 6-1 显示慢性病患者服药依从性的单因素分析结果。一般来说，决策类型、年龄、户籍、家庭年收入、医疗保险、抑郁、用药知识、药物不良反应、健康状况、服药有无困难和医疗机构类型与服药依从性有关。

表 6-1　社区患者服药依从性单因素分析结果

变量	依从性差 n（%）	依从性好 n（%）	P
决策类型			
患者决策	63（13.1）	29（4.1）	＜ 0.001
共同决策	85（17.7）	140（19.6）	
医师决策	333（69.2）	545（76.3）	

续表

变量	依从性差 n（%）	依从性好 n（%）	P
年龄（岁）			
18～65	163（33.9）	184（25.8）	＜0.001
66～75	294（61.1）	445（62.3）	
≥76	24（5.0）	85（11.9）	
户籍			
城市	200（41.6）	377（52.8）	＜0.001
农村	281（58.4）	337（47.2）	
性别			
男性	204（42.4）	299（41.9）	0.854
女性	277（57.6）	415（58.1）	
教育水平			
小学及以下	228（47.4）	314（44.0）	0.244
中学及以上	253（52.6）	400（56.0）	
家庭年收入（元）			
≤10 000	151（31.4）	192（26.9）	0.005
10 000～50 000	173（36.0）	222（31.1）	
≥50 000	157（32.6）	300（42.0）	
医疗保险			
职工医疗保险	169（35.1）	320（44.8）	0.001
城乡居民医疗保险	312（64.9）	394（52.2）	
抑郁			
否	355（73.8）	586（82.1）	0.001
是	126（26.2）	128（17.9）	
用药知识			
低	127（26.4）	151（22.1）	0.035
高	354（73.6）	563（78.9）	
饮酒			
否	370（76.9）	576（80.7）	0.118
是	111（23.1）	138（19.3）	
吸烟			
否	348（72.3）	531（74.4）	0.437
是	133（27.7）	183（25.6）	

续表

变量	依从性差 n（%）	依从性好 n（%）	P
锻炼身体			
经常锻炼	235（48.9）	348（48.7）	0.968
很少锻炼	246（51.1）	366（51.3）	
饮食习惯			
荤素搭配	242（50.3）	394（55.2）	0.073
以荤为主	42（8.7）	41（5.7）	
以素为主	197（41.0）	279（39.1）	
药物不良反应			
否	369（76.7）	584（18.2）	0.032
是	112（23.3）	130（81.8）	
健康状况			
较好	249（51.8）	426（59.7）	0.007
较差	232（48.2）	288（40.3）	
多重用药			
否	370（76.9）	573（80.3）	0.160
是	110（23.1）	114（19.7）	
服药有无困难			
无困难	414（86.1）	652（91.3）	0.004
有困难	67（13.9）	62（8.70）	
疾病数量			
1	177（36.8）	292（40.9）	0.155
≥2	304（63.2）	422（58.1）	
医疗机构			
基层医疗机构	184（38.3）	215（30.1）	0.003
非基层医疗机构	297（61.7）	499（69.9）	
与医师的沟通频率			
较多	289（60.1）	403（56.4）	0.211
较少	192（39.9）	311（43.6）	
是否信任医师			
否	208（56.8）	288（57.9）	0.317
是	273（43.2）	426（40.3）	
过去 1 年是否住院			
否	296（61.5）	467（65.4）	0.172
是	185（38.5）	247（34.6）	

（二）倾向得分加权平衡结果

表 6-2 为住院患者倾向得分加权前后标准化均差（standardized mean difference，SMD），SMD 是用于评价加权前后实验组数据与对照组数据平衡性的指标，一般 SMD < 0.1 表示数据分布达到较为理想状态，SMD < 0.2 为可接受的范围。由表可知，经过倾向得分加权，原数据中有较大的偏差的协变量被平衡，数据整体分布更为均衡[17]。

表 6-2　社区患者倾向得分加权前后 SMD 值

变量	SMD	
	加权前	加权后
年龄	0.26	0.04
性别	0.22	0.05
户籍	0.07	0.07
医疗保险	0.22	0.12
年收入	0.20	0.11
教育水平	0.34	0.12
吸烟	0.08	0.17
饮酒	0.43	0.09
锻炼身体	0.34	0.08
饮食习惯	0.22	0.08
疾病数量	0.22	0.09
多重用药	0.17	0.03
服药是否有困难	0.13	0.15
药物不良反应	0.12	0.09
用药知识	0.51	0.06
抑郁症	0.41	0.16
健康状况	0.12	0.08
医疗机构	0.21	0.12
与医师沟通的频率	0.72	0.09
去年是否住院	0.15	0.03
对医师的信任程度	0.46	0.14

（三）用药共同决策对依从性的逻辑回归结果

表 6-3 显示了 Logistic 回归的结果，所有相关的协变量都在回归模型中进行了控制。同时计算了 OR 值和边际效应，以展示预测变量对结果变量的净影响[18, 19]。结果显示，在其他条件相同的情况下，患者决策的患者服药依从性明显低于用药共同决策的患者（OR=0.331，95%CI：0.269 ～ 0.407，$P < 0.001$），相应的边际效应为 − 0.278（95%CI：− 0.292 ～ − 0.203）。医师决策的患者与用药共同决策的患者的服药依从性没有显著差异。

80 岁以上的患者（OR=2.191，95%CI：1.444 ～ 3.378）、患有 2 种以上疾病的患者（OR=1.236，95%CI：1.028 ～ 1.488）、没有发生过药物不良反应的患者（OR=1.889，95%CI：1.533 ～ 2.330）、具有较高用药知识的患者（OR=1.332，95%CI：1.086 ～ 1.634），以及经常到非基层医疗机构就诊的患者（OR=1.925，95%CI：1.583 ～ 2.344）服药依从性更高。而吸烟的患者（OR=0.767，95%CI：0.596 ～ 0.987）、很少锻炼身体的患者（OR=0.832，95%CI：0.704 ～ 0.983）、多重用药的患者（OR=0.627，95%CI：0.507 ～ 0.775）、服药困难的患者（OR=0.647，95%CI：0.484 ～ 0.865）、健康状况不佳的患者（OR=0.725，95%CI：0.608 ～ 0.865）、很少与医师沟通的患者（OR=0.793，95%CI：0.664 ～ 0.947），以及不信任医师的患者（OR=0.791，95%CI：0.661 ～ 0.945）的服药依从性较差。

表 6-3　社区患者倾向得分加权后二元 Logistic 回归

变量	P	OR（95%CI）	边际效应（95%CI）
性别			
男性		0.00	0.00
女性	0.260	0.881（0.705 ～ 1.099）	− 0.027（− 0.074 ～ 0.020）
年龄（岁）			
18 ～ 65		0.00	0.00
65 ～ 79	0.753	1.032（0.848 ～ 1.256）	0.007（− 0.036 ～ 0.050）
≥ 80	< 0.001	2.191（1.444 ～ 3.378）	0.158（0.079 ～ 0.237）
户籍			
城镇		0.00	0.00
农村	0.772	1.046（0.772 ～ 1.416）	0.010（− 0.056 ～ 0.075）
教育水平			
小学及以下		0.00	0.00
中学及以上	0.793	0.973（0.790 ～ 1.197）	− 0.006（− 0.051 ～ 0.039）
医疗保险			
职工医疗保险		0.00	0.00
城乡居民医疗保险	0.110	1.270（0.947 ～ 1.704）	0.052（− 0.012 ～ 0.115）
年收入（元）			
≤ 10000		0.00	0.00
10 000 ～ 50 000	0.163	0.855（0.686 ～ 1.065）	− 0.034（− 0.081 ～ 0.013）
≥ 50 000	0.654	0.946（0.743 ～ 1.205）	− 0.012（− 0.064 ～ 0.040）
吸烟			
否		0.00	0.00
是	0.040	0.767（0.596 ～ 0.987）	− 0.058（− 0.113 ～ 0.002）

续表

变量	*P*	OR（95%CI）	边际效应（95%CI）
饮酒			
是		0.00	0.00
否	0.336	1.121（0.888～1.417）	0.025（－0.092～0.014）
锻炼身体			
经常		0.00	0.00
很少	0.031	0.832（0.704～0.983）	－0.040（－0.025～0.074）
饮食习惯			
荤素均衡		0.00	0.00
以荤为主	0.265	0.828（0.594～1155）	0.053（－0.116～0.032）
以素为主	0.052	1.188（0.998～1.414）	0.037（0.000～0.074）
疾病数量			
1		0.00	0.00
≥2	0.025	1.236（1.028～1.488）	0.047（0.006～0.086）
多重用药			
否		0.00	0.00
是	＜0.001	0.627（0.507～0.775）	－0.103（－0.150～－0.056）
服药困难			
无困难		0.00	0.00
有困难	0.003	0.647（0.484～0.865）	－0.096（－0.161～－0.030）
药物不良反应			
是		0.00	0.00
否	＜0.001	1.889（1.533～2.330）	0.142（0.095～0.189）
用药知识			
低		0.00	0.00
高	0.006	1.332（1.086～1.634）	0.063（0.018～0.108）
抑郁症			
否		0.00	0.00
是	0.053	0.808（0.650～1.004）	－0.047（－0.095～－0.001）
健康状况			
良好		0.00	0.00
不佳	＜0.001	0.725（0.608～0.865）	－0.070（－0.109～－0.031）
医疗机构			
基层医疗机构		0.00	0.00
非基层医疗机构	＜0.001	1.925（1.583～2.344）	0.145（0.101～0.186）

续表

变量	P	OR（95%CI）	边际效应（95%CI）
与医师的沟通			
经常		0.00	0.00
很少	0.010	0.793（0.664～0.947）	－ 0.050（－ 0.088～－ 0.012）
过去 1 年是否住院			
否		0.00	0.00
是	0.389	1.082（0.904～1.296）	0.017（－ 0.022～－ 0.056）
是否信任医师			
是		0.00	0.00
否	0.010	0.791（0.661～0.945）	－ 0.051（－ 0.089～－ 0.012）
用药决策			
共同决策		0.00	0.00
患者决策	< 0.001	0.331（0.269～0.407）	－ 0.278（－ 0.292～－ 0.203）
医师决策	0.863	1.017（0.843～1.226）	0.004（－ 0.037～0.044）
常量	0.426	0.791（0.444～1.408）	

四、研究讨论

用药共同决策的患者与医师决策的患者其服药依从性无显著性差异。与共同决策的患者相比，患者决策的患者具有较好服药依从性的概率更低，相应的边际效应为－ 0.278，意味着当其他变量不变时，患者的决策类型从共同决策转变为患者决策后，其具有较好服药依从性的概率下降了 27.8%。

本研究中的大多数患者用药决策方式是医师决策[20]。在这种模式下，信息传递是单向的，医师只向患者提供所选择的治疗方法的医疗信息，并独自决定用药方案[21]。尽管医师决策模式可能让最终用药方案具有权威性，但本研究结果显示医师决策并没有明显增加患者具有较好服药依从性的可能性。多项研究表明，患者参与决策过程将减少决策冲突，改善健康结局、满意度、生活质量，提高自我管理和自我效能，并能接受长期与疾病共存[22, 23]。一般来说，与完全由医师决策相比，患者的参与不会导致不依从，反而有助于改善患者安全用药行为。

少数部分患者自己做出用药决定，该决策模式被称为患者决策。医师只提供患者所需的各种治疗方案的信息，确定最终用药方案则是由患者单独进行，在该模式下，信息传递也是单向的[21]。本研究发现，患者决策模式更容易导致服药不依从。此外，以往的研究中显示患者决策模式易导致药物不良反应、不恰当用药、做出错误诊断等问题。

共同决策可以分为以下几个步骤：建立持续的合作关系、信息交流、商讨方案、决定和行动[24]。这个过程中的信息传递是双向的，医师提供做出决定所需的所有医疗信息，患者提供有关他们个人情况和对他们最重要的结果的信息，医师和患者在共同商议后达成共同决定[21]。我们鼓励医师和患者用药共同决策，用药共同决策会提升服药依从性，然而用药共同决策的发生率并不乐观。有研究表明，患者希望参与用药共同决策，但用药共同决策的提供并不理想[25]，这与医疗机构的医疗服务提供模式有关。充分的信息交流可以促进医师和患者之间的信息对称，是促进用药共同决策的有效途径。此外，长期的合作关系有助于建立患者的忠诚度，提高患者对医师的信任度[26]，消除患者对医师的距离感[27]，这也有助于提高患者的依从性[28]。

其他变量对用药依从性的影响与以往的研究基本一致，即年龄、不健康的生活习惯、一些与疾病和医疗有关的因素都对用药依从性有明显影响。总的来说，我们的研究为提高慢性病患者的用药依从性提供了新思路。与以往关于用药依从性的研究相比，我们控制了其他混杂因素，以弄清用药共同决策对依从性的净影响。

五、研究结论

研究发现，慢性病患者的用药依从性与他们制订用药方案的决策类型有关。与共同决策相比，医师决策不会增加患者服药依从性较好的可能性。患者决策会降低患者具有较好服药依从性的可能性，结合以往共同决策相关研究，本研究认为在制订慢性病患者用药方案时应采取医患共同决策的模式，以提升患者服药依从性。

第二节　慢性病患者用药决策行为对患者抑郁的影响

一、研究目的

共同决策能提高患者满意度、提高患者的依从性、改善医患关系、提升患者参与感、提高患者咨询效率、减轻药物成本、增强患者对治愈疾病的信念，在治疗过程中实施共同决策能有效降低患者决策冲突，改善患者情绪，那么共同决策是否能避免患者出现抑郁症状？负妍卉通过对照实验发现干预组焦虑得分、焦虑抑郁得分总分在共同决策干预前后具有统计学差异，但是抑郁得分差异无统计学意义[29]。张英通过对 120 例原发性肝癌围手术期患者进行随机对照研究，对照组患者围手术期采用常规健康干预模式，实验组患者采用医护患共同决策模式，研究发现实验组焦虑抑郁程度低于对照组[30]。刘元对克罗恩病患者实施共同决策干预，发现共同决策对抑郁的影响并无统计学意义[31]。此外，国外有学者对 305 例肿瘤患者进行横断面调查，结果显示患者感受到对治疗决策参与感能提升其满意度，而没有对治疗决策参与感的患者则更容易发生焦虑、抑郁、疲劳等症状[32]。本研究中利用对社区慢性病患者和住院慢性病患者调查而来的数据探究用药共同决策对抑郁的影响。

二、研究方法

（一）纳入变量

本节主要探究慢性病患者用药共同决策与患者抑郁之间的关系，用药共同决策的测量采用前期编制的慢性病患者用药共同决策量表，以均值为临界线，将高于均值的定义为用药共同决策程度高的患者，将低于均值的定义为用药共同决策程度低的患者。本研究采用流行病学研究中心抑郁量表（the Center for Epidemiological Studies-Depression Scale,

CES-D10），该量表结果反映了被调查者之前 1 周的抑郁情况，CES-D10 的答案分别为很少或者根本没有（＜ 1 天）、不太多（1 ～ 2 天）、有时或者说有一半的时间（3 ～ 4 天）、大多数的时间（5 ～ 7 天），分别赋值 0 分、1 分、2 分、3 分。该量表总分范围 0 ～ 30 分，分数越高，表明抑郁症状越明显。有研究将 10 分作为分界点，并显示出良好的信效度，本研究采用此规则。

此外，对于住院患者，本研究将性别、年龄、户籍、居住状态、教育程度、工作类型、年收入、参保类型、是否锻炼、是否患有高血压、是否患有糖尿病、疾病数量、病龄、健康状况、是否发生药物不良反应、常就诊机构，以及是否多重用药作为控制变量纳入模型进行分析。

对于社区患者，本研究将性别、年龄、户籍、居住状态、教育程度、工作类型、年收入、医保类型、饮酒、吸烟情况、是否断粮、饮食、是否嗜糖、是否患有高血压、是否患有糖尿病、疾病数量、病龄、疾病严重程度、服药依从性、是否发生药物不良反应、常就诊机构、和医师交流频率、去年是否住院、自评健康状况、对医师信任程度等变量作为控制变量纳入分析。

（二）数据分析方法

主要采用单因素卡方分析探究抑郁症状与各种可能的解释变量之间的关系，运用倾向得分加权的方法平衡用药共同决策程度高和用药共同决策程度低的两组患者之间的混杂变量的差异，再利用 Logistic 回归建立模型以更好地分析发生多重用药行为对患者抑郁的净影响。

三、研究结果

（一）单因素分析结果

如表 6-4 所示，住院患者共计 718 份有效问卷。大多数患者年龄在 65 岁以上（共 533 人，74.2%），其中女性患者 415 人（57.8%），男性患者 303 人（42.2%）；城市患者 574 人（79.9%），农村患者 144 人（20.1%）；独居患者 150 人（20.9%），非独居患者 568 人（79.1%）。总体来说，被调查者人均患慢性病数量（2.88±1.53）种，人均服药（3.1±2.2）种，抑郁患者 289 人（40.3%），有 136 人（18.9%）患者在用药期间发生不良反应，最常去基层医疗机构就诊人数 78 人（10.9%）。

研究结果显示用药共同决策、教育程度、工作类型、锻炼、疾病数量、健康状况、是否发生药物不良反应、是否多重用药与是否抑郁显著相关。

表 6-4　住院患者抑郁单因素分析

变量	非抑郁 n（%）	抑郁 n（%）	χ^2	P
共同决策				
低	210（49.0）	119（41.2）	4.204	0.040
高	219（51.0）	170（58.8）		
性别				
男性	190（44.3）	113（39.1）	1.906	0.167
女性	239（55.7）	176（60.9）		

续表

变量	非抑郁 n（%）	抑郁 n（%）	χ^2	P
年龄（岁）				
< 65	112 (26.1)	73 (25.3)	0.065	0.799
≥ 65	317 (73.9)	216 (74.7)		
户籍				
城市地区	352 (82.1)	222 (76.8)	2.951	0.086
农村地区	77 (17.9)	67 (23.2)		
居住状态				
非独居	347 (80.9)	221 (76.5)	2.037	0.154
独居	82 (19.1)	68 (23.5)		
教育程度				
小学及以下	107 (24.9)	100 (34.6)	9.924	0.019
初中	129 (30.1)	79 (27.3)		
高中	114 (26.6)	74 (25.6)		
大学及以上	79 (18.4)	36 (12.5)		
工作类型				
体力劳动	178 (41.5)	95 (32.9)	5.445	0.020
脑力劳动	251 (58.5)	194 (67.1)		
年收入（元）				
0 ~ 9999	148 (34.5)	111 (38.4)	1.261	0.532
10 000 ~ 50 000	128 (29.8)	84 (29.1)		
> 50 000	153 (35.7)	94 (32.5)		
医疗保险				
城镇职工医疗保险	294 (68.5)	182 (63.0)	2.630	0.269
城乡居民医疗保险	109 (25.4)	89 (30.8)		
无	26 (6.1)	18 (6.2)		
锻炼				
否	334 (77.9)	246 (85.1)	5.871	0.015
是	95 (22.1)	43 (14.9)		
高血压				
否	110 (25.6)	85 (29.4)	1.241	0.265
是	319 (74.4)	204 (70.6)		
糖尿病				
否	259 (60.4)	166 (57.4)	0.615	0.433
是	170 (39.6)	123 (42.6)		

续表

变量	非抑郁 n (%)	抑郁 n (%)	χ^2	P
疾病数量				
1	96 (22.4)	27 (9.3)	29.619	< 0.001
2	130 (30.3)	72 (24.9)		
≥ 3	203 (47.3)	190 (65.8)		
病龄（年）				
0 ～ 10	208 (48.5)	127 (44.0)	1.706	0.426
11 ～ 20	110 (25.6)	85 (29.4)		
> 20	111 (25.9)	77 (26.6)		
健康状况				
好	173 (40.3)	40 (13.9)	75.884	< 0.001
中	132 (30.8)	83 (28.7)		
差	124 (28.9)	166 (57.4)		
是否发生药物不良反应				
否	362 (84.4)	220 (76.1)	7.669	0.006
是	67 (15.6)	69 (23.9)		
常就诊机构				
基层医疗机构	51 (11.9)	27 (9.3)	1.155	0.282
非基层医疗机构	378 (88.1)	262 (90.7)		
多重用药				
否	222 (51.7)	104 (36.0)	17.306	< 0.001
是	207 (48.3)	185 (64.0)		

　　如表 6-5 所示，共计 1205 名社区慢性病患者参与了这项调查，其中 1196 份有效问卷，有效回收率 99.3%。大多数患者年龄在 65 岁以上（共 849 人，71.0%），年龄最小的患者为 26 岁，年龄最大的患者为 92 岁，平均年龄为 68.55 岁。女性患者 693 人（57.9%），男性患者 503 人（42.1%）。城市患者 578 人（48.3%），农村患者 618 人（51.7%）。独居患者 124 人（10.4%），非独居患者 1072 人（89.6%）。总体来说，被调查者人均患慢性病数量（2.0±1.2）种，人均服药（3.1±2.2）种，抑郁患者 324 人（27.1%），有 242 人（20.2%）患者用药期间发生不良反应，最常去基层医疗机构就诊人数 399 人（33.4%）。研究结果显示用药共同决策、性别、户籍、教育程度、工作类型、年收入、参保类型、锻炼、饮食情况、是否经常测血压或血糖疾病数量、疾病严重程度、依从性、是否发生药物不良反应、去年是否住院、自评健康状况、对医师的信任程度等与是否发生抑郁显著相关。

表6-5　社区患者抑郁单因素分析

变量	非抑郁 n（%）	抑郁 n（%）	χ^2	P
共同决策				
低	498（57.1）	224（69.1）	14.279	＜ 0.001
高	374（42.9）	100（30.9）		
性别				
男	387（44.4）	116（35.8）	7.133	0.008
女	485（55.6）	208（64.2）		
年龄（岁）				
18 ～ 65	249（28.6）	98（30.2）	0.347	0.841
66 ～ 75	463（53.1）	169（52.2）		
＞ 75	160（18.3）	57（17.6）		
户籍				
城市地区	480（55.0）	98（30.2）	58.176	＜ 0.001
农村地区	392（45.0）	226（69.8）		
教育程度				
小学及以下	350（40.1）	193（59.6）	41.277	＜ 0.001
初中	276（31.7）	85（26.2）		
高中	186（21.3）	37（11.4）		
大学	60（6.9）	9（2.8）		
工作类型				
体力工作者	528（60.6）	221（68.2）	5.921	0.015
脑力工作者	344（39.4）	103（31.8）		
居住情况				
独居	83（9.5）	41（12.7）	2.500	0.114
非独居	789（90.5）	283（87.3）		
年收入（元）				
0 ～ 9999	206（23.6）	137（42.3）	45.017	＜ 0.001
10 000 ～ 50 000	295（33.8）	101（31.2）		
＞ 50 000	371（42.6）	86（26.5）		
医疗保险				
城镇职工医疗保险	405（46.4）	82（25.3）	43.720	＜ 0.001
城乡居民医疗保险	467（53.6）	242（74.7）		
饮酒情况				
从不	679（77.9）	268（82.7）	6.112	0.106
偶尔	107（12.3）	24（7.4）		

续表

变量	非抑郁 n（%）	抑郁 n（%）	χ^2	P
经常	25 (2.8)	11 (3.4)		
总是	61 (7.0)	21 (6.5)		
吸烟情况				
从不	629 (72.1)	251 (77.5)	4.094	0.129
已戒烟	103 (11.8)	35 (10.8)		
吸烟	140 (16.1)	38 (11.7)		
饮食情况				
荤素均衡	483 (55.4)	154 (47.5)	7.829	0.020
以荤食为主	63 (7.2)	20 (6.2)		
以素食为主	326 (37.4)	150 (46.3)		
锻炼				
从不	88 (10.1)	64 (19.8)	35.925	< 0.001
偶尔	145 (16.6)	73 (22.5)		
经常	174 (20.0)	69 (21.3)		
总是	465 (53.3)	118 (36.4)		
是否嗜糖				
否	819 (93.9)	305 (94.1)	0.019	0.890
是	53 (6.1)	19 (5.9)		
是否经常测血压或血糖				
否	178 (18.9)	33 (13.1)	4.543	0.033
是	766 (81.1)	219 (86.9)		
高血压				
无	105 (12.0)	42 (13.0)	0.186	0.666
有	767 (88.0)	282 (87.0)		
糖尿病				
无	594 (68.1)	215 (66.4)	0.335	0.563
有	278 (31.9)	109 (33.6)		
病龄（年）				
0～10	451 (51.7)	150 (46.3)	3.341	0.188
11～20	234 (26.8)	91 (28.1)		
> 20	187 (21.5)	83 (25.6)		
疾病数量				
1	387 (44.4)	82 (9.5)	91.092	< 0.001
2	315 (36.1)	91 (85.7)		
≥ 3	170 (19.5)	151 (4.8)		

续表

变量	非抑郁 n（%）	抑郁 n（%）	χ^2	P
疾病严重程度				
轻	393（45.1）	88（27.1）	57.788	< 0.001
中	361（41.4）	136（42.0）		
重	118（13.5）	100（30.9）		
依从性				
好	331（38.0）	151（46.6）	7.340	0.007
差	541（62.0）	173（53.4）		
是否发生药物不良反应				
否	713（81.8）	241（74.4）	7.979	0.005
是	159（18.2）	83（25.6）		
常就诊机构				
基层	296（33.9）	103（31.8）	0.493	0.482
非基层	576（66.1）	221（68.2）		
和医师交流频率				
无	116（13.3）	33（10.2）	6.199	0.185
很少	262（30.0）	93（28.7）		
偶尔	163（18.7）	67（20.7）		
经常	244（28.0）	107（33.0）		
总是	87（10.0）	24（7.4）		
自评健康状况				
很差	116（13.3）	8（2.5）	194.884	< 0.001
不好	460（52.8）	91（28.1）		
一般	196（22.5）	85（26.2）		
较好	90（10.3）	98（30.2）		
很好	10（1.1）	42（13.0）		
去年是否住过院				
是	269（30.8）	163（50.3）	38.771	< 0.001
否	603（69.2）	161（49.7）		
对医师信任程度				
非常信任	526（60.3）	173（53.4）	16.780	0.002
比较信任	250（28.7）	99（30.6）		
一般	59（6.8）	19（5.9）		
不太信任	30（3.4）	27（8.3）		
非常不信任	7（0.8）	6（1.8）		

（二）倾向得分加权平衡结果

本节主要探究用药共同决策对慢性病患者抑郁的影响，为平衡混杂因素，本研究通过倾向得分加权法均衡控制组与对照组之间的协变量，然后再利用二元 Logistic 回归分析评价处理因素对结果变量的影响。

表 6-6 为社区患者加权前后各个协变量的 SMD 差异，SMD 是用于评价加权前后实验组数据与对照组数据平衡性的指标，一般 SMD < 0.1 表示数据分布达到较为理想的状态，SMD < 0.2 为可接受的范围。由表 6-6、表 6-7 可知，经过倾向得分加权，原数据中有较大的偏差的协变量被平衡，数据整体分布更为均衡。

表 6-6　社区患者加权前后各个协变量的 SMD 差异

变量	SMD	
	加权前	加权后
性别	− 0.01	0.01
年龄	− 0.22	0.01
户籍	0.06	0.07
居住状态	0.04	0.01
教育程度	0.19	0.02
工作类型	0.20	0.02
年收入	0.04	0.01
医保	− 0.01	0.05
饮酒	− 0.09	0.00
吸烟	− 0.03	− 0.01
锻炼	0.20	0.01
饮食	0.12	0.08
嗜糖	0.05	0.04
高血压	− 0.10	− 0.02
糖尿病	0.10	− 0.02
疾病数量	0.05	0.00
病龄	− 0.05	0.01
疾病严重程度	− 0.07	0.01
依从性	− 0.01	− 0.01
药物不良反应	0.14	0.01
常就诊机构	0.03	− 0.02
和医师交流频率	0.44	0.01
去年是否住院	0.01	0.02
自评健康状况	− 0.02	0.02
对医师信任程度	− 0.38	− 0.01

表 6-7 为住院患者倾向得分加权前后的 SMD 值，在经过加权后，原始数据中有较大的偏差的协变量被平衡，数据整体分布更为均衡。

表 6-7　加权前后各个协变量的 SMD 差异

变量	SMD	
	加权前	加权后
性别	0.01	0.04
年龄	0.11	− 0.02
户籍	0.07	0.02
居住状态	0.31	− 0.01
教育程度	− 0.18	0.00
工作类型	− 0.06	− 0.02
年收入	− 0.06	− 0.03
医保	− 0.07	− 0.01
锻炼	− 0.22	0.01
高血压	− 0.13	0.01
糖尿病	0.11	0.00
疾病数量	− 0.10	0.02
病龄	− 0.06	− 0.02
健康状况	0.02	0.00
药物不良反应	− 0.01	0.02
常就诊机构	0.00	− 0.03
多重用药	− 0.20	− 0.01

（三）用药共同决策对抑郁的 Logistic 回归结果

表 6-8 介绍了社区患者倾向得分加权前后二元 Logistic 回归的结果。倾向得分加权后逻辑回归结果显示，用药共同决策与抑郁显著相关（OR=0.61，95%CI：0.43 ～ 0.88，P=0.009），相应的边际效应为 − 0.06（95%CI：− 0.12 ～ 0.02）。

表 6-8　社区患者倾向得分加权二元 Logistic 回归

变量	边际效应（95%CI）	加权后 OR（95%CI）	P
共同决策			
低			
高	− 0.06（− 0.12 ～ − 0.02）	0.61（0.43 ～ 0.88）	0.009
性别			
男性			
女性	0.04（− 0.03 ～ 0.11）	1.32（0.79 ～ 2.24）	0.296

续表

变量	边际效应（95%CI）	加权后 OR（95%CI）	P
年龄（岁）			
＜ 65			
65 ～ 74	0.04（－ 0.02 ～ 0.10）	1.30（0.83 ～ 2.05）	0.246
≥ 75	0.02（－ 0.07 ～ 0.11）	1.14（0.58 ～ 2.22）	0.704
户籍			
城市			
农村	0.17（0.07 ～ 0.27）	3.28（1.58 ～ 6.98）	0.002
居住情况			
非独居			
独居	－ 0.07（－ 0.16 ～ 0.02）	0.62（0.34 ～ 1.15）	0.124
教育程度			
小学及以下			
初中	0.01（－ 0.06 ～ 0.08）	1.10（0.67 ～ 1.80）	0.696
高中	－ 0.02（－ 0.11 ～ 0.07）	0.89（0.46 ～ 1.70）	0.726
大学及以上	－ 0.06（－ 0.18 ～ 0.07）	0.63（0.22 ～ 1.69）	0.374
工作类型			
体力劳动			
脑力劳动	0.03（－ 0.03 ～ 0.10）	1.28（0.80 ～ 2.07）	0.304
医保类型			
职工医保			
居民医保	0.04（－ 0.06 ～ 0.14）	1.3（0.62 ～ 2.67）	0.480
年收入（元）			
＜ 10 000			
10 000 ～ 49 999	－ 0.03（－ 0.1 ～ 0.04）	0.8（0.50 ～ 1.29）	0.366
≥ 50 000	0.01（－ 0.07 ～ 0.09）	1.05（0.59 ～ 1.89）	0.858
吸烟情况			
从不吸烟			
已戒烟	－ 0.06（－ 0.15 ～ 0.03）	0.63（0.31 ～ 1.26）	0.196
吸烟	－ 0.08（－ 0.17 ～ 0.00）	0.54（0.27 ～ 1.06）	0.077
饮酒			
从不饮酒			
很少	0.03（－ 0.07 ～ 0.13）	1.21（0.59 ～ 2.4）	0.599
经常	0.07（－ 0.12 ～ 0.26）	1.63（0.44 ～ 5.24）	0.433
总是	0.07（－ 0.06 ～ 0.20）	1.62（0.65 ～ 3.77）	0.280

续表

变量	边际效应（95%CI）	加权后 OR（95%CI）	P
锻炼			
从不			
偶尔	− 0.03（− 0.13 ～ 0.08）	0.84（0.43 ～ 1.67）	0.624
经常	− 0.05（− 0.16 ～ 0.05）	0.69（0.36 ～ 1.34）	0.276
总是	− 0.09（− 0.18 ～ 0.00）	0.54（0.30 ～ 0.99）	0.044
饮食			
荤素均衡			
以荤为主	0.01（− 0.09 ～ 0.12）	1.11（0.5 ～ 2.35）	0.786
以素为主	0.02（− 0.04 ～ 0.08）	1.16（0.78 ～ 1.71）	0.471
嗜糖			
否			
是	0.00（− 0.10 ～ 0.11）	1.01（0.46 ～ 2.12）	0.982
高血压			
否			
是	− 0.13（− 0.23 ～ 0.03）	0.42（0.22 ～ 0.78）	0.006
糖尿病			
否			
是	− 0.07（− 0.13 ～ − 0.01）	0.59（0.37 ～ 0.94）	0.026
疾病数量			
1			
2	0.05（− 0.02 ～ 0.11）	1.42（0.87 ～ 2.32）	0.160
≥ 3	0.11（0.03 ～ 0.19）	2.15（1.25 ～ 3.73）	0.006
病龄（年）			
0 ～ 10			
11 ～ 20	0.05（− 0.06 ～ 0.06）	1.00（0.64 ～ 1.57）	0.994
> 20	0.10（− 0.03 ～ 0.11）	1.35（0.82 ～ 2.21）	0.236
疾病严重程度			
轻度			
中度	0.05（− 0.01 ～ 0.12）	1.49（0.95 ～ 2.34）	0.083
重度	0.10（0.01 ～ 0.18）	1.96（1.1 ～ 3.47）	0.021
依从性			
差			
好	− 0.03（− 0.08 ～ 0.02）	0.82（0.56 ～ 1.19）	0.287

续表

变量	边际效应 (95%CI)	加权后 OR (95%CI)	P
是否发生药物不良反应			
否			
是	0.00 (−0.06～0.06)	1.02 (0.66～1.56)	0.943
常就诊机构			
基层医疗机构			
非基层医疗机构	−0.01 (−0.07～0.06)	0.96 (0.62～1.49)	0.855
和医师交流频率			
无			
很少	0.06 (−0.05～0.17)	1.54 (0.69～3.64)	0.305
偶尔	0.05 (−0.06～0.17)	1.49 (0.66～3.56)	0.353
经常	0.03 (−0.08～0.13)	1.23 (0.56～2.85)	0.619
总是	−0.05 (−0.17～0.06)	0.64 (0.25～1.69)	0.363
去年是否住院			
是			
否	−0.04 (−0.10～0.01)	0.73 (0.50～1.08)	0.117
自评健康状况			
很好			
较好	0.09 (0.00～0.17)	2.3 (0.94～6.84)	0.094
一般	0.20 (0.10～0.30)	4.78 (1.91～14.51)	0.002
较差	0.31 (0.20～0.43)	8.93 (3.46～27.64)	<0.001
很差	0.50 (0.32～0.68)	23.18 (7.08～88.21)	<0.001
对医师信任程度			
非常信任			
比较信任	0.08 (0.02～0.14)	1.77 (1.14～2.75)	0.011
一般	0.04 (−0.09～0.18)	1.39 (0.51～3.50)	0.503
不信任	0.20 (0.00～0.39)	3.58 (1.13～11.19)	0.708
非常不信任	0.09 (−0.41～0.58)	1.84 (0.04～42.75)	<0.001

研究结果显示，在对社区患者数据进行加权后，人口特征因素中户籍、居住情况等与抑郁显著相关。农村地区患者相对于城市地区患者抑郁发生率的边际效应增加了 17.0%（OR=3.28，95%CI：1.58～6.98，P=0.002），独居患者相对于非独居患者抑郁发生率的边际效应减少了 7.0%（OR=0.62，95%CI：0.34～1.15，P=0.124）。

在疾病相关因素中，疾病数量、是否有高血压、是否有糖尿病、疾病严重程度等与多重用药行为显著相关。有 2 种疾病的患者相对于有 1 种疾病的患者边际效应增加了 5.0%

（OR=1.42，95%CI：0.87～2.32，P=0.160），有 3 种及以上疾病的患者相对于有 1 种疾病的患者边际效应增加了 11.0%（OR=2.15，95%CI：1.25～3.73，P=0.006）。有高血压的患者相对于没有高血压的患者抑郁发生率的边际效应减少了 13.0%（OR=0.42，95%CI：0.22～0.78，P=0.006）。此外，疾病中度的患者相对于疾病轻度的患者抑郁发生率的边际效应增加了 5.0%（OR=1.49，95%CI：0.95～2.34，P=0.083），而疾病重度的患者相对于疾病轻度的患者发生抑郁的边际效应增加了 10.0%（OR=1.96，95%CI：1.1～3.47，P=0.021）。

　　患者就医行为相关因素中，自评健康状况、对医师信任程度等因素与抑郁显著相关。自评健康状况较差的患者相对于自评健康状况很好的患者抑郁发生率的边际效应增加了 31.0%（OR=8.93，95%CI：3.46～27.64，P < 0.001），自评健康状况很差的患者相对于自评健康状况很好的患者抑郁发生率的边际效应增加了 50.0%（OR=23.18，95%CI：7.08～88.21，P < 0.001）。对医师非常不信任的患者相对于对医师非常信任的患者抑郁发生率的边际效应增加了 9.0%（OR=1.84，95%CI：0.04～42.75，P < 0.001）。

　　此外，患者的锻炼、吸烟情况与抑郁显著相关。长期锻炼的患者相对于从不锻炼的患者抑郁发生率的边际效应减少了 9.0%（OR=0.54，95%CI：0.30～0.99，P=0.044）。吸烟的患者相对于从不吸烟的患者抑郁发生率的边际效应减少了 8.0%（OR=0.54，95%CI：0.27～1.06，P=0.077）。

　　表 6-9 介绍了住院患者倾向得分加权后二元 Logistic 回归的结果。在此模型中，我们计算了每个变量的 OR 值和边际效应。倾向得分加权后逻辑回归结果显示，用药共同决策高的患者与抑郁显著相关（OR=1.76，95%CI：1.26～2.47，P=0.001），相应的边际效应为 10.0%（95%CI：0.04～0.16），表明用药共同决策程度高可能会增加抑郁发生率。

表 6-9　住院患者倾向得分加权二元 Logistic 回归

变量	边际效应（95%CI）	加权后 OR（95%CI）	P
共同决策			
低			
高	0.10（0.04～0.16）	1.76（1.26～2.47）	0.001
性别			
男性			
女性	0.04（−0.03～0.10）	1.22（0.85～1.74）	0.274
年龄（岁）			
< 65			
≥ 65	−0.04（−0.12～0.04）	0.81（0.52～1.24）	0.329
户籍			
城市			
农村	0.13（0.04～0.21）	1.96（1.24～3.11）	0.004

续表

变量	边际效应（95%CI）	加权后 OR（95%CI）	P
居住情况			
非独居			
独居	0.00（-0.07～0.07）	1.00（0.67～1.50）	0.996
教育程度			
小学及以下			
初中	－ 0.06（－ 0.15～0.02）	0.72（0.46～1.12）	0.149
高中	－ 0.07（－ 0.16～0.02）	0.70（0.43～1.14）	0.150
大学及以上	－ 0.15（－ 0.25～－ 0.04）	0.45（0.24～0.83）	0.012
工作类型			
体力劳动			
脑力劳动	0.14（0.07～0.21）	2.19（1.47～3.30）	＜ 0.001
年收入（元）			
＜ 10 000			
10 000～49 999	－ 0.02（－ 0.10～0.06）	0.91（0.59～1.41）	0.683
≥ 50 000	－ 0.01（－ 0.10～0.07）	0.93（0.59～1.47）	0.763
医保类型			
职工医保			
居民医保	0.06（－ 0.02～0.14）	1.37（0.89～2.12）	0.152
无	－ 0.03（－ 0.15～0.10）	0.87（0.42～1.78）	0.702
锻炼			
否			
是	－ 0.10（－ 0.19～－ 0.01）	0.59（0.35～0.98）	0.042
高血压			
否			
是	－ 0.06（－ 0.14～0.02）	0.72（0.48～1.09）	0.124
糖尿病			
否			
是	－ 0.07（－ 0.13～0.00）	0.69（0.48～0.99）	0.043
疾病数量			
1			
2	0.12（0.03～0.21）	2.02（1.15～3.61）	0.016
＞ 3	0.22（0.12～0.32）	3.39（1.88～6.22）	＜ 0.001

续表

变量	边际效应（95%CI）	加权后 OR（95%CI）	P
病龄（年）			
1～10			
11～20	− 0.02（− 0.10～0.05）	0.89（0.59～1.34）	0.585
＞20	− 0.05（− 0.12～0.03）	0.78（0.5～1.19）	0.248
健康状况			
好			
中	0.21（0.14～0.29）	3.46（2.14～5.69）	＜0.001
差	0.38（0.30～0.45）	7.46（4.73～12.02）	＜0.001
是否发生药物不良反应			
否			
是	0.08（0～0.16）	1.55（1.02～2.38）	0.041
常就诊机构			
基层医疗机构			
非基层医疗机构	− 0.01（− 0.12～0.10）	0.93（0.52～1.70）	0.815
多重用药			
否			
是	0.13（0.06～0.2）	2.02（1.41～2.90）	＜0.001

　　研究发现，对数据进行加权后，基本人口学特征中户籍、工作类型、教育程度等与抑郁显著相关。农村患者相比城市患者抑郁发生率的边际效应增加了13.0%（OR=1.96，95%CI：1.24～3.11，P=0.004），脑力劳动者相对于体力劳动者抑郁发生率的边际效应增加了14.0%（OR=2.19，95%CI：1.47～3.30，P＜0.001）。

　　在疾病相关因素中，疾病数量、是否有糖尿病、健康状况等与抑郁显著相关。有2种疾病的患者相对于有1种疾病的患者边际效应增加了12.0%（OR=2.02，95%CI：1.15～3.61，P=0.016），有3种及以上疾病的患者相对于患有1种疾病的患者边际效应增加了22.0%（OR=3.39，95%CI：1.88～6.22，P＜0.001）。有糖尿病的患者抑郁发生率的边际效应减少了7.0%（OR=0.69，95%CI：0.48～0.99，P=0.043）。此外，健康状况一般的患者相对于健康状况较好的患者抑郁的边际效应增加了21.0%（OR=3.46，95%CI：2.14～5.69，P＜0.001），健康状况较差的患者相对于健康状况较好的患者边际效应增加了38.0%（OR=7.46，95%CI：4.73～12.02，P＜0.001）。

　　患者就医行为相关因素中是否多重用药与抑郁显著相关。多重用药的患者相对于没有多重用药的患者抑郁发生率增加了13.0%（OR=2.02，95%CI：1.41～2.90，P＜0.001）。

四、研究讨论

　　本研究发现，在社区患者中，用药共同决策低的患者相对于用药共同决策高的患者更容易发生抑郁，相应的边际效应为 6.0%。在住院患者中，用药共同决策程度高的患者相对于用药共同决策低的患者更容易发生抑郁，相应的边际效应为 10.0%。在其他条件处于相同水平的情况下，面对社区患者和住院患者，用药共同决策对抑郁的影响呈现出了两种截然不同的趋势。这可能是由于患者在得知自身患病后，往往会有情绪低落的表现，特别是在对疾病不甚了解和对预后有悲观预期的时候极易导致抑郁的产生。因而医师在充分评估患者病情的基础上，做出临床决策时考虑纳入患者的个人意愿，这体现了以人为本的医疗理念和患者自主权，本身也是对于患者的一种支持与尊重[33]。通过用药共同决策可以加强患者对疾病的理解，并增强患者参与度，提升治疗信心。超过 50 项的随机对照研究显示，参与用药共同决策的社区患者在诊疗时，比没有参与的患者更能了解病情，对治疗方案的疑虑更少，对治疗计划的依从性更好，对治疗效果的满意度更高，所以抑郁的发生率也更低[34]。

而对住院患者来说，大多数患者可能因病情危重或处于昏迷状态，无法与医护人员进行有效沟通，其家属就会成为患者的代言人和决策者，用药共同决策患方参与者就会变为"家属"，所以很多时候可能是"医护 - 家属"用药共同决策模式，而不是"医护 - 患者"共同决策[35]。并且在当前的中国医疗文化中，患者家属往往主导着患者的知情权和自主权，这使得患者并不能按照自己的意愿参与决策。例如，当诊出慢性病晚期时，家属选择向患者隐瞒病情，而不是选择合适的方式告知，使患者疑虑重重，既不能了解自身的情况，也不能积极配合医生进行合理有效的治疗。还有学者认为，患者在不信任医师的时候会更加积极地参与诊疗决策[36]，这时可能出现虽然用药共同决策高，但患者反而更容易产生抑郁的情况。住院患者产生抑郁情绪，还可能是由于术后出现了不同程度的疼痛、运动功能受限、日常生活不便及经济负担过重等原因[33]。

针对社区患者出现的抑郁情绪，护理人员应增强人文意识，对患者进行全面护理，提升患者心理健康水平，如请专业社工及医务志愿者介入患者护理，请精神心理科医师介入并与其共同制订护理方案，护理人员对患者及其家属进行完善的健康教育等[33]，促进患者参与用药决策。

住院患者在住院治疗期间与医师、护士的交流和接触机会很多，这就为观察其心理状况和心理健康提供了便利。如果发现患者出现抑郁情绪，可通过用药共同决策的模式解决患者的心理问题，首先对患者的心理健康进行评估，然后可由有经验的护士与之进行交流，讨论采取哪种心理护理方式，如心理护理、感觉护理、角色适应护理或争取家庭支持等。这个过程应充分尊重患者的自主选择。此外，还应尊重患者的隐私权，医疗职业的特点决定了医师有机会了解患者的隐私，特别是用药共同决策的过程中，医师会更多地接触患者的收入、心理和家庭方面的隐私，对于患者的这些隐私，医护人员要加以保护，以防泄露出去，给患者带来不必要的伤害[36]。

五、研究结论

本节发现，有 40.3% 的住院患者和 27.1% 的社区患者都表现出抑郁情绪，说明患者的心理健康问题亟须关注。

医师可以在患者就诊过程中借助决策辅助工具或其他措施促进患者积极参与医疗决策。站在患者的角度考虑问题，以患者为中心，使医师的诊疗决策与患者达成共识。同时，慢性病的康复很大程度上需要患者的自我管理，戒烟、戒酒、控制饮食、锻炼，这些都需要患者的自觉性。医师需要重视用药共同决策，在与患者商讨治疗康复方案的过程中，明确哪些疾病需要在医院治疗，哪些疾病需要出院后自己注意，需要自我健康管理。自我健康管理工作应纳入用药共同决策的范围，解决慢性病的后续问题。此外，针对本研究发现的可能影响患者抑郁的因素，医护人员在日常工作中应格外重视，减少患者抑郁的发生率。

第三节　用药决策行为的其他健康结局研究

用药共同决策的结局评价是国内学者关注的重点领域之一，目前已有的研究主要研究共同决策对患者满意度、用药依从性、克服不良健康习惯等方面的改善。Ashraf 等[37] 在研究中指出共同决策可以通过提高患者在治疗过程中的主动权来提高患者满意度；郑庆梅 [38] 等在研究中发现，SDM 能显著增加注意缺陷多动障碍患者的服药依从性；唐晓瑞 [39] 等发现，实施 SDM 能有效帮助患者认识到吸烟的危害性，从而对戒烟行为起到积极作用。前面章节基于调查数据，主要对共同决策对服药依从性、抑郁等方面进行了探究，本节主要根据国内外已有研究探讨共同决策的健康结局。

一、提升患者满意度，改善医患关系

国内外很多研究发现，医师认为的患者的需求在很多时候和患者自己的实际需求并不一致，如 Mulley 等[40] 在研究中发现，医师会认为有 70% 以上的患者在乳腺癌的治疗过程中把保住乳房作为首先考虑的因素，然而根据调查结果显示，将保住乳房作为第一选择的患者实际上不到 10%，大多数患者在获取更多的决策信息后会做出不一样的选择。在类似的情景之中，如果医师不与患者进行充分沟通而做出决策，则会导致患者的满意度下降，恶化医患关系。Ashraf 等[37] 在研究中发现，共同决策可以让患者在疾病治疗过程中掌握自主权，从而提高患者的治疗满意度，这与国内外多项研究[41] 的结论一致。沙特阿拉伯的一项关于抑郁患者服药依从性的 6 个月随机对照研究中，干预组纳入 119 名患者，对照组纳入 120 名患者。对照组接受常规护理和标准沟通，干预组在此基础上接受基于 SDM 的药剂师干预服务，药剂师遵循为抑郁症患者设计的 SDM 程序框架，确保为每位患者实施了 SDM 的所有方面。在实施 SDM 之前，课题组向患者分发了决策辅助工具，以提高患者参与决策的能力。结果发现，相较于对照组，干预组的治疗满意度上升了 6%。此外，还发现干预组患者的依从性上升了 18%，对药物质疑及医师用药质疑的信念下降了 8%[42]。

二、共同决策有助于促进医疗公平

医疗不公平是世界范围内广泛存在的现象，由于种族、收入、年龄等方面的差异，弱势群体获得的医疗资源质量相对较差，有研究显示[43, 44] 共同决策的开展在一定程度上可以改善医疗不公平的现象，这可能是因为通过共同决策，患者可以更多地参与到医疗决策的过程当中，获取更多的诊疗信息，从而维护自己的正当权益。

三、提高患者依从性及改善患者预后

本章第一节已通过真实世界数据验证用药共同决策会提升患者依从性，其他研究中也发现了类似的结果及改善患者预后的其他健康结局。李玉等在研究中发现，患者通过参与共同决策可以显著提高疾病健康知识的知晓度，从而更利于患者的疾病治疗和恢复健康，减轻患者负面情绪，改善预后效果[45]。在美国一项关于预防抑郁患者抑郁症复发的 12 个月的随机对照研究中，干预组纳入了 194 名抑郁症患者，对照组纳入了 192 名抑郁症患者。对照组接受常规的护理服务，而干预组在此基础上接受复发预防计划。复发预防计划包括：①有关治疗抑郁症的教育手册和录像带；②与抑郁症预防专家进行两次面谈，与专家共同做出抗抑郁药治疗方案的决策；③ 3 次定期的电话随访，主要询问抑郁症状及治疗的依从性；④ 4 个定期的邮件，监测抑郁症状和用药依从性。抑郁预防专家则将患者情况转达至初级保健医师，由医师负责所有药物的使用决定。结果显示，干预组患者依从性显著强于常规护理组患者（OR=1.91，95%CI：1.37 ～ 2.65）。此外，干预组的社会功能显著强于对照组，干预组中疾病对患者生活、家庭、工作的干扰程度显著弱于对照组，且干预组患者抑郁自我效能显著提高[46, 47]。西班牙的一项横断面研究显示，具有精神疾病的患者感知到参与决策的程度越高，其坚持服用镇静剂的可能性也越大[48]。此外，西班牙的另一项研究从不同机构招募 36 名慢性病患者，采用焦点小组的方法对患者服药依从性进行探究，发现患者与医务人员的关系对服药依从性有影响，并建议采用共同决策模式提高患者依从性。共同决策是在充分考虑患者经济状况、就诊需求等多重因素后结合患者个人意愿做出决策的过程，其决策结果更利于患者后续的执行与配合[49]。

有学者对在临床过程中进行共同决策的随机对照试验相关研究进行了回顾，共纳入了 11 个随机对照试验，发现 5 个关于共同决策的研究显示干预组与对照组无差异，1 个研究显示共同决策对短期结果无差异，但是对长期结果有差异，5 项研究显示共同决策组与干预组有显著性差异，其中有 1 项研究进行的是对抑郁症患者服药依从性的试验，结果显示共同决策组患者在 9 ～ 12 个月的随访期间，更有可能坚持服药。剩余 4 项研究则显示共同决策组能显著改善患者满意度、幸福感、生活质量及患者的知识[50]。此外，共同决策在多项研究中被证明与提升患者参与感、提高患者满意度、提高患者咨询效率、减少药物成本、增强患者对治愈疾病的信念、降低住院率、提升治疗效果等健康结局有关[46, 51, 52]。

参 考 文 献

[1] De Geest S, Sabaté E. Adherence to long-term therapies:evidence for action[J]. Eur J Cardiovasc Nurs, 2003, 2(4):323.

[2] Willlams CM. Using medications appropriately in older adults[J]. Am Fam Physician, 2002, 66(10):1917-1924.

[3] Al-Noumani H, Al-Harrasi M, Jose J, et al. Medication adherence and patients' characteristics in chronic diseases:a national multi-center study[J]. Clin Nurs Res, 2022, 31(3):426-434.

[4] Ahn YH, Ham OK. Factors associated with medication adherence among medical-aid beneficiaries with hypertension[J]. West J Nurs Res, 2016, 38(10):1298-1312.

[5] García-Pérez LE, Alvarez M, Dilla T, et al. Adherence to therapies in patients with type 2 diabetes[J].

Diabetes Ther, 2013, 4(2):175-194.

[6] Bowman MA, Neale AV. Common illnesses, patient physician interactions, continuity, and practice organization[J]. J Am Board Fam Med, 2013, 26(4):347-349.

[7] Ladner J, Alshurafa S, Madi F, et al. Factors impacting self-management ability in patients with chronic diseases in the United Arab Emirates, 2019[J]. J Comp Eff Res, 2022, 11(3):179-192.

[8] Pickrell WO, Elwyn G, Smith PEM. Shared decision-making in epilepsy management[J]. Epilepsy Behav, 2015, 47:78-82.

[9] Rencz F, Tamási B, Brodszky V, et al. Did you get what you wanted? patient satisfaction and congruence between preferred and perceived roles in medical decision making in a Hungarian national survey[J]. Value Health Reg Issues, 2020, 22:61-67.

[10] Brom L, Hopmans W, Pasman HR, et al. Congruence between patients' preferred and perceived participation in medical decision-making:a review of the literature[J]. BMC Med Inform Decis Mak, 2014, 14:25.

[11] Kasper J, Heesen C, Köpke S, et al. Patients' and observers' perceptions of involvement differ. Validation study on inter-relating measures for shared decision making[J]. PLoS One, 2011, 6(10):e26255.

[12] Morisky DE, Green LW, Levine DM. Concurrent and predictive validity of a self-reported measure of medication adherence[J]. Med Care, 1986, 24(1):67-74.

[13] Lo SH , Chau JP, Woo J, et al. Adherence to antihypertensive medication in older adults with hypertension[J]. J Cardiovasc Nurs, 2016, 31(4):296-303.

[14] Zhang W, O'Brien N, Forrest JI, et al. Validating a shortened depression scale (10 item CES-D)among HIV-positive people in British Columbia, Canada[J]. PLoS One, 2012, 7(7):e40793.

[15] McPherson ML, mith SW, Powers A, et al. Association between diabetes patients' knowledge about medications and their blood glucose control[J]. Res Social Adm Pharm, 2008, 4(1):37-45.

[16] Okuyan B, Sancar M, Izzettin FV. Assessment of medication knowledge and adherence among patients under oral chronic medication treatment in community pharmacy settings[J]. Pharmacoepidemiol Drug Saf, 2013, 22(2):209-214.

[17] Campaign R. Toolkit for Weighting and Analysis of Nonequivalent Groups (TWANG)| RAND[EB/OL]. [2022-04-06]. https://www. rand. org/statistics/twang. html.

[18] Norton EC, Dowd BE, Maciejewski ML. Marginal effects-quantifying the effect of changes in risk factors in logistic regression models[J]. JAMA, 2019, 321(13):1304-1305.

[19] Moore KL, van der Laan MJ. Covariate adjustment in randomized trials with binary outcomes:targeted maximum likelihood estimation[J]. Stat Med, 2009, 28(1):39-64.

[20] Ferreira RJO, Santos EJF, de Wit M, et al. Shared decision-making in people with chronic disease:Integrating the biological, social and lived experiences is a key responsibility of nurses[J]. Musculoskeletal Care, 2020, 18(1):84-91.

[21] Murray E, Charles C, Gafni A. Shared decision-making in primary care:Tailoring the Charles et al. model to fit the context of general practice[J]. Patient Educ Couns, 2006, 62(2):205-211.

[22] Yoojiyeon. Shared decision-making in patients with chronic disease:concept analysis[J]. Journal of the Korea Convergence Society, 2019, 10(11):543-555.

[23] Ben-Zacharia A, Adamson M, Boyd A, et al. Impact of shared decision making on disease-modifying drug adherence in multiple sclerosis[J]. Int J MS Care, 2018, 20(6):287-297.

[24] Montori VM, Gafni A, Charles C. A shared treatment decision-making approach between patients with chronic conditions and their clinicians:the case of diabetes[J]. Health Expect, 2006, 9(1):25-36.

[25] Kayyali R, Gebara SN, Hesso I, et al. Shared decision making and experiences of patients with long-term

conditions:has anything changed?[J]. BMC Health Serv Res, 2018, 18(1):763.

[26] Hines HG, Avila CJ, Rudakevych TM, et al. Physician perspectives on long-term relationships and friendships with patients:a national assessment[J]. South Med J, 2017, 110(11):679-684.

[27] Jiang Y, Guo J, Sun P, et al. Perceptions and experiences of older patients and healthcare professionals regarding shared decision-making in pulmonary rehabilitation:a qualitative study[J]. Clin Rehabil, 2021, 35(11):1627-1639.

[28] Mohd-Any AA, Sundramohana M, Sarker M. Does patient empowerment matter in building loyalty?[J]. Int J Consum Stud, 2022, 46(2):653-675.

[29] 负妍卉. 膀胱癌患者膀胱灌注治疗决策辅助方案的构建及初步应用 [D]. 兰州：甘肃中医药大学，2021.

[30] 张英，郭敬，冯涛，等. 医护患共同决策模式在原发性肝癌患者围手术期的应用 [J]. 昆明医科大学学报，2021, 42(8):177-180.

[31] 刘元. 克罗恩病患者共同决策辅助方案的构建及应用研究 [D]. 湖州：湖州师范学院，2020.

[32] Shabason JE, Mao JJ, Frankel ES, et al. Shared decision-making and patient control in radiation oncology:implications for patient satisfaction[J]. Cancer, 2014, 120(12):1863-1870.

[33] 马婧. 运动医学科住院患者抑郁情绪对细胞免疫的影响及人文护理策略 [J]. 中国医学伦理学，2018, 31(2):202-205.

[34] 于磊，石俊婷. 医患共同决策诊疗模式的现状分析 [J]. 医学与哲学，2013, 34(2):50-53.

[35] 刘新春，Gerald Humphris，杨明施，等. "医护 - 家属共同决策" 模式的构建和实施策略 [J]. 中国医院管理，2021, 41(7):55-59.

[36] 魏亚楠. 医患共同决策诊疗模式在糖尿病患者中的应用 [J]. 河南职工医学院学报，2013, 25(5):658-660.

[37] Ashraf AA, Colakoglu S, Nguyen JT, et al. Patient involvement in the decision-making process improves satisfaction and quality of life in postmastectomy breast reconstruction[J]. J Surg Res, 2013, 184(1):665-670.

[38] 郑庆梅. ADHD 治疗依从性与决策模式的相关影响因素研究 [D]. 广州：暨南大学，2015.

[39] 唐晓瑞. 医病共享决策之戒烟 [J]. 中国医药指南，2018, 16(29):294-295.

[40] Mulley AG, Trimble C, Elwyn G. Stop the silent misdiagnosis:patients' preferences matter[J]. BMJ, 2012, 345:e6572.

[41] Elwyn G, Lloyd A, Joseph-Williams N, et al. Option Grids:Shared decision making made easier[J]. Patient Educ Couns, 2013, 90(2):207-212.

[42] Aljumah K, Hassali MA. Impact of pharmacist intervention on adherence and measurable patient outcomes among depressed patients:a randomised controlled study[J]. BMC Psychiatry, 2015, 15(1):219.

[43] Karnieli-Miller O, Zisman-Ilani Y, Meitar D, et al. The role of medical schools in promoting social accountability through shared decision-making[J]. Isr J Health Policy Res, 2014, 3(1):26.

[44] Jull J, Giles A, Boyer Y, et al. Cultural adaptation of a shared decision making tool with Aboriginal women:a qualitative study[J]. BMC Med Inform Decis Mak, 2015, 15(1):1.

[45] 李玉. 早期原发性肝癌患者治疗决策辅助方案的构建与应用研究 [D]. 上海：第二军医大学，2017.

[46] Von Korff M, Katon W, Rutter C, et al. Effect on disability outcomes of a depression relapse prevention program[J]. Psychosom Med, 2003, 65(6):938-943.

[47] Ludman E, Katon W, Bush T, et al. Behavioural factors associated with symptom outcomes in a primary care-based depression prevention intervention trial[J]. Psychol Med, 2003, 33(6):1061-1070.

[48] Pérez-Revuelta J, Villagrán-Moreno JM, Moreno-Sánchez L, et al. Patient perceived participation in decision making on their antipsychotic treatment:Evidence of validity and reliability of the COMRADE

scale in a sample of schizophrenia spectrum disorders[J]. Patient Educ Couns, 2018, 101(8):1477-1482.

[49] Inder M, Lacey C, Crowe M. Participation in decision-making about medication:a qualitative analysis of medication adherence[J]. Int J Ment Health Nurs, 2019, 28(1):181-189.

[50] Joosten EA, DeFuentes-Merillas L, de Weert GH, et al. Systematic review of the effects of shared decision-making on patient satisfaction, treatment adher-ence and health status[J]. Psychother Psychosom, 2008, 77(4):219-226.

[51] Younas M, Bradley E, Holmes N, et al. Mental health pharmacists views on shared decision-making for antipsychotics in serious mental illness[J]. Int J Clin Pharm, 2016, 38(5):1191-1199.

[52] MacKey K, Parchman ML, Leykum LK, et al. Impact of the Chronic Care Model on medication adherence when patients perceive cost as a barrier[J]. Prim Care Diabetes, 2012, 6(2):137-142.

第 7 章

慢性病患者多重用药行为的影响因素探究

第一节　慢性病患者多重用药行为的影响因素研究

一、患者个人因素

从个人因素出发，多重用药的发生与患者的年龄、教育程度、合并症、疾病数量、健康状况有关，国外有研究证实多重用药与疾病的数量和疾病的严重程度有关[1, 2]。国内有研究发现多重用药与较高的年收入、较长的药龄、周围有人发生药物不良反应、自感疾病不稳定、较高的查尔森合并症指数、高血压、冠心病有关[3, 4]。另一项研究发现，女性、患病数量多的患者更容易发生多重用药[5]。探究居家老年共病患者多重用药情况发现，除了年龄和疾病种类外，患者的用药依从性也是发生多重用药的影响因素。此外，国外有研究发现居住地点[6, 7]、种族[6, 8]、吸烟[9]、肥胖[9]、患者行为[10]等均是发生多重用药行为的因素。

二、疾病相关因素

除患者个人因素外，患者本身疾病相关因素也是导致多重用药的原因，国外多项研究显示，患有心血管疾病，如冠状动脉缺血性疾病、心力衰竭、高血压等与多重用药显著相关[9, 11, 12]。在代谢性疾病中，糖尿病[9, 12]、血脂异常也与多重用药显著相关[9, 12]。食管性疾病也被发现与多重用药显著相关[12]。此外，另有研究发现贫血和呼吸系统疾病患者更容易发生多重用药[11]。此外，慢性肾病和充血性心力衰竭被发现是多重用药发生率最高的疾病[11]。

三、供方因素

从医疗服务供方来说，多重用药与住院有关，有研究显示住院患者比门诊患者平均多服用 2 种药物[13, 14]。在过去 3 个月看过医师或者住过院的人多重用药发生率较高[15]。另有研究显示，多科室就诊、多医院就诊会导致重复处方、过度处方、处方滥用和处方级联等问题，从而导致多重用药的发生[4, 16]。

专科医师和全科医师之间缺乏沟通，缺乏处方补充要求，医师对患者的偏好、个人信仰及多种指南缺乏了解，缺乏适当的继续教育也是多重用药发生的可能性因素[17]。

此外，多重用药还与医患沟通与合作不顺畅有关[18, 19]。传统的医师决策和医患信息不对称阻碍了医患之间的沟通与合作，特别是在用药沟通方面，由此导致了一系列不良后果[20]。

而在制订用药决策时用药共同决策是优化慢性病患者用药管理的有效方案[21-23]。

第二节   慢性病患者用药共同决策 对多重用药行为的影响

一、研究目的

共同决策被确定为提高医疗护理质量的关键。它是以患者为中心的医疗保健的临床互动，以尊重患者的个体偏好、需求和价值为目标。多重用药的发生可能是由于临床医师不了解患者正在服用的完整用药清单而导致的处方错误（相同类型的药物被反复开具处方）或未对用药清单进行及时的更新等系统原因[24]。如果在做出临床决策之前，医师和患者之间能做出有效的沟通，并且充分了解患者对治疗目标、药物和慢性病的看法，多重用药的发生率将大大改善[25]。因此，用药共同决策是减少慢性病患者多重用药的潜在重要因素。

许多研究评估了共同决策在不同类型临床患者管理中的作用。在这些研究中，学者们相信共同决策可以帮助医师和患者选择更好的治疗方案。然而，鲜有文章和研究指出慢性病患者管理中共同决策与多重用药之间存在联系。本研究为弥补这一研究空白，在了解湖北省慢性病患者多重用药的现状并确定其影响因素的同时，揭示慢性病患者参与用药共同决策行为与多重用药之间的关系，并量化影响效果，为后续制订控制慢性病患者多重用药的干预策略提供重要依据。

二、研究方法

（一）纳入变量

本节主要探究慢性病患者用药共同决策行为对发生多重用药行为的影响，分别采用前期编制的慢性病患者用药共同决策量表和控制偏好量表来评估患者用药共同决策程度的高低和决策类型。其中，用药共同决策量表以均值为临界线，将高于均值的定义为用药共同决策程度高的患者，将低于均值的定义为用药共同决策程度低的患者。控制偏好量表包含5个选项："1. 由我自己做出治疗疾病相关的决定""2. 和医师讨论病情后，由我自己做出治疗疾病的有关决定"、"3. 和医师讨论治疗疾病的有关问题，然后共同做出决定""4. 和医师讨论病情后，由医师根据他的专业判断做出治疗疾病的有关决定""5. 由医师根据他的专业判断做出治疗疾病的有关决定"。根据患者的选择，决策类型分为患者决策（选项"1"或"2"）、共同决策（选项"3"）和医师决策（选项"4"或"5"）。结局变量是患者是否发生多重用药行为，根据慢性病患者服用药物数量，将过去3个月每天服用药物数量为0～4种的患者划至非多重用药组，而将服用药物数量在5种及以上者划至多重用药组。

对于住院患者数据，本书将住院患者基本人口信息（性别、年龄、户籍、教育程度、家庭年收入）、疾病相关信息（疾病数量、是否发生药物不良反应）纳入模型进行分析。

对于社区患者数据，本书将社区患者基本人口信息（性别、年龄、户籍、教育程度、年收入）、服药依从性、疾病信息（疾病数量、是否发生药物不良反应）纳入模型进行分析。

（二）数据分析方法

本研究利用 SPSS 24.0 软件对样本特征进行描述性分析，然后利用 R Studio 4.1.1 软件进行倾向得分加权法以消除混杂偏倚的影响，最后再进行 Logistic 回归探究患者决策水平与决策类型对患者多重用药行为的影响。

三、研究结果

（一）用药共同决策水平对多重用药的影响

表 7-1 为住院患者倾向得分加权前后的 SMD 值，在经过加权后，原始数据中有较大偏差的协变量被平衡，数据整体分布更为均衡。

表 7-1　住院患者加权前后各个协变量的 SMD 差异

变量	SMD	
	加权前	加权后
性别	0.02	− 0.15
年龄	0.22	0.01
户籍	0.14	0.01
教育程度	− 0.14	0.01
年收入	0.00	0.20
疾病数量	− 0.13	0.04
是否发生药物不良反应	− 0.04	0.00

表 7-2 为社区患者倾向得分加权前后的 SMD 值，在经过加权后，原数据中有较大偏差的协变量被平衡，数据整体分布更为均衡。

表 7-2　社区患者加权前后各个协变量的 SMD 差异

变量	SMD	
	加权前	加权后
性别	0.03	0.01
年龄	− 0.21	0.00
户籍	− 0.08	− 0.01
教育程度	0.23	0.00
年收入	0.04	0.00
药物依从性	0.01	− 0.01
疾病数量	0.00	0.00
是否发生药物不良反应	0.11	0.00

本研究采用了倾向得分加权法的统计学方法分析了共同决策水平对住院患者和社区患者多重用药的影响。研究结果表明，在住院患者中，调整了社会人口统计学特征、其他疾

病相关的情况后，用药共同决策能有效降低多重用药的发生率。

　　结果如表 7-3 所示。高水平的用药共同决策可以有效降低多重用药发生的风险（OR=0.61，95% CI：0.44～0.85）。同时，我们的研究结果表明，女性患者发生多重用药的风险比男性患者低（OR=0.66，95%CI：0.46～0.94）。家庭年收入在 24 000～36 000 元的患者相较于最低收入群体多重用药发生率的边际效应下降了 90.0%（OR=0.58，95%CI：0.13～0.47）。慢性病的数量越多，发生多重用药的风险就越高。相较于有 1 种慢性病的患者，有 2 种或 3 种及以上疾病的患者发生多重用药的风险分别高出 2.15 倍（95%CI：1.29～3.60）和 5.38 倍（95%CI：3.35～1.08）。

表 7-3　住院患者中用药共同决策水平对多重用药的影响

变量	OR（95%CI）	边际效应（95% CI）	P
共同决策			
低水平			
高水平	0.61（0.44～0.85）	− 0.10（− 0.17～− 0.37）	0.003
性别			
男性			
女性	0.66（0.46～0.94）	− 0.09（− 0.16～− 0.01）	0.020
年龄（岁）			
18～65			
66～75	1.89（0.68～5.22）	0.13（− 0.08～0.34）	0.226
> 75	2.41（0.88～6.49）	0.18（− 0.02～0.39）	0.087
户籍			
城市地区			
农村地区	0.78（0.51～1.20）	− 0.05（− 0.14～0.04）	0.261
教育水平			
小学及以下			
中学	0.93（0.60～1.46）	− 0.01（− 0.11～0.08）	0.758
高中	0.83（0.51～1.36）	− 0.04（− 0.14～0.06）	0.466
大学及以上	0.61（0.35～1.08）	− 0.10（− 0.22～0.01）	0.088
家庭年收入（元）			
0～12 000			
12 000～24 000	0.86（0.27～1.23）	− 0.12（− 0.28～0.04）	0.157
24 000～36 000	0.58（0.13～0.47）	− 0.30（− 0.43～− 0.17）	< 0.001
> 36 000	0.25（0.54～1.62）	− 0.01（− 0.13～0.10）	0.815
疾病数量			
1			

续表

变量	OR （95%CI）	边际效应 （95% CI）	P
2	2.15 （1.29 ～ 3.60）	0.17 （0.06 ～ 0.27）	< 0.001
≥ 3	5.38 （3.35 ～ 1.08）	0.37 （0.27 ～ 0.46）	< 0.001
是否发生药物不良反应			
是			
否	（0.56 ～ 1.30）	－ 0.03 （－ 0.12 ～ 0.05）	0.452

表 7-4 展示了本研究对社区慢性病患者进行倾向得分加权法分析的结果。研究表明，暂未在社区患者人群中发现用药共同决策水平与多重用药之间存在显著关联。此外，来自农村地区的患者比来自城市的患者多重用药发生率的边际效应上升了 10.0%（OR=2.07，95%CI：1.27 ～ 3.38）。同时，研究发现有 2 种、3 种及以上慢性病的患者与有 1 种慢性病的人相比，多重用药发生的风险分别高 4.4 倍（95%CI：2.65 ～ 7.33）和 20.24 倍（95%CI：12.23 ～ 35.52）。

表 7-4　社区患者中用药共同决策水平对多重用药的影响

变量	OR （95%CI）	边际效应 （95% CI）	P
共同决策			
低水平			
高水平	0.85 （0.61 ～ 1.19）	－ 0.02 （－ 0.07 ～ 0.02）	0.346
性别			
男性			
女性	1.10 （0.76 ～ 1.59）	0.01 （－ 0.04 ～ 0.06）	0.601
年龄 （岁）			
18 ～ 65			
66 ～ 75	0.84 （0.56 ～ 1.24）	－ 0.02 （－ 0.07 ～ 0.03）	0.385
> 75	1.06 （0.55 ～ 2.03）	－ 0.01 （－ 0.08 ～ 0.09）	0.868
户籍			
城市地区			
农村地区	2.07 （1.27 ～ 3.38）	0.10 （0.03 ～ － 0.16）	0.004
教育水平			
小学及以下			
中学	1.26 （0.81 ～ 1.95）	0.03 （－ 0.03 ～ 0.08）	0.300
高中	1.49 （0.86 ～ 2.60）	0.05 （－ 0.02 ～ 0.13）	0.159
大学及以上	2.23 （0.95 ～ 5.26）	0.11 （0.01 ～ 0.25）	0.065

续表

变量	OR (95%CI)	边际效应 (95% CI)	P
家庭年收入（元）			
0 ~ 12 000			
12 001 ~ 24 000	1.26 (0.69 ~ 2.29)	0.03 (− 0.05 ~ 0.12)	0.449
24 001 ~ 36 000	0.74 (0.39 ~ 1.42)	− 0.04 (− 0.12 ~ 0.05)	0.360
> 36 000	0.83 (0.50 ~ 1.37)	− 0.03 (− 0.09 ~ 0.04)	0.458
服药依从性			
差			
好	0.94 (0.67 ~ 1.31)	− 0.01 (− 0.05 ~ 0.04)	0.700
疾病数量			
1			
2	4.40 (2.65 ~ 7.33)	0.13 (0.09 ~ 0.18)	< 0.001
≥ 3	20.24 (12.23 ~ 35.52)	0.44 (0.38 ~ 0.51)	< 0.001
是否发生药物不良反应			
是			
否	1.38 (0.93 ~ 2.03)	0.04 (− 0.01 ~ 0.10)	0.110

（二）决策类型对多重用药的影响

表 7-5 为社区患者倾向得分加权前后的 SMD 值，在经过加权后，原数据中有较大偏差的协变量被平衡，数据整体分布更为均衡。

表 7-5　社区患者加权前后各个协变量的 SMD 差异

变量	SMD	
	加权前	加权后
性别	0.26	0.01
年龄	0.19	0.03
户籍	0.18	0.06
教育程度	0.26	0.06
年收入	0.14	0.20
服药依从性	0.60	0.07
疾病数量	0.35	0.04

表 7-6 的结果展示了在社区患者中不同决策类型对多重用药的影响。本研究报告的结果显示，在社区患者的用药方案制订中，与共同决策相比，由患者决策将显著增加多重用药发生的风险（OR=1.32，95%CI：1.02 ~ 1.70）。此外，66 ~ 75 岁患者人群发生多重用药的风险较低（OR=0.63，95%CI：0.49 ~ 0.81）；城市社区患者出现多重用药的风险是农

村患者的 1.64 倍（95%CI：1.24 ～ 2.18）。学历较高的人群发生多重用药的风险也更高。家庭年收入低的患者发生多重用药的风险更低。

表 7-6　社区患者中决策类型对多重用药的影响

变量	OR（95%CI）	边际效应（95% CI）	P
决策类型			
共同决策			
患者决策	1.32（1.02 ～ 1.70）	0.04（0.00 ～ 0.07）	0.029
医师决策	1.13（0.89 ～ 1.42）	0.01（ － 0.00 ～ 0.04）	0.310
性别			
男性			
女性	0.85（0.69 ～ 1.06）	－ 0.02（ － 0.05 ～ 0.01）	0.151
年龄（岁）			
18 ～ 65			
66 ～ 75	0.63（0.49 ～ 0.81）	－ 0.06（ － 0.09 ～ － 0.03）	＜ 0.001
＞ 75	0.97（0.64 ～ 1.46）	－ 0.00（ － 0.06 ～ － 0.05）	0.832
户籍			
农村地区			
城市地区	1.64（1.24 ～ 2.18）	0.06（0.03 ～ 0.10）	＜ 0.001
教育水平			
小学及以下			
中学	2.76（2.13 ～ 3.58）	0.12（0.09 ～ 0.15）	＜ 0.001
高中	2.79（2.00 ～ 3.89）	0.13（0.08 ～ 0.17）	＜ 0.001
大学及以上	5.78（3.49 ～ 9.53）	0.24（0.16 ～ 0.31）	＜ 0.001
家庭年收入（元）			
0 ～ 12 000			
12 001 ～ 24 000	1.26（0.83 ～ 1.88）	0.03（ － 0.02 ～ 0.09）	0.461
24 001 ～ 36 000	1.08（0.77 ～ 1.51）	0.01（ － 0.03 ～ 0.06）	0.589
＞ 36 000	0.65 （0.49 ～ 0.87）	－ 0.05（ － 0.09 ～ － 0.02）	＜ 0.001
服药依从性			
差			
好	1.05（0.86 ～ 1.29）	0.01（ － 0.02 ～ 0.03）	0.588
疾病数量			
1			
2	6.45（4.70 ～ 9.02）	0.15（0.13 ～ 0.18）	＜ 0.001
≥ 3	32.97（23.82 ～ 46.46）	0.47（0.43 ～ 0.51）	＜ 0.001

　　此外，我们还将多重用药程度定义为三分类变量。0～4种药品：没有多重用药；5～9种药品：一般多重用药；10种及以上药品：严重多重用药。项目组对社区患者和住院患者两个数据库进行了分析，试图进一步建立用药共同决策水平和决策类型这两者分别与多重用药程度之间的联系，但我们并未在分析结果中发现显著性关联。

四、研究讨论

（一）用药共同决策对住院患者多重用药的影响

　　研究发现，与用药共同决策程度较低水平的患者相比，用药共同决策参与度较高的患者有较低多重用药的发生率。Emily对2型糖尿病患者的管理回顾也揭示了用药共同决策有助于提供更符合目标的护理服务。现代医学正在从传统的医师决策模式转向共同决策模式。在这种模式中，专业知识双向流动。对于患者来说，他们会对自己的用药方案有更清晰的了解，这样他们就可以及时向医师反馈自己的需求，或者是放弃还是继续治疗[26]。对于医务人员来说，他们不仅可以合理地选择循证信息，还可以减少重复处方的发生[27, 28]。这可以帮助医师减少不必要的药物处方。在社区患者中，本研究没有发现用药共同决策与多重用药之间的关系，这可能是由于大部分社区患者都是处于疾病控制较好的状态，发生多重用药的概率较低。

　　考虑到住院患者多为病情较为严重复杂的患者，其发生多重用药的风险往往更高。因此，为了减少多重用药带来的药物-疾病反应和药物-药物反应，更加需要提高用药共同决策的水平，从而为患者提供最优的治疗方案。

（二）决策类型对社区患者多重用药的影响

　　我们的研究发现，与共同决策相比，患者决策显著增加了社区患者发生多重用药的风险。这可能与患者没有足够的医疗知识储备有关。当患者为主导对用药方案进行决策时，更多的时候是凭借经验主义，这可能会导致重复处方、不合理自我药疗等事件的发生。与患者决策相比，共同决策是医师在提供专业背景的同时，充分了解了患者已有用药方案，并鼓励患者表达自己的需求后做出的双方都满意的决策，因此会降低发生多重用药的风险。

五、研究结论

　　本节发现用药共同决策是降低多重用药发生风险的关键因素之一。用药共同决策水平高的住院患者发生多重用药的可能性较低，决策类型为患者决策的社区患者发生多重用药的风险更高。为了有效减少多重用药的发生，一方面应该对医师、药师、护士和患者进行培训，帮助他们从医师决策或患者决策转变为共同决策，通过医务人员主动深入了解患者的治疗需求与目标，鼓励患者更多地参与到决策中。另一方面，应该严格监管社区患者的用药方案，避免产生患者决策。医师应定期随访社区慢性病患者用药方案，及时对社区患者的用药方案给出专业的建议和指导，降低患者决策的发生率。

第三节　慢性病患者常就诊机构
对多重用药行为的影响

一、研究目的

多重用药的发生与多种因素有关。慢性病患者人口特征因素（年龄、教育程度），健康行为因素（患者是否吸烟、是否饮酒、是否锻炼、日常饮食习惯），疾病相关因素（疾病种类、疾病数量、疾病严重程度）[1, 2]均被证明与患者多重用药行为有关。此外，患者多地就诊、不同机构就诊并且在就诊时重复处方也会导致多重用药[16]。从医疗服务供方视角来看，慢性病患者往往会在不同医疗机构就诊，用药信息传递不畅，从而导致用药方案的碎片化，增加了多重用药的风险。然而，目前很少有研究从服务提供机构类型的角度来探究影响多重用药行为的因素，为弥补这一研究空白，本节探究慢性病患者最常就诊机构类型是否会对患者多重用药行为产生影响。

二、研究方法

（一）纳入变量

本节主要探究慢性病患者最常就诊机构对是否发生多重用药的影响，最常就诊机构是基于问题"过去 3 个月您经常到以下哪一类机构就诊？"收集得到，患者可以选择：①社区卫生服务中心（站）/ 乡镇卫生院（村卫生室）；②二级或三级医院（非基层机构）；③药店；④机构不确定（经常变动），若患者选择选项①，则其分为常去基层就诊，否则将其分为常去非基层机构就诊。结局变量是患者是否发生多重用药行为，根据慢性病患者服用药物数量，将过去 3 个月患者服用药物数量在 0 ~ 4 种的患者划为非多重用药组，而将服用药物数量在 5 种及以上者划为多重用药组。

对于住院患者，项目组将住院患者基本信息（年龄、户籍、教育程度、年收入、医保类型、居住情况）、患者健康相关信息（锻炼情况、患病数量、自评健康状况）、患者用药情况（药龄、服用中药与否、是否发生药物不良反应）纳入模型进行分析。

对于社区患者，项目组将社区患者的基本信息（年龄、性别、户籍、居住情况、教育程度、工作类型、医保类型、年收入）、患者健康相关信息（饮酒情况、吸烟情况、锻炼情况、饮食情况、是否定期测血压和血糖、是否患有高血压、疾病数量、病龄、疾病严重程度、去年是否住过院）、患者用药情况（是否发生药物不良反应）、患者医疗行为（和医师的交流频率）等变量纳入模型进行分析。

（二）数据分析方法

本研究利用 SPSS 24.0 软件对样本特征进行描述性分析，然后利用 R Studio 4.1.1 软件对数据进行倾向得分加权，以消除混杂偏倚的影响，最后再进行 Logistic 回归，探究患者最常就诊机构与患者多重用药行为的关系。

三、研究结果

（一）单因素分析结果

如表 7-7 所示，住院患者共计 718 份有效问卷。大多数患者年龄在 65 岁以上（共 517 人，72.0%）。其中女性患者 415 人（57.8%），男性患者 303 人（42.2%）；城市患者 574 人（79.9%），农村患者 144 人（20.1%）；独居患者 150 人（20.9%）。总体来说，被调查者人均患慢性病数量（2.88±1.53）种，人均服药（3.1±2.2）种，发生多重用药的患者人数为 392 人（54.6%），有 136 人（18.9%）患者在用药期间发生不良反应，最常去基层医疗机构就诊人数 78 人（10.1%）。

表 7-7　住院患者特征

变量	非多重用药 n（%）	多重用药 n（%）	χ^2	P
机构				
基层医疗机构	42（12.9）	36（44.4）	2.561	0.113
非基层医疗机构	284（87.1）	356（90.8）		
性别				
男性	126（38.7）	177（45.2）	3.096	0.079
女性	200（61.3）	215（54.8）		
年龄（岁）				
18 ～ 65	100（30.7）	101（25.8）	3.709	0.157
66 ～ 75	101（31.0）	114（29.1）		
> 75	125（38.3）	177（45.1）		
户籍				
城市地区	249（76.4）	325（82.9）	4.730	0.030
农村地区	77（23.6）	67（17.1）		
教育程度				
小学及以下	90（27.6）	117（29.9）	1.482	0.686
初中	97（29.8）	111（28.3）		
高中	82（25.1）	106（27.0）		
大学及以上	57（17.5）	58（14.8）		
居住情况				
非独居	253（77.6）	315（80.4）	0.814	0.367
独居	19（22.4）	131（19.6）		
年收入（元）				
0 ～ 9999	21（6.5）	21（5.3）	5.059	0.080
10 000 ～ 50 000	152（46.6）	154（39.3）		

续表

变量	非多重用药 n（%）	多重用药 n（%）	χ^2	P
> 50 000	153（46.9）	217（55.4）		
疾病数量				
1	91（27.9）	32（8.2）	68.137	< 0.001
2	105（32.2）	97（24.7）		
≥ 3	130（39.9）	263（67.1）		
药龄（年）				
0 ～ 10	175（53.7）	160（40.8）	15.341	< 0.001
11 ～ 20	86（26.4）	109（27.8）		
> 20	65（19.9）	123（31.4）		
是否发生药物不良反应				
否	268（82.2）	314（80.1）	0.514	0.473
是	58（17.8）	78（19.9）		
健康状况				
较好	104（31.9）	109（27.8）	11.420	0.003
一般	112（34.4）	103（26.3）		
较差	110（33.7）	180（45.9）		
参保类型				
城镇职工医保	214（65.6）	262（66.9）	5.048	0.080
城乡居民医保	85（26.1）	113（28.8）		
无	27（8.3）	17（4.3）		
锻炼				
无	276（84.7）	304（77.6）	2.324	0.127
有	50（15.3）	88（22.4）		
饮食情况				
未控制饮食	286（87.7）	307（78.3）	10.970	0.001
控制饮食	40（12.3）	85（21.7）		
是否服用中药				
否	230（70.6）	231（58.9）	10.461	0.001
是	96（29.4）	161（41.1）		

　　如表 7-8 所示，共计 1205 名社区慢性病患者参与了这项调查，其中 1196 份有效问卷，有效回收率 99.3%。大多数患者年龄在 65 岁以上（共 849 人，71.0%），年龄最小的患者为 26 岁，年龄最大的患者为 92 岁，平均年龄为 68.55 岁。女性患者 693 人（57.9%），男性患者 503 人（42.1%）。城市患者 578 人（48.3%），农村患者 618 人（51.7%）。从事体力

劳动患者 749 人（62.6%），从事脑力劳动患者 447 人（37.4%）。独居患者 124 人（10.4%），非独居患者 1072 人（89.6%）。总体来说，被调查者人均患慢性病数量（2.0±1.2）种，人均服药（3.1±2.2）种，发生多重用药行为患者 252 人（21.1%），有 242 人（20.2%）患者用药期间发生不良反应，最常去基层医疗机构就诊人数 399 人（33.4%）。

表 7-8   社区患者人口特征

变量	非多重用药 n（%）	多重用药 n（%）	χ^2	P
机构				
基层医疗机构	352（37.3）	47（18.7）	31.077	< 0.001
非基层医疗机构	592（62.7）	205（81.3）		
性别				
男	397（42.1）	106（42.1）	0.000	0.998
女	547（57.9）	146（57.9）		
年龄（岁）				
18～65	280（29.7）	67（26.6）	5.249	0.072
66～75	508（53.8）	124（49.2）		
> 75	156（16.5）	61（24.2）		
户籍				
城市地区	436（46.2）	142（56.3）	8.226	0.004
农村地区	508（53.8）	110（43.7）		
教育程度				
小学及以下	437（46.3）	106（41.9）	5.723	0.126
初中	285（30.2）	76（30.0）		
高中	174（18.5）	49（19.4）		
大学	47（5.0）	22（8.7）		
工作				
体力工作者	611（64.7）	138（54.8）	8.435	0.004
脑力工作者	333（35.3）	114（45.2）		
居住情况				
独居	93（9.9）	31（12.3）	1.285	0.257
非独居	851（90.1）	221（87.7）		
年收入（元）				
0～9999	276（29.2）	67（26.6）	0.683	0.711
10 000～50 000	310（32.8）	86（34.1）		
> 50 000	358（37.9）	99（39.3）		

续表

变量	非多重用药 n（%）	多重用药 n（%）	χ^2	P
疾病数量				
1	445（47.2）	24（9.5）	134.176	0.000
2	494（52.3）	216（85.7）		
≥3	5（0.5）	12（4.8）		
病龄（年）				
0～10	497（52.7）	104（41.3）	14.249	0.001
11～20	254（26.9）	71（28.2）		
>20	193（20.4）	77（30.5）		
是否发生药物不良反应				
否	783（82.9）	171（67.9）	28.054	<0.001
是	161（17.1）	81（32.1）		
疾病严重程度				
轻	433（45.9）	48（19.1）	97.158	0.000
中	386（40.9）	111（44.0）		
重	125（13.2）	93（36.9）		
参保类型				
城镇职工医保	367（38.9）	120（47.6）	6.297	0.012
城乡居民医保	577（61.1）	132（52.4）		
去年是否住过院				
是	291（30.8）	141（56.0）	54.422	<0.001
否	653（69.2）	111（44.0）		
饮酒情况				
从不	733（77.6）	214（84.9）	7.945	0.047
偶尔	115（12.2）	16（6.3）		
经常	29（3.1）	7（2.8）		
总是	67（7.1）	15（6.0）		
和医师交流频率				
无	127（13.5）	22（8.7）	22.421	<0.001
很少	291（30.8）	64（25.4）		
偶尔	180（19.1）	50（19.8）		
经常	276（29.2）	75（29.8）		
总是	70（7.4）	41（16.3）		
吸烟情况				
从不	685（72.6）	195（77.4）	7.459	0.024

续表

变量	非多重用药 n (%)	多重用药 n (%)	χ^2	P
已戒烟	105 (11.1)	33 (13.1)		
吸烟	154 (16.3)	24 (9.5)		
饮食情况				
荤素均衡	522 (55.3)	115 (45.6)	7.925	0.019
以荤食为主	65 (6.9)	18 (7.2)		
以素食为主	357 (37.8)	119 (47.2)		
锻炼				
从不	109 (11.6)	43 (17.1)	8.402	0.038
偶尔	166 (17.6)	52 (20.6)		
经常	193 (20.4)	50 (19.8)		
总是	476 (50.4)	107 (42.5)		
是否经常测血压或血糖				
否	178 (18.9)	33 (13.1)	4.543	0.033
是	766 (81.1)	219 (86.9)		
掌握用药知识程度				
较低	482 (51.1)	125 (49.6)	0.169	0.681
较高	462 (48.9)	127 (50.4)		

（二）倾向得分加权平衡结果

本节主要探究最常就诊机构对慢性病患者发生多重用药行为的影响，为平衡混杂因素，项目组通过倾向得分加权法均衡控制组与对照组之间的协变量，然后再利用二元 Logistic 回归分析评价处理因素对结果变量的影响。表 7-9 为住院患者倾向得分加权前后标准均值误差，由表 7-9、表 7-10 可知，经过倾向得分加权，原数据中有较大的偏差的协变量被平衡，数据整体分布更为均衡。

表 7-9　住院患者加权前后各个协变量的 SMD

变量	SMD	
	加权前	加权后
性别	0.12	0.07
年龄	− 0.03	0.11
户籍	− 0.31	− 0.09
教育程度	0.01	0.03
居住情况	− 0.09	− 0.07
年收入	0.20	0.14

续表

变量	SMD	
	加权前	加权后
疾病数量	0.16	0.11
药龄	− 0.10	− 0.10
是否发生药物不良反应	0.23	0.10
自评健康状况	0.26	− 0.07
参保类型	− 0.04	0.02
锻炼	− 0.17	− 0.07
控制饮食	− 0.05	0.02
服用中药	− 0.06	− 0.06

表 7-10 为社区患者倾向得分加权前后的 SMD 值，在经过加权后，原始数据中有较大的偏差的协变量被平衡，数据整体分布更为均衡。

表 7-10　社区患者加权前后各个协变量的 SMD 差异

变量	SMD	
	加权前	加权后
性别	− 0.09	0.09
年龄	0.27	0.00
户籍	− 1.07	0.06
教育程度	0.53	0.00
工作	0.58	0.04
居住情况	0.00	0.11
年收入	0.63	0.06
疾病数量	0.29	0.00
病龄	0.29	0.05
是否发生药物不良反应	− 0.16	− 0.09
疾病严重程度	0.49	− 0.11
参保类型	− 0.90	− 0.07
去年是否住过院	− 0.18	0.11
和医师交流频率	− 0.3	− 0.05
饮酒情况	− 0.08	− 0.05
吸烟情况	− 0.03	− 0.07
饮食情况	− 0.26	− 0.06
锻炼情况	− 0.04	− 0.05
是否经常测血压或血糖	− 0.10	− 0.07
掌握用药知识程度	0.18	− 0.03

（三）就诊机构对多重用药的回归结果

表 7-11 介绍了住院患者倾向得分加权后二元 Logistic 回归的结果。在此模型中，我们计算了每个变量的 OR 值和边际效应。倾向得分加权回归的结果与二分类 Logistic 回归结果有所不同，未加权的逻辑回归因为混杂因素而低估了最常就诊机构对患者多重用药的影响。倾向得分加权后逻辑回归结果显示，常去非基层医疗机构就诊的患者与多重用药行为显著相关（OR=1.51，95%CI：1.51 ～ 1.96，P=0.003），相应的边际效应为 8.0%（95%CI：0.03 ～ 0.13），表明最常去基层医疗机构就诊可能有助于减少多重用药行为。

表 7-11　住院患者倾向得分加权二元 Logistic 回归

变量	边际效应（95%CI）	OR（95%CI）	P
最常就诊机构			
基层医疗机构			
非基层医疗机构	0.08（0.03 ～ 0.13）	1.51（1.15 ～ 1.96）	0.003
性别			
男性			
女性	− 0.15（− 0.21 ～ − 0.11）	0.44（0.33 ～ 0.58）	< 0.001
年龄（岁）			
18 ～ 65			
66 ～ 75	− 0.06（− 0.13 ～ 0.00）	0.71（0.50 ～ 1.00）	0.053
> 75	0.05（− 0.01 ～ 0.12）	1.33（0.94 ～ 1.89）	0.106
户籍			
城市地区			
农村地区	− 0.12（− 0.19 ～ − 0.05）	0.54（0.38 ～ 0.77）	< 0.001
教育程度			
小学及以下			
初中	− 0.13（− 0.20 ～ − 0.07）	0.49（0.34 ～ 0.69）	< 0.001
高中	− 0.12（− 0.19 ～ − 0.05）	0.53（0.36 ～ 0.76）	< 0.001
大学及以上	− 0.17（− 0.25 ～ − 0.09）	0.40（0.26 ～ 0.62）	< 0.001
居住情况			
非独居			
独居	0.04（− 0.03 ～ 0.10）	1.22（0.87 ～ 1.73）	0.125
年收入（元）			
0 ～ 9999			
10 000 ～ 50 000	− 0.16（− 0.26 ～ − 0.07）	0.42（0.24 ～ 0.72）	0.002
> 50 000	− 0.07（− 0.16 ～ 0.02）	0.68（0.39 ～ 1.17）	0.164

续表

变量	边际效应（95%CI）	OR（95%CI）	P
疾病数量			
1			
2	0.22（0.14～0.30）	2.90（1.96～4.33）	＜0.001
≥3	0.36（0.29～0.44）	5.84（3.98～8.67）	＜0.001
药龄（年）			
0～10			
11～20	−0.01（−0.07～0.05）	0.93（0.67～1.29）	0.675
>20	0.14（0.08～0.21）	2.17（1.55～3.04）	＜0.001
是否发生药物不良反应			
否			
是	0.01（−0.05～0.08）	1.05（0.74～1.49）	0.779
健康状况			
较好			
一般	−0.09（−0.15～−0.02）	0.65（0.46～0.91）	0.013
较差	0.04（−0.01～0.11）	1.28（0.93～1.75）	0.049
参保类型			
城镇职工医保			
城乡居民医保	−0.01（−0.07～0.05）	0.94（0.68～1.31）	0.730
无	−0.22（−0.34～0.09）	0.32（0.17～0.62）	＜0.001
锻炼			
无			
有	−0.02（−0.11～−0.06）	0.88（0.57～1.37）	0.592
饮食情况			
未控制饮食			
控制饮食	0.02（−0.07～0.11）	1.11（0.68～1.79）	0.670
是否服用中药			
否			
是	0.07（0.02～0.13）	1.49（1.12～1.95）	0.006

　　研究发现，对数据进行加权后，基本人口学特征中性别、户籍、教育程度、年收入等与多重用药行为显著相关。女性患者相较于男性患者多重用药发生率的边际效应减少15.0%（OR=0.44，95%CI：0.33～0.58，P＜0.001），农村患者相比城市患者多重用药发生率的边际效应减少12.0%（OR=0.54，95%CI：0.38～0.77，P＜0.001）。

　　在疾病相关因素中，疾病数量、药龄、健康状况等与多重用药行为显著相关。有 2 种疾病的患者相对于有 1 种疾病的患者边际效应增加了 0.22（OR=2.90，95%CI：1.96～4.33，$P < 0.001$），有 3 种及以上疾病的患者相对于有 1 种疾病的患者边际效应增加了 0.36（OR=5.84，95%CI：3.98～8.67，$P < 0.001$）。此外，药龄在 20 年以上的患者相对于药龄在 0～10 年的患者发生多重用药的发生率更高（OR=2.17，95%CI：1.55～3.04，$P < 0.001$）。健康状况一般的患者相对于健康状况较好的患者边际效应减少了 0.09（OR=0.65，95%CI：0.46～0.91，P=0.013），健康状况较差的患者相对于健康状况较好的患者边际效应增加了 0.04（OR=1.28，95%CI：0.93～1.75，P=0.049）。

患者就医行为相关因素中，医保、是否服用中药等与多重用药显著相关。没有医保的患者多重用药发生率低于有城镇职工保险的患者（OR=0.32，95%CI：0.17～0.62，$P < 0.001$）。服用中药的患者较不服用中药的患者多重用药发生的概率更高（OR=1.49，95%CI：1.12～1.95，P=0.006）。

表 7-12 介绍了社区患者倾向得分加权前后二元 Logistic 回归的结果。倾向得分加权后逻辑回归结果显示，常去非基层医疗机构就诊的患者与多重用药行为显著相关（OR=2.40，95%CI：1.74～3.32，$P < 0.001$），相应的边际效应为 9.0%（95%CI：0.06～0.12）。

表 7-12　社区患者倾向得分加权二元 Logistic 回归

变量	边际效应（95%CI）	OR（95%CI）	P
常就诊机构			
基层医疗机构			
非基层医疗机构	0.09（0.06～0.12）	2.40（1.74～3.32）	< 0.001
性别			
男性			
女性	0.03（− 0.00～0.08）	1.32（0.87～2.03）	0.192
年龄（岁）			
18～65			
66～75	− 0.08（− 0.12～− 0.03）	0.50（0.33～0.77）	0.002
> 75	0.00（− 0.08～0.06）	1.03（0.62～1.69）	0.921
户籍			
城市地区			
农村地区	0.02（− 0.04～0.08）	1.21（0.68～2.17）	0.523
教育程度			
小学及以下			
初中	0.01（− 0.03～0.06）	1.13（0.72～1.76）	0.593
高中	0.04（− 0.02～0.10）	1.45（0.84～2.50）	0.184
大学及以上	0.06（− 0.03～0.15）	1.70（0.81～3.57）	0.161
工作			
体力工作者			

续表

变量	边际效应（95%CI）	OR（95%CI）	P
脑力工作者	− 0.04（− 0.08 ～ − 0.00）	0.67（0.45 ～ 0.99）	0.048
居住情况			
独居			
非独居	0.04（− 0.02 ～ 0.09）	1.41（0.85 ～ 2.37）	0.191
年收入（元）			
0 ～ 9999			
10 000 ～ 50 000	0.01（− 0.04 ～ 0.06）	1.06（0.67 ～ 1.69）	0.809
> 50 000	0.03（− 0.03 ～ 0.08）	1.28（0.77 ～ 2.15）	0.345
疾病数量			
1			
2	0.09（0.05 ～ 0.12）	3.05（1.87 ～ 5.10）	< 0.001
≥ 3	0.40（0.34 ～ 0.45）	21.03（12.83 ～ 35.65）	< 0.001
病龄（年）			
0 ～ 10			
11 ～ 20	− 0.06（− 0.10 ～ − 0.02）	0.56（0.37 ～ 0.83）	0.005
> 20	0.06（0.01 ～ 0.11）	1.66（1.14 ～ 2.42）	0.008
是否发生药物不良反应			
否			
是	− 0.05（− 0.09 ～ − 0.01）	0.64（0.45 ～ 0.93）	0.019
疾病严重程度			
轻度			
中度	0.03（− 0.01 ～ 0.08）	1.36（0.90 ～ 2.09）	0.150
重度	0.05（− 0.03 ～ 0.11）	1.63（1.00 ～ 2.67）	0.049
参保类型			
城镇职工医保			
城乡居民医保	− 0.12（− 0.17 ～ − 0.06）	0.35（0.21 ～ 0.58）	< 0.001
去年是否住过院			
否			
是	− 0.02（− 0.06 ～ 0.02）	0.83（0.60 ～ 1.15）	0.260
和医师交流频率			
无			
很少	0.01（− 0.05 ～ 0.06）	1.06（0.62 ～ 1.85）	0.838
偶尔	0.01（− 0.05 ～ 0.08）	1.14（0.62 ～ 2.10）	0.673
经常	0.02（− 0.04 ～ 0.08）	1.19（0.68 ～ 2.14）	0.561

续表

变量	边际效应 (95%CI)	OR (95%CI)	P
总是	0.14 (0.06 ～ 0.22)	3.14 (1.62 ～ 6.19)	< 0.001
饮酒情况			
从不饮酒			
偶尔	− 0.04 (− 0.10 ～ 0.02)	0.69 (0.36 ～ 1.28)	0.254
经常	0.01 (− 0.10 ～ 0.13)	1.12 (0.38 ～ 3.00)	0.828
总是	0.09 (0.00 ～ 0.18)	2.14 (1.08 ～ 4.19)	0.027
吸烟情况			
从不吸烟			
已戒烟	0.04 (− 0.03 ～ 0.10)	1.36 (0.81 ～ 2.28)	0.245
吸烟	− 0.05 (− 0.11 ～ 0.08)	0.60 (0.32 ～ 1.10)	0.105
饮食情况			
荤素均衡			
以荤为主	0.08 (0.00 ～ 0.16)	2.01 (1.05 ～ 3.73)	0.030
以素为主	0.04 (0.00 ～ 0.08)	1.42 (1.00 ～ 2.00)	0.049
锻炼			
从不			
偶尔	0.02 (− 0.04 ～ 0.08)	1.20 (0.70 ～ 2.05)	0.504
经常	0.03 (− 0.00 ～ 0.09)	1.33 (0.78 ～ 2.27)	0.296
总是	0.00 (− 0.05 ～ 0.05)	1.00 (0.63 ～ 1.61)	0.993
是否定期测血压或血糖			
是			
否	0.00 (− 0.06 ～ 0.05)	0.96 (0.59 ～ 1.53)	0.859
掌握用药知识程度			
较低			
较高	0.01 (− 0.05 ～ 0.03)	0.91 (0.63 ～ 1.29)	0.581
常量	—	0.03 (0.01 ～ 0.09)	< 0.001

　　研究发现，在对社区患者数据进行加权后，人口特征因素中年龄、独居、工作类型等与多重用药行为显著相关。年龄在 66 ～ 75 岁的慢性病患者相对于 65 岁及以下患者多重用药发生率的边际效应减少了 8.0%（OR=0.50，95%CI：0.33 ～ 0.77，P=0.002），脑力工作者相对于体力工作者多重用药发生率的边际效应减少了 4.0%（OR=0.67，95%CI：0.45 ～ 0.99，P=0.048）。

　　在疾病相关因素中，疾病数量、病龄、是否发生过药物不良反应、疾病严重程度等与多重用药行为显著相关。有 2 种疾病的患者相对于有 1 种疾病的患者边际效应增加了 9.0%（OR=3.05，95%CI：1.87 ～ 5.10，P < 0.001），有 3 种及以上疾病的患者相对于有 1 种疾

病的患者边际效应增加了 40.0%（OR=21.03，95%CI：12.83 ～ 35.65，$P < 0.001$）。此外，病龄在 11 ～ 20 年的患者相对于病龄在 0 ～ 10 年的患者多重用药发生率的边际效应减少了 6.0%（OR=0.56，95%CI：0.37 ～ 0.83，$P=0.005$），而病龄在 20 年及以上的患者相对于病龄在 0 ～ 10 年的患者发生多重用药的边际效应增加了 6.0%（OR=1.66，95%CI：1.14 ～ 2.42，$P=0.008$）。发生药物不良反应的患者相对于未发生药物不良反应的患者多重用药发生率的边际效应减少了 5.0%（OR=0.64，95%CI：0.45 ～ 0.93，$P=0.019$）。

患者就医行为相关因素中，与医师交流频率、医保类型等因素与多重用药显著相关。总是和医师交流的患者相对于不和医师交流的患者多重用药发生率的边际效应增加了 14.0%（OR=3.14，95%CI：1.62 ～ 6.19，$P < 0.001$）。购买城乡医疗保险的患者相对于购买职工医疗保险的患者多重用药发生率的边际效应减少了 12.0%（OR=0.35，95%CI：0.21 ～ 0.58，$P < 0.001$）。

我们还发现患者的饮酒情况、饮食情况与多重用药显著相关。长期饮酒的患者相对于从不饮酒的患者多重用药发生率的边际效应增加了 9.0%（OR=2.14，95%CI：1.08 ～ 4.19，$P=0.027$）。以荤食为主的患者相对于荤素均衡的患者多重用药发生率的边际效应增加了 8.0%（OR=2.01，95%CI：1.05 ～ 3.73，$P=0.030$）。

四、研究讨论

研究发现，无论是社区患者还是住院患者，常去非基层医疗机构就诊的患者相对于常去基层就诊的患者更容易发生多重用药，相应的边际效应分别为 9.0% 和 8.0%。在其他条件处于相同水平的情况下，最常去基层医疗机构就诊的患者相较于常去非基层医疗机构就诊的患者，发生多重用药行为的概率分别增加了 9.0% 和 8.0%。这可能是由于基层医疗机构的医护人员相比于综合医院的医护人员有更多的时间与患者交流，与基层医疗机构建立密切关系的患者在日常生活中更容易获得基层医疗机构医师的综合用药指导[29, 30]，从而降低了用药信息共享不畅通、不及时而导致医师重复处方事件的概率[31, 32]。

2015 年以来，我国卫生系统开始推进分级诊疗制度，但是大多数患者对基层医疗机构缺乏信任，偏向于直接到大医院就诊[2]。有研究表明拥有初级保健提供者的患者更少到大医院就诊[33]。美国的健康维护组织（HMO）要求患者首先咨询初级保健医师的意见，然后再考虑转诊问题[34, 35]。许多欧洲国家拥有全科医师系统（GP），能有效引导患者分级诊疗[36, 37]。基层医疗机构是慢性病管理的主战场，我们需要发挥基层医疗机构的作用。一方面需要加大基层医疗机构的建设力度，应保障基层医疗机构人员、设备、药物等资源的齐全，重建患者对于基层医疗机构的信任；另一方面需要发挥基层医疗机构对于慢性病患者的主动健康管理作用，建立包含医师、药师、护士等专业人员在内的社区综合医疗团队，主动管理所在地患者疾病，让患者重拾对基层医疗机构的信心。此外，部分慢性病患者意识不到国家政策对于改善基层医疗机构的影响，我们需要加强对患者分级诊疗的宣传，让患者认识并信任新的基层医疗机构的医疗服务能力。

五、研究结论

本节发现常去基层就诊的患者多重用药的发生率较低，这可能是由于本研究的主要对象——高血压、糖尿病患者——本身接受基层医疗机构的日常随访，因此基层医疗机构医护人员与慢性病患者有着更好的交流，对慢性病患者的基本情况了解全面，医患之间更容易建立紧密的关系。因此，我国应加速推进分级诊疗制度的实施，加强基础医疗机构的建设，主动管理患者健康，宣传基层医疗机构的作用，让患者重新信任基层医疗机构。此外，针对本研究发现的可能影响患者多重用药行为的因素，在日常工作中应引起医护人员格外的重视，避免不合理多重用药。同时鼓励全民减少饮酒，以食疗等其他疗法替代药物治疗方案。

参 考 文 献

[1] Liu YX, Wang RX, Huang R, et al. Influencing factors and their relationships of risk perception and decision-making behaviour of polypharmacy in patients with chronic diseases: a qualitative descriptive study[J]. BMJ Open, 2021, 11(4): e043557.

[2] Bronskill SE, Gill SS, Paterson JM, et al. Exploring variation in rates of polypharmacy across long term care homes[J]. J Am Med Dir Assoc, 2012, 13(3): 309. e15-309. e21.

[3] 王佳，常敬涵，刘雨鑫，等．老年慢性病住院患者多重用药的影响因素研究 [J]．中国医院药学杂志，2021, 41(6): 606-611, 658.

[4] 王可，唐静，杨昆，等．中国 14 省 27 家医院住院老年慢病患者多重用药现状横断面研究 [J]．药物流行病学杂志，2022, 31(1): 38-44.

[5] 王春霞，贺梦璐，王海鹏，等．山东省农村地区多重慢病患者多重用药现状及影响因素分析 [J]．山东大学学报（医学版），2022, 60(1): 93-100.

[6] Nishtala PS, Salahudeen MS. Temporal trends in polypharmacy and hyperpolypharmacy in older New Zealanders over a 9-year period: 2005–2013[J]. Gerontology, 2015, 61(3): 195-202.

[7] Slabaugh SL, Maio V, Templin M, et al. Prevalence and risk of polypharmacy among the elderly in an outpatient setting[J]. Drugs & Aging, 2010, 27(12): 1019-1028.

[8] Kantor ED, Rehm CD, Haas JS, et al. Trends in prescription drug use among adults in the United States from 1999-2012[J]. JAMA, 2015, 314(17): 1818-1831.

[9] Abolhassani N, Castioni J, Marques-Vidal P, et al. Determinants of change in polypharmacy status in Switzerland: the population-based CoLaus study[J]. Eur J Clin Pharmacol, 2017, 73(9): 1187-1194.

[10] Biernikiewicz M, Taieb V, Toumi M. Characteristics of doctor-shoppers: a systematic literature review[J]. J Mark Access Health Policy, 2019, 7(1): 1595953.

[11] Bjerrum L, Søgaard J, Hallas J, et al. Polypharmacy: correlations with sex, age and drug regimen. A prescription database study[J]. Eur J Clin Pharmacol, 1998, 54(3): 197-202.

[12] Veehof L, Stewart R, Haaijer-Ruskamp F, et al. The development of polypharmacy. A longitudinal study[J]. Fam Pract, 2000, 17(3): 261-267.

[13] Betteridge TM, Frampton CM, Jardine DL. Polypharmacy: we make it worse! A cross-sectional study from an acute admissions unit[J]. Intern Med J, 2012, 42(2): 208-211.

[14] Viktil KK, Blix HS, Eek AK, et al. How are drug regimen changes during hospitalisation handled after discharge: a cohort study[J]. BMJ Open, 2012, 2(6): e001461.

[15] Pereira KG, Peres MA, Iop D, et al. Polifarmácia em idosos: um estudo de base populacional[J]. Rev Bras Epidemiol, 2017, 20(2): 335-344.

[16] O' Connor MN, Gallagher P, O' Mahony D. Inappropriate prescribing[J]. Drugs Aging, 2012, 29(6): 437-452.

[17] Davis D, O' Brien MA, Freemantle N, et al. Impact of formal continuing medical education: do conferences, workshops, rounds, and other traditional continuing education activities change physician

behavior or health care outcomes?[J]. JAMA, 1999, 282(9): 867-874.

[18] Chandra S, Mohammadnezhad M. Doctor-patient communication in primary health care: a mixed-method study in Fiji[J]. Int J Environ Res Public Health, 2021, 18(14): 7548.

[19] Mortazavi SS, Shati M, Malakouti SK, et al. Physicians' role in the development of inappropriate polypharmacy among older adults in Iran: a qualitative study[J]. BMJ Open, 2019, 9(5): e024128.

[20] Lazcano-Ponce E, Angeles-Llerenas A, Rodríguez-Valentín R, et al. Communication patterns in the doctor-patient relationship: evaluating determinants associated with low paternalism in Mexico[J]. BMC Med Ethics, 2020, 21(1): 125.

[21] Barry MJ, Edgman-Levitan S. Shared decision making: pinnacle of patient-centered care[J]. N Engl J Med, 2012, 366(9):780-781.

[22] Ong LM, de Haes JC, Hoos AM, et al. Doctor-patient communication: a review of the literature[J]. Soc Sci Med, 1995, 40(7): 903-918.

[23] Oshima Lee E, Emanuel EJ. Shared decision making to improve care and reduce costs[J]. N Engl J Med, 2013, 368(1): 6-8.

[24] Onder G, Marengoni A. Polypharmacy[J]. JAMA, 2017, 318(17):1728.

[25] Halli-Tierney AD, Scarbrough C, Carroll D. Polypharmacy: evaluating risks and deprescribing[J]. Am Fam Physician, 2019, 100(1): 32-38.

[26] Peron EP, Ogbonna KC, Donohoe KL. Antidiabetic medications and polypharmacy[J]. Clin Geriatr Med, 2015, 31(1): 17-27, vii.

[27] Backman WD, Levine SA, Wenger NK, et al. Shared decision-making for older adults with cardiovascular disease[J]. Clin Cardiol, 2020, 43(2):196-204.

[28] Charles C, Gafni A, Whelan T. Shared decision-making in the medical encounter: What does it mean? (or it takes at least two to tango)[J]. Soc Sci Med, 1997, 44(5): 681-692.

[29] Feng D, Serrano R, Ye T, et al. What contributes to the regularity of patients with hypertension or diabetes seeking health services? A pilot follow-up, observational study in two sites in Hubei Province, China[J]. Int J Environ Res Public Health, 2016, 13(12): 1268.

[30] Starfield B, Shi L, Macinko J. Contribution of primary care to health systems and health[J]. Milbank Q, 2005, 83(3): 457-502.

[31] Duckett J, Hunt K, Munro N, et al. Does distrust in providers affect health-care utilization in China?[J]. Health Policy Plan, 2016, 31(8):1001-1009.

[32] Zhang X, Xiong Y, Ye J, et al. Analysis of government investment in primary healthcare institutions to promote equity during the three-year health reform program in China[J]. BMC Health Serv Res, 2013, 13: 114.

[33] Feng D, Zhang D, Li B, et al. Does having a usual primary care provider reduce patient self-referrals in rural China's rural multi-tiered medical system? A retrospective study in Qianjiang District, China[J]. BMC Health Serv Res, 2017, 17(1): 778.

[34] Hoel RW, Giddings Connolly RM, Takahashi PY. Polypharmacy management in older patients[J]. Mayo Clin Proc, 2021, 96(1): 242-256.

[35] Sekhri NK. Managed care: the US experience[J]. Bull World Health Organ, 2000, 78(6): 830-844.

[36] Verhaak PF, van den Brink-Muinen Λ, Bensing JM, et al. Demand and supply for psychological help in general practice in different European countries: access to primary mental health care in six European countries[J]. Eur J Public Health, 2004, 14(2): 134-140.

[37] Brown S, Castelli M, Hunter DJ, et al. How might healthcare systems influence speed of cancer diagnosis: a narrative review[J]. Soc Sci Med, 2014, 116(100): 56-63.

第 8 章

多重用药的健康结局研究

第一节　慢性病患者多重用药对药物不良反应的影响

一、研究目的

国内外有研究显示多重用药会导致发生药物不良反应，本节主要利用所抽取到的社区慢性病患者与住院慢性病患者的数据验证多重用药行为是否会导致药物不良反应的发生。

二、研究方法

（一）纳入变量

本节主要探究慢性病患者多重用药行为与发生药物不良反应之间的关系，本书作者将患者每天服用 5 种及以上药物视为多重用药行为。结局变量发生药物不良反应基于问题"您是否发生过药物不良反应"来收集，患者可选择①是；②否。

对于住院患者，将患者基本信息（性别、年龄、户籍、教育程度）、患者疾病信息（是否患有高血压、是否患有糖尿病、是否患有心脏病、是否患有高血脂、是否患有运动系统疾病、是否患有脑血管疾病、是否患有消化系统疾病、是否患有肾脏疾病、病龄）、是否多重用药及常就诊机构纳入模型进行分析。

对于社区患者，将患者基本信息（性别、年龄、户籍、居住情况、教育程度）、患者疾病信息（是否患有高血压、是否患有糖尿病、是否患有心脏病、是否患有高血脂、是否患有运动系统疾病、是否患有脑血管疾病、是否患有消化系统疾病、是否患有肾脏疾病、病龄）、服药依从性、是否多重用药及常就诊机构纳入模型进行分析。

（二）数据分析方法

本研究利用 SPSS 24.0 软件对样本特征进行描述性分析。然后利用 RStudio 4.1.1 软件对数据进行倾向得分加权以消除混杂偏倚的影响，最后再进行 Logistic 回归，探究患者多重用药行为与药物不良反应之间的关系。

三、研究结果

（一）单因素分析结果

如表 8-1 所示，在 718 名社区患者中，性别、是否患有运动系统疾病、是否患有消化系统疾病与是否发生药物不良反应显著相关，而多重用药与是否发生药物不良反应之间无统计学意义。

表 8-1　住院患者发生药物不良反应情况单因素分析

变量	未发生药物不良反应 n（%）	发生药物不良反应 n（%）	χ^2	P
多重用药				
否	268（46.0）	58（42.6）	0.514	0.473
是	314（54.0）	78（57.4）		
性别				
男性	256（44.0）	47（34.6）	4.017	0.045
女性	326（56.0）	89（65.4）		
年龄（岁）				
18 ~ 65	170（29.2）	31（22.8）	5.041	0.080
66 ~ 75	164（28.2）	51（37.5）		
≥ 76	248（42.6）	54（39.7）		
户籍				
城市地区	451（77.5）	104（76.5）	0.065	0.798
农村地区	131（22.5）	32（23.5）		
教育程度				
小学及以下	171（29.4）	35（25.7）	1.242	0.743
初中	166（28.5）	43（31.6）		
高中	154（26.5）	34（25.0）		
大学及以上	91（15.6）	24（17.7）		
高血压				
否	155（26.6）	38（27.9）	0.096	0.757
是	427（73.4）	98（72.1）		
糖尿病				
否	346（59.5）	79（58.1）	0.085	0.771
是	236（40.5）	57（41.9）		
心脏病				
否	298（51.2）	65（47.8）	0.512	0.474
是	284（48.8）	71（52.2）		
高血脂				
否	420（72.2）	99（72.8）	0.022	0.883
是	162（27.8）	37（27.2）		
运动系统疾病				
无	483（83.0）	103（75.7）	3.866	0.049
有	99（17.0）	33（24.3）		

续表

变量	未发生药物不良反应 n（%）	发生药物不良反应 n（%）	χ^2	P
脑血管疾病				
无	515（88.5）	122（89.7）	0.163	0.686
有	67（11.5）	14（10.3）		
消化系统疾病				
否	523（89.9）	109（80.1）	9.870	0.002
是	59（10.1）	27（19.9）		
肾脏疾病				
否	499（85.7）	110（80.9）	2.019	0.155
是	83（14.3）	26（19.1）		
病龄（年）				
0～10	274（47.1）	61（44.9）	0.444	0.801
11～20	155（26.6）	40（29.4）		
＞20	153（26.3）	35（25.7）		
常就诊机构				
基层医疗机构	69（11.9）	9（6.6）	3.124	0.077
非基层医疗机构	513（88.1）	127（93.4）		

如表 8-2 所示，987 名社区患者中，是否有多重用药行为、是否患有糖尿病、是否患有心脏病、是否患有脑血管疾病、是否患有消化系统疾病、常就诊机构与是否发生药物不良反应之间显著相关。

表 8-2　社区患者发生药物不良反应情况单因素分析

变量	未发生药物不良反应 n（%）	发生药物不良反应 n（%）	χ^2	P
多重用药				
否	650（82.0）	133（68.6）	17.096	＜0.001
是	143（18.0）	61（31.4）		
性别				
男性	330（41.6）	74（38.1）	0.776	0.378
女性	463（58.4）	120（61.9）		
年龄（岁）				
18～65	216（27.3）	59（30.4）	5.162	0.076
66～75	419（52.8）	110（56.7）		
≥76	158（19.9）	25（12.9）		

续表

变量	未发生药物不良反应 n（%）	发生药物不良反应 n（%）	χ^2	P
户籍				
城市地区	379（47.8）	84（43.3）	1.264	0.261
农村地区	414（52.2）	110（56.7）		
居住状态				
独居	88（11.1）	21（10.8）	0.012	0.914
非独居	705（88.9）	173（89.2）		
教育程度				
小学及以下	380（47.9）	89（45.9）	3.858	0.277
初中	218（27.5）	65（33.5）		
高中	154（19.4）	29（14.9）		
大学及以上	41（5.2）	11（5.7）		
高血压				
否	91（11.5）	27（13.9）	0.883	0.347
是	702（88.5）	167（86.1）		
糖尿病				
否	555（70.0）	120（61.9）	4.768	0.029
是	238（30.0）	74（38.1）		
心脏病				
否	653（82.3）	135（69.6）	15.761	< 0.001
是	140（17.7）	59（30.4）		
高血脂				
否	706（89.0）	170（87.6）	0.306	0.580
是	87（11.0）	24（12.4）		
运动系统疾病				
无	701（88.4）	171（88.1）	0.010	0.821
有	92（11.6）	23（11.9）		
脑血管疾病				
无	687（86.6）	151（77.8）	9.413	0.002
有	106（13.4）	43（22.2）		
消化系统疾病				
否	745（93.9）	157（80.9）	33.569	< 0.001
是	48（6.1）	37（19.1）		

续表

变量	未发生药物不良反应 n（%）	发生药物不良反应 n（%）	χ^2	P
肾脏疾病				
否	760（95.8）	181（93.3）	2.262	0.133
是	33（4.2）	13（6.7）		
病龄（年）				
0～10	393（49.6）	94（48.5）	1.906	0.386
11～20	218（27.5）	47（24.2）		
＞20	182（23.0）	53（27.3）		
服药依从性				
差	299（37.7）	80（41.2）	0.822	0.365
好	494（62.3）	114（58.8）		
常就诊机构				
基层医疗机构	293（36.9）	57（29.4）	3.900	0.048
非基层医疗机构	500（63.1）	137（70.6）		

（二）倾向得分加权前后结果

本节主要探究多重用药对慢性病患者发生不良反应的影响，为平衡混杂因素，项目组通过倾向得分加权法均衡实验组与对照组之间的协变量，然后再利用二元 Logistic 回归分析评价处理因素对结果变量的影响。

表 8-3 为住院患者倾向得分加权前后的 SMD 值，SMD 是用于评价加权前后实验组数据与对照组数据平衡性的指标，一般 SMD ＜ 0.10 表示数据分布达到较为理想的状态，SMD ＜ 0.20 为可接受的范围。在经过加权后，原始数据中有较大偏差的协变量被平衡，数据整体分布更为均衡。

表 8-3　住院患者倾向得分加权前后 SMD 值

变量	SMD	
	加权前	加权后
性别	－ 0.13	－ 0.01
年龄	0.14	－ 0.06
户籍	－ 0.13	－ 0.06
居住情况	0.10	0.02
教育程度	－ 0.05	0.02
高血压	0.09	0.03
糖尿病	0.34	－ 0.05
心脏病	0.51	0.00

续表

变量	SMD	
	加权前	加权后
高血脂	0.25	− 0.04
运动系统相关疾病	− 0.06	0.05
脑血管疾病	0.18	0.07
消化系统疾病	0.12	0.07
肾脏疾病	0.25	− 0.13
病龄	0.30	0.03
就诊机构	0.12	0.03

表 8-4 为社区患者倾向得分加权前后的 SMD 值。在经过加权后，原始数据中有较大偏差的协变量被平衡，数据整体分布更为均衡。

表 8-4　社区患者倾向得分加权前后 SMD 值

变量	SMD	
	加权前	加权后
性别	0.00	− 0.04
年龄	0.16	0.10
户籍	− 0.20	− 0.10
居住情况	− 0.08	− 0.03
教育程度	0.14	0.04
高血压	0.13	0.00
糖尿病	0.55	0.09
心脏病	0.77	− 0.03
高血脂	0.42	− 0.09
运动系统相关疾病	0.22	0.05
脑血管疾病	0.45	− 0.05
消化系统疾病	0.21	− 0.09
肾脏疾病	0.27	0.01
病龄	0.26	0.07
依从性	− 0.10	− 0.03
就诊机构	0.42	− 0.03

（三）多重用药对是否发生药物不良反应的回归结果

表 8-5 介绍了社区患者倾向得分加权后二元 Logistic 回归的结果。在此模型中，我们计算了每个变量的 OR 值和边际效应。倾向得分加权后逻辑回归结果显示，多重用药的患

者与是否发生药物不良反应显著相关（OR=1.61，95%CI：1.06～2.46，*P*=0.028），相应的边际效应为7.0%（95%CI：0.01～0.14），表明在其他变量保持不变的情况下，多重用药患者相比于非多重用药患者发生药物不良反应的概率增加了7.0%。

表 8-5　社区患者倾向得分加权二元 Logistic 回归

变量	边际效应（95%CI）	OR（95%CI）	*P*
多重用药			
否			
是	0.07（0.01～0.14）	1.61（1.06～2.46）	0.028
性别			
男性			
女性	0.05（-0.02～0.12）	1.42（0.89～2.28）	0.143
年龄（岁）			
18～65			
66～75	－0.01（－0.09～0.08）	0.94（0.55～1.62）	0.830
＞75	－0.10（－0.19～－0.01）	0.46（0.22～0.95）	0.037
户籍			
城市地区			
农村地区	－0.04（－0.12～0.04）	0.76（0.43～1.33）	0.331
居住情况			
独居			
非独居	0.04（－0.05～0.13）	1.34（0.68～2.77）	0.413
教育程度			
小学及以下			
初中	0.04（－0.05～0.13）	1.30（0.75～2.23）	0.348
高中	－0.09（－0.18～0.00）	0.48（0.22～1.00）	0.054
大学及以上	－0.07（－0.20～0.05）	0.56（0.19～1.53）	0.273
高血压			
否			
是	－0.02（－0.13～0.09）	0.86（0.43～1.81）	0.688
糖尿病			
否			
是	0.07（0.00～0.14）	1.61（1.01～2.59）	0.046
心脏病			
否			
是	0.08（0.01～0.15）	1.69（1.08～2.65）	0.022

续表

变量	边际效应 (95%CI)	OR (95%CI)	P
高血脂			
否			
是	− 0.03 (− 0.10 ～ 0.04)	0.82 (0.49 ～ 1.34)	0.434
运动系统相关疾病			
否			
是	− 0.03 (− 0.11 ～ 0.05)	0.83 (0.46 ～ 1.47)	0.527
脑血管疾病			
否			
是	0.07 (− 0.01 ～ 0.15)	1.59 (0.98 ～ 2.57)	0.058
消化系统疾病			
否			
是	0.23 (0.11 ～ 0.35)	3.51 (1.99 ～ 6.21)	< 0.001
肾脏疾病			
无			
有	0.06 (− 0.06 ～ 0.18)	1.48 (0.72 ～ 2.96)	0.277
病龄 (年)			
1 ～ 10			
11 ～ 20	− 0.05 (− 0.13 ～ 0.01)	0.66 (0.38 ～ 1.12)	0.126
> 20	0.01 (− 0.07 ～ 0.09)	1.08 (0.63 ～ 1.83)	0.787
服药依从性			
差			
好	0.01 (− 0.05 ～ 0.07)	1.06 (0.69 ～ 1.64)	0.794
常就诊机构			
基层			
非基层	0.02 (− 0.06 ～ 0.10)	1.14 (0.64 ～ 2.08)	0.652

　　人口基本特征中，年龄在 75 岁及以上的患者相比于 18 ～ 65 岁的患者发生药物不良反应的可能性降低了 10.0% (OR=0.46，95%CI：0.22 ～ 0.95，P=0.037)。

　　疾病因素中，患有糖尿病、心脏病、消化系统疾病与药物不良反应显著相关。糖尿病患者相对未患糖尿病的患者边际效应增加了 0.07 (OR=1.61，95%CI：1.01 ～ 2.59，P=0.046)。有心脏病的患者相对未患心脏病的患者边际效应增加了 0.08 (OR=1.69，95%CI：1.08 ～ 2.65，P=0.022)，有消化系统疾病的患者相对未患消化系统疾病的患者边际效应增加了 0.23 (OR=3.51，95%CI：1.99 ～ 6.21，P < 0.001)。

　　表 8-6 介绍了住院患者倾向得分加权前后二元 Logistic 回归的结果。倾向得分加权后

逻辑回归结果显示，住院患者中，多重用药行为与发生药物不良反应之间不具有统计学意义（OR=1.11，95%CI：0.77～1.61，*P*=0.58）。

表 8-6　住院患者倾向得分加权二元 Logistic 回归

变量	边际效应（95%CI）	OR（95%CI）	*P*
多重用药			
否			
是	0.02（−0.04～0.07）	1.11（0.77～1.61）	0.58
性别			
男性			
女性	0.08（0.02～0.13）	1.71（1.15～2.56）	0.01
年龄（岁）			
18～65			
66～75	0.12（0.04～0.2）	2.16（1.29～3.68）	<0.001
>75	−0.01（−0.07～0.06）	0.96（0.56～1.65）	0.87
户籍			
城市地区			
农村地区	−0.02（−0.09～0.05）	0.89（0.54～1.43）	0.63
居住情况			
独居			
非独居	−0.01（−0.08～0.06）	0.94（0.60～1.52）	0.81
教育程度			
小学及以下			
初中	0.06（−0.01～0.13）	1.53（0.93～2.54）	0.09
高中	0.03（−0.04～0.10）	1.24（0.74～2.09）	0.41
大学及以上	0.11（0.01～0.20）	1.98（1.08～3.60）	0.03
高血压			
否			
是	−0.03（−0.10～0.03）	0.80（0.52～1.24）	0.32
糖尿病			
否			
是	0.01（−0.04～0.07）	1.09（0.73～1.62）	0.67
心脏病			
否			
是	0.04（−0.01～0.10）	1.35（0.91～2.01）	0.14

续表

变量	边际效应 (95%CI)	OR (95%CI)	P
高血脂			
否			
是	− 0.04 (− 0.10 ～ 0.02)	0.76 (0.49 ～ 1.16)	0.21
运动系统相关疾病			
否			
是	0.01 (− 0.06 ～ 0.09)	1.08 (0.65 ～ 1.77)	0.75
脑血管疾病			
否			
是	− 0.04 (− 0.11 ～ 0.04)	0.76 (0.40 ～ 1.35)	0.37
消化系统疾病			
否			
是	0.14 (0.04 ～ 0.24)	2.32 (1.38 ～ 3.88)	< 0.001
肾脏疾病			
无			
有	0.01 (-0.05 ～ 0.08)	1.10 (0.70 ～ 1.68)	0.68
病龄 (年)			
1 ～ 10			
11 ～ 20	0.04 (− 0.02 ～ 0.11)	1.33 (0.85 ～ 2.08)	0.21
> 20	0.02 (− 0.05 ～ 0.08)	1.14 (0.71 ～ 1.82)	0.60
常就诊机构			
基层			
非基层	0.09 (0.00 ～ 0.17)	2.01 (0.95 ～ 4.87)	0.09

研究发现,在对社区患者数据进行加权后,人口特征因素中性别、年龄、教育程度等与多重用药行为显著相关。女性患者相对于男性患者不良反应发生率的边际效应增加了8.0% (OR=1.71,95%CI:1.15 ～ 2.56,P=0.01)。年龄在66 ～ 75 岁的患者相对于65 岁及以下患者不良反应发生率的边际效应增加了12.0% (OR=2.16,95%CI:1.29 ～ 3.68,P < 0.001)。教育程度在大学及以上的患者相对于小学及以下的患者不良反应的边际效应增加了11.0% (OR=1.98,95%CI:1.08 ～ 3.60,P=0.03)。

在疾病相关因素中,消化系统疾病与不良反应显著相关。有消化系统疾病的患者相对未患消化系统疾病的患者边际效应增加了14.0% (OR=2.32,95%CI:1.38 ～ 3.88,P < 0.001)。

患者就医行为相关因素中,常就诊机构与发生药物不良反应显著相关。常在非基层就诊的患者相对于在基层就诊的患者,发生药物不良反应的边际效应增加了9.0% (OR=2.01,

95%CI：0.95 ~ 4.87，P=0.09）。

四、研究讨论

（一）社区患者多重用药更易发生药物不良反应

在社区慢性病患者中，有多重用药行为的患者容易发生药物不良反应，国内外有研究得出类似结果。瑞典一项对 630 743 名老年人的处方进行分析的研究发现，随着用药数量的增加，药物相互作用发生率呈指数式增长[1]。瑞典另一项病例对照研究发现，随着药物数量的增加，患者跌倒的风险也随之增加，特别是使用 10 种及以上药物的患者，跌倒的风险几乎是非多重用药患者的 2 倍。另外，德国一项针对养老院人群的横断面研究发现，多重用药与严重的肾衰竭有关[2]，中国台湾一项利用保险数据库的研究同样发现多重用药与较高的急性肾衰竭风险有关[3]。英国的一项横断面研究发现慢性阻塞性肺疾病患者更容易发生多重用药行为，并且更容易发生药物不良反应[4]。另一项纳入 50 篇文章的综述研究发现多重用药与跌倒、药物不良反应、住院、死亡及认知功能障碍有关[5]。慢性病患者中多为老年人，随着年龄的增长，老年人身体功能发生变化，肝功能与肾功能更易折损，药物在体内的药代动力学过程及药物之间的反应随之而来发生相应的变化，老年患者服用多种药物可能会导致药物积蓄中毒发生率升高及药物不良反应发生率增加。此外，随着服药数量的增多，药物与药物之间相互反应及药物与疾病之间的相互反应发生率增加，也会使得药物不良反应发生率增加。

在住院慢性病患者中，发生多重用药行为与发生药物不良反应之间没有统计学意义。住院患者中，患者服用药物是由医师开具的，患者的所有生理体征均在医师的监控范围之内，因此发生多重用药行为多为合理多重用药。而在社区患者中，患者发生多重用药行为不受医师监控，患者由于多机构、多科室就诊，新发疾病等导致患者多重用药，而专科医师并不知晓患者的其他用药及疾病，因此发生不合理多重用药的概率大大增加，从而发生药物不良反应的概率也大大增加。

（二）降低社区患者多重用药行为的相关建议

1. 加强对社区慢性病患者的健康教育　对社区患者更需提高患者对于多重用药、药物不良反应等的认识，加强对慢性病患者及家属的健康教育，定期进行合理用药知识培训和多重用药的风险宣传，向患者及其家属传达"多种药物的使用不一定能提升疗效，反而易引起不良反应"的思想，提高患者合理用药知识水平。

2. 建立多学科医疗团队进行用药干预　由于多病共存、长期服药等原因，社区慢性病患者在居家药疗过程中出现多重用药，需对进行长期药物治疗的患者进行合理的用药干预。应强化社区卫生服务中心、村卫生室等对于慢性病患者的健康用药管理，建立包含医师、家庭药师、护士等专业医护人员在内的社区综合医疗团队。大部分医师工作繁忙，进行药物评估及用药干预无疑又增加了医师的工作量，而评估药物是否合适对于老年虚弱患者非常重要，药师相对于医师更了解药物在体内的变化过程，在评估居家患者合理用药过程中能发挥重要作用。治疗团队在进行慢性病用药管理过程中，应特别关注有糖尿病、心脏病、运动系统疾病、消化系统疾病的患者，该类患者多重用药后更易发生药物不良反应。

五、研究结论

本研究发现社区患者发生多重用药会增加其发生药物不良反应的概率，而住院患者在医师监控与指导下发生多重用药并不会显著增加药物不良反应的概率，应采取相关措施对社区慢性病患者进行用药干预，避免其不合理多重用药行为的发生，降低药物不良反应发生的概率，提升患者生活质量。

第二节　慢性病患者多重用药对抑郁的影响

一、研究目的

多重用药与各种不良后果相关，如跌倒、较高的死亡率和住院率、再入院率、较长的住院时间等[6]，尽管研究发现多重用药与心理疾病有关[7, 8]，但并未深入研究多重用药与心理疾病之间的关系[9, 10]。本节基于国外学者对多重用药与抑郁之间的研究，探究多重用药与抑郁之间的关系。

二、研究方法

（一）纳入变量

本节主要探究慢性病患者多重用药行为对患者抑郁情况的影响，将患者服用 5 种及以上药物视为多重用药行为，患者的抑郁情绪调查采用 CES-D10，该量表结果反映了被调查者之前 1 周的抑郁情况，CES-D10 的答案分别为很少或者根本没有（< 1 天）、不太多（1 ～ 2 天）、有时或有一半的时间（3 ～ 4 天）、大多数的时间（5 ～ 7 天），分别赋值 0 分、1 分、2 分、3 分。该量表总分范围 0 ～ 30 分，分数越高表示抑郁症状越明显。已有研究显示将 10 分作为分界点时该量表具有良好的信效度[11, 12]，本研究以 10 分作为分界点，大于 10 分的患者被视为抑郁症状较为严重，小于等于 10 分的患者则认为其抑郁症状不严重。

对于住院患者，本研究将患者基本信息（年龄、户籍、教育程度、年收入、医保类型、居住情况）、患者健康相关信息（锻炼情况、是否患有高血压、是否患有冠心病、是否患有糖尿病、患病数量、自评健康状况）、患者用药情况（药龄、是否服用中药、是否发生药物不良反应）纳入模型进行分析。

对于社区患者，将患者基本信息（年龄、性别、户籍、居住情况、教育程度、工作类型、医保类型、年收入）、患者健康相关信息（饮酒情况、吸烟情况、锻炼情况、饮食情况、是否定期测血压和血糖、是否患有高血压、是否患有糖尿病、疾病数量、病龄、疾病严重程度、去年是否住过院）、患者用药情况（是否发生药物不良反应）、患者医疗行为（服药依从性、最常就诊机构、和医师的交流频率、对医师的信任程度、参与用药决策情况）、患者用药知识等变量纳入模型进行分析。

（二）分析方法

本研究利用 SPSS 24.0 软件对样本特征进行描述性分析。利用 RStudio 4.1.1 软件对数据进行倾向得分加权以消除混杂偏倚的影响，再利用 Logistic 回归建立模型以更好地分析发生多重用药行为对患者抑郁的净影响。

三、研究结果

(一) 单因素分析结果

共计有 718 名住院患者的数据纳入了本研究模型。平均年龄 74.73 岁，其中农村户籍 144 人 (20.1%)，女性 415 人 (57.8%)。表 8-7 列出了住院患者的人口统计学特征、健康信息和用药状况。高血压患者 523 例 (72.8%)，糖尿病患者 293 例 (40.8%)，其他慢性病患者 612 例 (85.2%)。人均患慢性病 2.88 种，人均用药史 13.95 年，平均用药 5.87 种。291 人有抑郁症状 (40.5%)，427 人没有抑郁症状 (59.5%)。总体而言，多重用药、教育程度、运动量、是否患其他慢性病 (不包括高血压和糖尿病)、健康状况、是否发生药物不良反应等变量与抑郁情绪相关。

表 8-7　住院患者基本人口特征

变量	抑郁情况		P
	否 n (%)	是 n (%)	
多重用药			
否	222 (51.7)	104 (36.0)	< 0.001
是	207 (48.3)	185 (64.0)	
年龄 (岁)			
< 65	111 (26.0)	74 (25.4)	0.865
≥ 65	316 (74.0)	217 (74.6)	
户籍			
城市	350 (82.0)	224 (77.0)	0.101
农村	77 (18.0)	67 (23.0)	
性别			
男性	190 (44.5)	113 (38.8)	0.131
女性	237 (55.5)	178 (61.2)	
教育程度			
小学及以下	106 (24.8)	101 (34.7)	0.015
初中	129 (30.2)	79 (27.1)	
高中	113 (26.5)	75 (25.8)	
大学及以上	79 (18.5)	36 (12.4)	
年收入 (元)			
≤ 36 000	146 (34.2)	113 (38.8)	0.421
36 001 ~ 69 000	128 (30.0)	84 (28.9)	
≥ 69 001	153 (35.8)	94 (32.3)	

续表

变量	抑郁情况		P
	否 n（%）	是 n（%）	
医保类型			
职工医保	292（68.4）	184（63.2）	0.316
居民医保	109（25.5）	89（30.6）	
无医保	26（6.1）	18（6.2）	
居住情况			
非独居	345（80.8）	223（76.6）	0.178
独居	82（19.2）	68（23.4）	
是否锻炼			
否	332（77.8）	248（85.2）	0.013
是	95（22.2）	43（14.8）	
是否患高血压			
否	85（29.2）	110（25.8）	0.308
是	206（70.8）	317（74.2）	
是否患糖尿病			
否	258（60.4）	167（57.4）	0.417
是	169（39.6）	124（42.6）	
是否患其他慢性病			
否	86（20.1）	20（6.9）	＜ 0.001
是	341（79.9）	271（93.1）	
健康状况			
好	173（40.5）	40（13.8）	＜ 0.001
一般	132（30.9）	83（28.5）	
差	122（28.6）	168（57.7）	
是否发生药物不良反应			
否	360（84.3）	222（76.3）	0.007
是	67（15.7）	69（23.7）	
是否服中药			
否	270（63.2）	191（65.6）	0.509
是	157（36.8）	100（34.4）	

本研究将 1196 名社区患者的数据纳入分析。社区患者的平均年龄 68.75 岁，其中农村户籍 618 人（51.7%），女性 693 人（57.9%）。表 8-8 列出社区患者的人口统计学特征、健康信息、用药情况、医疗行为、用药知识情况。人均患慢性病 2.04 种，平均用药史 12.47

年，平均用药3.08种。324人有抑郁症状（27.1%），872人无抑郁症状（72.9%）。总体而言，多重用药、户籍、性别、教育程度、工作类型、医保类型、年收入、锻炼、饮食情况、服药依从性、药物不良反应、去年是否住过院、对医师信任程度、疾病严重程度、决策类型、疾病数量、用药知识等变量与抑郁症状有关。

表8-8 社区患者人口特征

变量	抑郁		P
	否 n（%）	是 n（%）	
多重用药			0.001
否	709（81.3）	235（72.5）	
是	163（18.7）	89（27.5）	
年龄（岁）			0.841
＜65	249（28.6）	98（30.2）	
≥65	623（71.4）	226（69.8）	
户籍			＜0.001
城市	480（55.0）	98（30.2）	
农村	392（45.0）	226（69.8）	
居住情况			0.135
非独居	83（9.5）	41（12.7）	
独居	789（90.5）	283（87.3）	
性别			0.008
男性	387（44.4）	116（35.8）	
女性	485（55.6）	208（64.2）	
教育程度			＜0.001
小学及以下	350（40.1）	193（59.6）	
初中	276（31.7）	85（26.2）	
高中	186（21.3）	37（11.4）	
大学及以上	60（6.9）	9（2.8）	
工作类型			0.016
体力劳动	528（60.6）	221（68.2）	
脑力劳动	344（39.4）	103（31.8）	
医保类型			＜0.001
职工医保	405（46.4）	82（25.3）	
居民医保	467（53.6）	242（74.7）	
年收入（元）			＜0.001
0～9999	206（23.6）	137（42.3）	

变量	抑郁		P
	否 n （%）	是 n （%）	
10 000 ~ 50 000	295 (33.8)	101 (31.2)	
≥ 50 001	371 (42.6)	86 (26.5)	
饮酒			0.106
从不	679 (77.9)	268 (82.7)	
偶尔	107 (12.3)	24 (7.4)	
经常	25 (2.9)	11 (3.4)	
总是	61 (6.9)	21 (6.5)	
吸烟			0.129
从不	629 (72.1)	251 (77.5)	
已戒烟	103 (11.8)	35 (10.8)	
吸烟	140 (16.1)	38 (11.7)	
锻炼			< 0.001
从不	88 (10.1)	64 (19.8)	
偶尔	145 (16.6)	73 (22.5)	
经常	174 (20.0)	69 (21.3)	
总是	465 (53.3)	118 (36.4)	
饮食情况			0.020
荤素均衡	483 (55.4)	154 (47.5)	
以荤为主	63 (7.2)	20 (6.2)	
以素为主	326 (37.4)	150 (46.3)	
高血压			0.666
否	105 (12.0)	42 (13.0)	
是	767 (88.0)	282 (87.0)	
糖尿病			0.563
否	594 (68.1)	215 (66.4)	
是	278 (31.9)	109 (33.6)	
病龄（年）			0.188
0 ~ 10	451 (51.7)	150 (46.3)	
11 ~ 20	234 (26.8)	91 (28.1)	
> 20	187 (21.5)	83 (25.6)	
服药依从性			0.007
差	331 (38.0)	151 (46.6)	
好	541 (62.0)	173 (53.4)	

续表

变量	抑郁		P
	否 n (%)	是 n (%)	
药物不良反应			0.005
是	159 (18.2)	83 (25.6)	
否	713 (81.8)	241 (74.4)	
常就诊机构			0.482
非基层医疗机构	296 (33.9)	103 (31.8)	
基层医疗机构	576 (66.1)	221 (68.2)	
和医师交流频率			0.185
无	116 (13.3)	33 (10.2)	
很少	262 (30.0)	93 (28.7)	
偶尔	163 (18.7)	67 (20.7)	
经常	244 (28.0)	107 (33.0)	
总是	87 (10.0)	24 (7.4)	
是否定期测血压			0.181
是	726 (83.3)	259 (79.9)	
否	146 (16.7)	65 (20.1)	
去年是否住过院			< 0.001
是	269 (30.8)	163 (50.3)	
否	603 (69.2)	161 (49.7)	
对医师信任程度			0.002
非常信任	526 (60.3)	173 (53.4)	
比较信任	250 (28.7)	99 (30.6)	
一般	59 (6.8)	19 (5.9)	
不太信任	30 (3.4)	27 (8.3)	
非常不信任	7 (0.8)	6 (1.8)	
疾病严重程度			< 0.001
轻危	393 (45.1)	88 (27.1)	
中危	361 (41.4)	136 (42.0)	
重危	118 (13.5)	100 (30.9)	
决策类型			< 0.001
自己决策	58 (6.7)	34 (10.5)	
共同决策	103 (11.8)	14 (4.3)	
医师决策	711 (81.5)	276 (85.2)	

续表

变量	抑郁		P
	否 n（%）	是 n（%）	
疾病数量			< 0.001
1	387（44.4）	82（25.3）	
2	315（36.1）	91（28.1）	
> 3	170（19.5）	151（46.6）	
用药知识			< 0.001
低	405（46.4）	202（62.3）	
高	467（53.6）	122（37.7）	

（二）倾向得分加权平衡结果

表 8-9 为住院患者数据各个协变量倾向得分加权前后 SMD 值，经过倾向得分加权，住院患者数据中原偏差较大的混杂变量得到调整，数据分布更加平衡。

表 8-9　住院患者倾向得分加权前后 SMD 值

变量	SMD	
	加权前	加权后
年龄	0.13	− 0.05
户籍	− 0.18	− 0.05
性别	− 0.13	0.04
教育程度	− 0.04	0.07
年收入	0.21	0.05
医保	− 0.11	0.02
居住情况	− 0.05	− 0.01
锻炼	0.11	0.05
高血压	0.09	− 0.01
糖尿病	0.29	− 0.02
其他疾病	0.55	− 0.01
健康状况	0.24	0.00
药物不良反应	0.02	0.05
服用中药	0.14	0.05

表 8-10 为社区患者数据各个协变量倾向得分加权前后 SMD 值，经过倾向得分加权，社区患者数据中原偏差较大的混杂变量得到调整，数据分布更加平衡。

表 8-10 社区患者倾向得分加权前后 SMD 值

变量	SMD	
	加权前	加权后
用药知识	0.03	− 0.01
性别	0.00	− 0.03
年龄	0.16	0.05
户籍	− 0.20	− 0.02
居住情况	− 0.08	− 0.03
教育程度	0.14	− 0.05
工作	0.20	− 0.09
参保类型	− 0.18	0.00
年收入	0.05	− 0.03
饮酒情况	− 0.12	0.06
吸烟情况	− 0.17	0.03
锻炼情况	− 0.20	0.03
饮食情况	0.20	− 0.07
高血压	0.13	0.02
糖尿病	0.55	0.10
病龄	0.26	0.06
依从性	− 0.10	− 0.05
是否发生药物不良反应	− 0.36	0.06
就诊机构	0.42	0.03
和医师交流频率	0.27	0.00
是否经常测血压或血糖	− 0.16	0.04
去年是否住过院	− 0.52	0.00
对医师信任程度	− 0.03	− 0.01
决策类型	0.00	− 0.02
疾病数量	1.15	0.06
疾病严重程度	0.70	0.14

（三）多重用药对抑郁的回归结果

住院患者回归分析结果见表 8-11。倾向得分加权后逻辑回归结果显示，患者的抑郁症状与多重用药行为显著相关（OR=1.58，95%CI：1.17 ～ 2.16，P=0.003），表明发生多重用药行为增加了患者抑郁的概率。

表 8-11　住院患者 Logistic 回归结果

变量	加权前 OR（95%CI）	P	加权后 OR（95%CI）	P
多重用药				
否				
是	1.63（1.12～2.36）	0.010	1.58（1.17～2.16）	0.003
年龄（岁）				
＜65				
≥65	0.84（0.56～1.28）	0.420	1.01（0.68～1.49）	0.966
户籍				
城市				
农村	1.34（0.85～2.12）	0.202	1.25（0.82～1.90）	0.304
性别				
男性				
女性	1.04（0.73～1.49）	0.813	1.29（0.94～1.77）	0.110
教育程度				
小学及以下				
初中	0.73（0.47～1.14）	0.167	0.68（0.46～1.02）	0.061
高中	0.69（0.43～1.12）	0.134	0.80（0.53～1.21）	0.293
大学及以上	0.53（0.29～0.95）	0.034	0.51（0.30～0.87）	0.013
年收入（元）				
≤36 000				
36 001～69 000	1.12（0.72～1.74）	0.609	1.17（0.79～1.75）	0.440
≥69 001	1.13（0.72～1.78）	0.590	1.42（0.95～2.14）	0.087
医保类型				
职工医保				
居民医保	1.24（0.81～1.90）	0.315	1.14（0.77～1.68）	0.508
无	0.78（0.37～1.63）	0.518	0.71（0.34～1.43）	0.339
居住情况				
非独居				
独居	1.40（0.91～2.17）	0.129	1.23（0.83～1.84）	0.302
锻炼				
否				
是	0.47（0.29～0.74）	0.001	0.51（0.34～0.76）	0.001
高血压				
否				
是	1.70（1.12～2.56）	0.013	1.47（1.00～2.17）	0.049

续表

变量	加权前 OR（95%CI）	P	加权后 OR（95%CI）	P
糖尿病				
否				
是	0.87（0.59～1.29）	0.497	0.96（0.68～1.35）	0.811
其他疾病				
否				
是	1.61（0.84～3.15）	0.158	1.47（0.71～3.23）	0.315
疾病数量	1.31（1.12～1.54）	< 0.001	1.27（1.11～1.47）	0.001
健康状况				
较好				
一般	2.82（1.78～4.55）	< 0.001	2.48（1.61～3.86）	< 0.001
较差	5.34（3.44～8.43）	< 0.001	5.15（3.43～7.84）	< 0.001
服用中药				
否				
是	0.72（0.50～1.04）	0.081	0.66（0.48～0.91）	0.013
药物不良反应				
否				
是	1.48（0.97～2.27）	0.066	1.22（0.82～1.80）	0.327
常量	0.11	< 0.001	0.12	< 0.001

　　在对数据进行加权后，教育程度、疾病数量、锻炼和健康状况与抑郁显著相关。受过大学以上教育的患者相比于教育程度为小学及以下的患者发生抑郁的概率更小（OR=0.51，95%CI：0.30～0.87，P=0.013），疾病数量越多的患者发生抑郁的概率更大（OR=1.27，95%CI：1.11～1.47，P=0.001），经常锻炼的患者相对于不锻炼的患者发生抑郁的概率更小（OR=0.51，95%CI：0.34～0.76，P=0.001）。

　　社区患者 Logistic 回归结果见表 8-12。倾向得分加权后逻辑回归结果显示社区患者的抑郁症状和是否发生多重用药行为没有显著联系。

表 8-12　社区患者 Logistic 回归结果

变量	加权前		加权后	
	OR（95%CI）	P	OR（95%CI）	P
多重用药				
否				
是	0.96（0.64～1.44）	0.851	0.80（0.48～1.33）	0.399

续表

变量	加权前		加权后	
	OR（95%CI）	P	OR（95%CI）	P
用药知识				
低				
高	0.78（0.56～1.09）	0.148	0.97（0.57～1.66）	0.915
性别				
男				
女	1.21（0.79～1.86）	0.392	1.03（0.54～1.97）	0.924
年龄（岁）				
18～65				
66～75	0.91（0.63～1.34）	0.645	0.71（0.37～1.34）	0.293
>75	0.77（0.46～1.29）	0.327	0.44（0.19～1.02）	0.059
户籍				
城市地区				
农村地区	2.80（1.60～4.94）	<0.001	4.21（1.63～11.34）	0.003
居住情况				
独居				
非独居	0.86（0.53～1.40）	0.530	0.60（0.29～1.24）	0.166
教育程度				
小学及以下				
初中	0.89（0.60～1.33）	0.576	0.61（0.32～1.14）	0.125
高中	0.72（0.41～1.25）	0.244	0.63（0.27～1.46）	0.290
大学及以上	0.64（0.25～1.54）	0.337	1.10（0.34～3.37）	0.866
工作				
体力工作者				
脑力工作者	1.38（0.94～2.03）	0.104	1.26（0.67～2.40）	0.475
医疗保险				
城镇职工医疗保险				
城乡居民医疗保险	1.12（0.64～1.95）	0.679	0.98（0.38～2.42）	0.961
年收入（元）				
0～9999				
10 000～50 000	0.76（0.52～1.12）	0.163	0.96（0.51～1.82）	0.902
>50 000	0.81（0.51～1.29）	0.378	0.92（0.43～1.99）	0.828

续表

变量	加权前		加权后	
	OR（95%CI）	P	OR（95%CI）	P
饮酒情况				
从不饮酒				
偶尔	0.87（0.49～1.52）	0.639	0.43（0.14～1.19）	0.120
经常	1.30（0.52～3.11）	0.569	1.76（0.43～6.90）	0.420
总是	1.11（0.56～2.12）	0.764	2.60（0.85～8.11）	0.094
吸烟情况				
从不吸烟				
已戒烟	0.89（0.50～1.56）	0.682	0.79（0.34～1.8）	0.572
吸烟	0.80（0.47～1.37）	0.424	0.54（0.20～1.37）	0.202
锻炼				
从不				
偶尔	0.86（0.52～1.42）	0.544	0.76（0.36～1.59）	0.471
经常	0.58（0.35～0.96）	0.033	0.48（0.22～1.02）	0.057
总是	0.49（0.31～0.78）	0.002	0.28（0.14～0.56）	<0.001
饮食情况				
荤素均衡				
以荤为主	0.71（0.37～1.31）	0.291	0.71（0.23～2.01）	0.530
以素为主	1.16（0.84～1.59）	0.371	1.41（0.84～2.39）	0.195
高血压				
无				
有	0.46（0.27～0.80）	0.005	0.49（0.20～1.18）	0.108
糖尿病				
无				
有	0.61（0.41～0.89）	0.012	0.62（0.36～1.06）	0.082
病龄（年）				
0～10				
11～20	1.05（0.73～1.51）	0.779	1.23（0.68～2.25）	0.492
>20	1.41（0.95～2.11）	0.091	1.45（0.77～2.72）	0.249
依从性				
较低				
较高	0.87（0.64～1.18）	0.369	0.94（0.56～1.56）	0.800

续表

变量	加权前		加权后	
	OR （95%CI）	P	OR （95%CI）	P
是否发生药物不良反应				
否				
是	0.84 （0.59～1.22）	0.366	0.73 （0.43～1.23）	0.238
常就诊机构				
基层				
非基层	1.22 （0.86～1.76）	0.270	0.81 （0.44～1.47）	0.480
和医师交流频率				
无				
很少	1.51 （0.89～2.62）	0.134	2.19 （0.79～6.41）	0.140
偶尔	1.33 （0.75～2.41）	0.334	1.37 （0.47～4.15）	0.568
经常	1.29 （0.73～2.29）	0.386	1.13 （0.40～3.33）	0.820
总是	0.71 （0.34～1.49）	0.374	0.77 （0.23～2.56）	0.661
是否定期测血压或血糖				
否				
是	1.14 （0.76～1.69）	0.523	0.69 （0.33～1.40）	0.313
去年是否住过院				
否				
是	0.59 （0.43～0.81）	0.001	0.64 （0.39～1.06）	0.084
疾病严重程度				
轻度				
中度	1.37 （0.95～1.96）	0.088	1.71 （0.89～3.37）	0.114
重度	2.23 （1.42～3.51）	0.001	3.80 （1.82～8.16）	< 0.001
对医师信任程度				
非常信任				
比较信任	1.07 （0.26～4.55）	0.925	0.67 （0.04～8.55）	0.765
一般	0.40 （0.10～1.70）	0.210	0.06 （0.00～0.87）	0.046
不太信任	0.50 （0.13～1.93）	0.306	0.28 （0.02～3.13）	0.317
非常不信任	0.33 （0.09～1.27）	0.099	0.13 （0.01～1.49）	0.114
参与用药决策类型				
自己				
共同	0.22 （0.10～0.50）	< 0.001	0.16 （0.04～0.56）	0.005
医师	0.54 （0.31～0.95）	0.031	0.48 （0.18～1.26）	0.138

续表

变量	加权前		加权后	
	OR （95%CI）	P	OR （95%CI）	P
疾病数量				
1				
2	1.28 （0.86～1.90）	0.222	1.70 （0.74～4.07）	0.219
>3	2.93 （1.87～4.60）	<0.001	3.67 （1.52～9.25）	0.005
常量	2.39 （0.39～14.34）	0.339	10.41 （0.49～261.17）	0.135

在对社区患者数据进行加权后，患者的户籍、锻炼情况、疾病严重程度、参与用药决策类型、患病数量与患者是否抑郁具有显著联系。农村地区的患者相对于城市地区的患者发生抑郁的概率更大（OR=4.21，95%CI：1.63～11.34，P=0.003），总是锻炼的患者相对于从不锻炼的患者发生抑郁的概率更小（OR=0.28，95%CI：0.14～0.56，P<0.001），重度患病的患者相对于轻度患病的患者更容易抑郁（OR=3.80，95%CI：1.82～8.16，P<0.001），共同决策的患者相对于患者决策的患者发生抑郁的概率更小（OR=0.16，95%CI：0.04～0.56，P=0.005），患病数量为3种以上的患者相对于患病数量为1种的患者更容易抑郁（OR=3.67，95%CI：1.52～9.25，P=0.005）。

四、研究讨论

研究发现对于住院患者，发生多重用药行为与抑郁症状显著相关，这与Onder等的研究结果一致[13]。这可能是因为服用多种药物的患者心理困扰程度更高[7]，并且有可能最终演变为抑郁症状，甚至抑郁症。此外，虽然患者可能会希望减少服药数量和频次，但他们最终的服药方案仍主要依赖于医师处方。换言之，患者存在高度外部依赖控制的问题，即医师控制了他们的健康[14]。根据Bramston的研究[15]，高外部控制源会在老年人中发展成抑郁症，这也是形成绝望的过程[16]，因为患者无法做任何事情来干预多重用药而导致他们出现更多的抑郁症状[17]。此外，多重用药被观察到与患者的一系列负面健康后果有关，包括跌倒、虚弱和不良药物事件[18]，这也可能增加患者的压力，影响他们的心理健康，甚至导致抑郁。另外，在之前的研究中发现，较差的情绪能力与更多的药物使用有关，这表明抑郁也可能导致更多的药物使用[8]。较为合理的解释可能是抑郁症增加了自我用药和多重用药的发生率[19]。也有一些研究人员认为，是多病共存完全调节了多重用药与抑郁症之间的联系。也就是说，多重用药患者的抑郁可能是由同时患有多种疾病引起的，本研究中已控制该因素[20]。对社区患者数据进行分析后，项目组发现多重用药并没有加重患者的抑郁情绪，这可能是由于社区患者的平均患病数更少、病情较轻，也有可能与社区患者服药依从性有关，相关假设有待进一步确证。

五、研究结论

通过本节内容可发现，多重用药对于患者抑郁情绪的影响在社区和住院患者中存在差别。对于社区患者来说，抑郁情绪与是否多重用药并没有显著的联系，而对于住院患者来说多重用药使得抑郁的可能性更高。我们的研究结果对改善因药物伤害带来的慢性病患者的健康结局在临床实践中有一定的参考价值。有关部门应采取干预措施，改善慢性病患者不合理多重用药问题，对临床必须使用多种药物的患者进行定期的心理干预，保障慢性病患者的心理健康。

第三节　慢性病患者多重用药其他健康结局

一、多重用药与药物不良反应

前述章节中发现多重用药与药物不良反应相关，限于调查条件有限，未能深入研究多重用药与具体的各种药物不良反应之间的关系，本节通过文献研究多重用药与具体的药物不良反应之间的关系。

伴随多重用药而来的是与药物使用直接相关的健康问题。有研究显示，潜在药物 - 药物之间的相互作用随着数量的增加呈指数级增长，在美国老年退伍军人中，药物 - 疾病相互作用患病率为 15.0%[1]。近 90.0% 因为药物不良反应住院的患者在入院时发生了多重用药行为[21]。

瑞典的一项对 630 743 名老年人处方进行分析的研究发现，随着用药数量的增加，药物相互作用发生率呈指数式增长[1]。瑞典另一项病例对照研究发现，随着药物数量的增加，患者跌倒的风险也增加，特别是使用 10 种及以上药物的患者，跌倒的风险几乎是非多重用药患者的 2 倍。另外，德国一项针对养老院的横断面研究发现，多重用药与严重的肾衰竭有关[22]，中国台湾一项利用保险数据库的研究同样发现多重用药与较高的急性肾衰竭风险有关[3]。英国一项横断面研究发现慢性阻塞性肺疾病患者更容易发生多重用药行为，并且更容易发生药物不良反应[4]。另一项纳入 50 篇文章的综述研究发现多重用药与跌倒、药物不良反应、住院、死亡及认知功能障碍有关[5]。

二、多重用药与身体功能下降

多重用药与身体功能下降有关。美国一项针对 482 名社区老年人多重用药的研究发现，多重用药的患者行走速度比非多重用药患者步行速度慢 6cm/s[23]，另一项长达 8 年的纵向研究发现与服用 0 ～ 3 种药物的患者相比，服用 4 ～ 6 种药物的患者虚弱发生率约为前者的 2 倍，服用 7 种及以上药物的患者虚弱发生率为 0 ～ 3 种患者的 6 倍[24]。英国另一项队列研究发现，多重用药（5 ～ 8 种）与较差的认知能力和身体功能相关，过度多重用药（服用 9 种及以上的药物）与上述不良健康结局关联性更强[25]。德国一项横断面研究发现多重用药与肌无力有关[26]。另外，西班牙还有研究发现多重用药与身体虚弱和身体功能受损有关[27]。一项综述研究发现，18 项横断面研究中有 16 项发现多重用药与身体虚弱有关，7 项纵向研究中有 5 项发现多重用药与身体虚弱有关[28]。由此可见，多重用药也会导致身体功能下降。

三、多重用药与住院率和死亡率

多重用药与住院率和死亡率也有相关性。一项关于多重用药与死亡的 Meta 分析研究表明多重用药与死亡显著相关[29]。Schöttker 等通过使用倾向加权评分匹配调整慢性病患者的数据发现，多重用药与非癌症死亡率之间显著相关[30]。

中国台湾一项长达 10 年、包含 59 042 名老年人的队列研究发现，多重用药与住院风险增加有关[31]。韩国一项跟踪了患者多重用药行为长达 10 年的研究发现，多重用药与跌倒导致的住院显著相关[32]。此外，还有其他研究也发现多重用药与住院有关[33, 34]。

第四节　讨论与建议

一、决策双系统对用药共同决策的影响

以控制系统为主导的患者控制系统能促进其参与用药共同决策，因此可通过科学手段促进患者控制系统发挥作用，提升用药共同决策水平。目前国际较为成熟的决策辅助工具可应用于慢性病患者用药决策过程中。决策辅助工具（patient decision aids，PDA）是通过循证医学制定的用于向患者提供疾病相关知识，提供可选择方案的优势与劣势信息，提升患者参与决策能力的一类工具。决策辅助工具不仅能提升患者参与决策的能力，还会在患者做出决策之前留出一定的时间让患者思考和准备，能让患者更充分发挥控制系统作用，参与用药共同决策，做出适合自己的决策。决策辅助工具已在多项研究中被证实能有效提升患者参与医疗决策的程度[35, 36]，更是被英国 NICE 指南推荐[37]。此外，对患者的健康教育不应该只停留在疾病和合理用药知识的科普上，心理学、健康行为学等相关知识也应该成为患者健康教育的重要内容。由此提升慢性病患者的健康素养和用药专业知识，减少其对用药方案通过感性直觉系统进行决策，鼓励并引导其在用药决策过程中更多地发挥其自身理性推理系统的作用。

二、风险感知对用药共同决策的影响

本研究发现，在用药治疗过程中以冲动系统为主导的患者相对于以控制系统为主导的患者会更多地感知到药物治疗带来的风险，风险感知程度越高的患者参与用药共同决策的程度越低。尽管冲动系统对用药共同决策没有直接作用，但却对患者的风险感知产生正向影响，进而对患者的用药决策参与程度产生负向影响。与此同时，患者的控制系统与用药决策参与程度直接呈正相关，即以控制系统为主导的患者更愿意参与到用药共同决策中来。决策行为被看作冲动系统和控制系统相互作用产生的结果，冲动系统的作用往往以感性直觉的形式表现，而控制系统则会促使人们理性思考。直觉依赖于先前的经验等因素而形成，在一些场景下使用直觉进行快速决策，但显然这并不适用于需要谨慎对待的用药环境。本研究建议，患者在做出选择前需要通过一段时间的理性推理，而不能过多地依赖于感性直觉。

此外，研究发现，慢性病患者在用药过程中对多重用药风险的感知程度较高，特别是在经济风险和身体风险两个维度上表现出较高的感知程度。而参与用药共同决策程度水平

较低，只有约 40% 的患者有较高的参与水平。在用药共同决策的两个维度中，慢性病患者在信息交流上表现出较高的参与程度，而在商议决定最后的用药方案中则表现出较低的参与程度。结构方程模型的结果显示，感知到的风险越高，则参与程度越低。这可能是由于经济负担和用药安全是患者在药物治疗过程中主要关心的两大因素，而由此带来较高的风险感知，以及较低的用药共同决策，最终会导致多重用药等不良后果。随着我国对药品生产、药品流通及医师用药的监管日益严格，在居民医保、职工医保及各项补充保险覆盖日益广泛的趋势下，患者仍存在对于药品所带来的经济和身体风险的担忧。众所周知，慢性病患者多为老年人，收入水平较高者为少数，因此容易出现对经济风险的过度担忧。此外，通过实际调研和定性研究发现，患者对于经济负担和用药安全的担忧来自少数医师大处方、乱用药等新闻的报道，因而对医师存在不信任的情况。

　　因此，为了让患者更多地参与用药共同决策，应采取相应措施将慢性病患者在用药过程中的风险感知保持在一个合理的水平。为降低患者的经济风险，一方面应对现有慢性病人群医保报销方式的合理性展开进一步评估，并针对性改进医保报销政策。例如，对于身患重病的患者，可适当增加重症医保报销比例；对于疾病不严重但需要长期服药的患者，可考虑增补其他医疗保险。同时，有关部门可以鼓励罹患慢性病的高风险人群通过购买商业医疗保险作为补充保险的方式来降低患者医疗负担。另一方面，国家医保局应部署、提升、完善医药集中采购工作，如拓宽平台覆盖范围、扩大采购主体覆盖医疗机构、加强医药价格监测等方式，使得慢性常见病、多发病常规用药的药品价格得到有效控制。为降低患者感知到的过高的身体风险，应从社会舆论的角度出发，构建和谐医患关系。官方媒体应加强对于医师的正面报道，真实报道负面影响的事件，引导患者合理地看待关于医师的负面信息。此外，应建立医患沟通管理制度体系，积极开展医患沟通培训，鼓励医疗服务提供方主动营造良好的医患沟通氛围。并且应为群众提供权威的健康科普。鼓励专科专家借助网络等平台，传播合理用药知识，帮助患者树立正确的合理用药观念。

三、现有医疗环境对多重用药的影响

　　除患者个人因素外，患者参与用药共同决策也受到现有医疗环境的限制。目前，政策支持力度不足、大医院人满为患、医师工作量大等原因同样使得患者参与用药共同决策程度低。因此应从不同角度采取策略推进用药共同决策，避免患者不合理多重用药行为。①从医疗系统角度出发，不同层级医疗机构可以在现有的医联体、医共体的制度优势下，建立区域多学科团队，该团队不仅包括社区综合医疗团队，如家庭医师、护士、家庭药师、慢性病管理人员，也包括大型综合医院医师、临床药师、护士在内的多学科团队。不同团队有机整合，为患者提供综合的用药指导，既有助于提高患者医疗满意度，又能保障患者的用药安全，同时能合理调配医务工作者工作量，有利于用药共同决策的实施。②从政策层面出发，应加快分级诊疗，加强基层医疗机构建设，引导患者就医合理分流，减轻大医院医务工作者的压力，使得医务人员有时间、有精力与患者一起实施用药共同决策。③从医务人员角度出发，针对多重用药的管理问题，卫生行政部门和医疗机构应面向各级医疗机构，尤其是大型综合医院的医师、药师、护理人员，开展多重用药和药物重整的相关培训工作，设计干预措施促进患者参与多学科团队共同决策。④从患者角度出发，患者对疾

病相关知识有较大的需求，大部分患者自身健康素养较低，用药知识匮乏，而可靠的医学知识了解途径有限，从而使得患者容易发生凭直觉用药的现象。因此，除前文所推荐的决策辅助的实施之外，还应利用多媒体手段向慢性病的患者普及健康与合理用药相关知识，如电视、宣传手册、微信公众号、短视频平台、广播等方式。此外，患者无法参与用药共同决策的主要原因是患者缺乏对用药方案的经济性、安全性、可及性等信息的了解，因此应向患者普及相关知识，以促进患者参与用药共同决策。

参 考 文 献

[1] Johnell K, Klarin I. The relationship between number of drugs and potential drug-drug interactions in the elderly: a study of over 600, 000 elderly patients from the Swedish Prescribed Drug Register[J]. Drug Saf, 2007, 30(10): 911-918.

[2] Dörks M, Herget-Rosenthal S, Schmiemann G, et al. Polypharmacy and renal failure in nursing home residents: results of the inappropriate medication in patients with renal insufficiency in nursing homes (IMREN)study[J]. Drugs Aging, 2016, 33(1): 45-51.

[3] Chang YP, Huang SK, Tao P, et al. A population-based study on the association between acute renal failure (ARF)and the duration of polypharmacy[J]. BMC Nephrol, 2012, 13: 96.

[4] Hanlon P, Nicholl BI, Jani BD, et al. Examining patterns of multimorbidity, polypharmacy and risk of adverse drug reactions in chronic obstructive pulmonary disease: a cross-sectional UK Biobank study[J]. BMJ Open, 2018, 8(1): e018404.

[5] Fried TR, O'Leary J, Towle V, et al. Health outcomes associated with polypharmacy in community-dwelling older adults: a systematic review[J]. J Am Geriatr Soc, 2014, 62(12): 2261-2272.

[6] Milton JC, Hill-Smith I, Jackson SHD. Prescribing for older people[J]. BMJ, 2008, 336(7644): 606-609.

[7] Assari S, Bazargan M. Polypharmacy and psychological distress may be associated in African American adults[J]. Pharmacy, 2019, 7(1): 14.

[8] Khezrian M, McNeil CJ, Myint PK, et al. The association between polypharmacy and late life deficits in cognitive, physical and emotional capability: a cohort study[J]. Int J Clin Pharm, 2019, 41(1): 251-257.

[9] Maher RL, Hanlon J, Hajjar ER. Clinical consequences of polypharmacy in elderly[J]. Expert Opin Drug Saf, 2014, 13(1): 57-65.

[10] Wastesson JW, Morin L, Tan ECK, et al. An update on the clinical consequences of polypharmacy in older adults: a narrative review[J]. Expert Opin Drug Saf, 2018, 17(12): 1185-1196.

[11] Andresen EM, Malmgren JA, Carter WB, et al. Screening for depression in well older adults: evaluation of a short form of the CES-D[J]. Am J Prev Med, 1994, 10(2): 77-84.

[12] Chen H, Mui AC. Factorial validity of the Center for Epidemiologic Studies Depression Scale short form in older population in China[J]. Int Psychogeriatr, 2014, 26(1): 49-57.

[13] Onder G, Liperoti R, Fialova D, et al. Polypharmacy in nursing home in Europe: results from the SHELTER study[J]. J Gerontol A Biol Sci Med Sci, 2012, 67(6): 698-704.

[14] Liu CP, Leung DS, Chi I. Social functioning, polypharmacy and depression in older Chinese primary care patients[J]. Aging Ment Health, 2011, 15(6): 732-741.

[15] Paul Bramston、Vilma Tomasevic. Health locus of control, depression and quality of life in people who are elderly[J]. Australas J Ageing, 2001, 20(4): 192-195.

[16] Abramson LY, Metalsky GI, Alloy LB. Hopelessness depression: a theory-based subtype of depression[J]. Psychol Rev, 1989, 96(2): 358-372.

[17] 李影影，严明，王烨 . 老年人合理用药指导工具 STOPP 和 START 用药审核提示表简介 [J]. 中国药师，2015, 18(1): 145-148.

[18] Nightingale G, Skonecki E, Boparai MK. The impact of polypharmacy on patient outcomes in older adults with cancer[J]. Cancer J, 2017, 23(4):211-218.

[19] Guaraldo L, Cano FG, Damasceno GS, et al. Inappropriate medication use among the elderly: a systematic review of administrative databases[J]. BMC Geriatr, 2011, 11: 79.

[20] Bazargan M, Smith J, Saqib M, et al. Associations between polypharmacy, self-rated health, and depression in African American older adults；mediators and moderators[J]. Int J Environ Res Public Health, 2019, 16(9): 1574.

[21] Pedrós C, Formiga F, Corbella X, et al. Adverse drug reactions leading to urgent hospital admission in an elderly population: prevalence and main features[J]. Eur J Clin Pharmacol, 2016, 72(2): 219-226.

[22] Dörks M, Herget-Rosenthal S, Schmiemann G, et al. Polypharmacy and renal failure in nursing home residents: results of the inappropriate medication in patients with renal insufficiency in nursing homes (IMREN)study[J]. Drugs Aging, 2016, 33(1): 45-51.

[23] George C, Verghese J. Polypharmacy and gait performance in community-dwelling older adults[J]. J Am Geriatr Soc, 2017, 65(9): 2082-2087.

[24] Veronese N, Stubbs B, Noale M, et al. Polypharmacy is associated with higher frailty risk in older people: an 8-year longitudinal cohort study[J]. J Am Med Dir Assoc, 2017, 18(7): 624-628.

[25] Rawle MJ, Cooper R, Kuh D, et al. Associations between polypharmacy and cognitive and physical capability: a British birth cohort study[J]. J Am Geriatr Soc, 2018, 66(5): 916-923.

[26] König M, Spira D, Demuth I, et al. Polypharmacy as a risk factor for clinically relevant sarcopenia: results from the berlin aging study II[J]. J Gerontol A Biol Sci Med Sci, 2017, 73(1): 117-122.

[27] Bonaga B, Sánchez-Jurado PM, Martínez-Reig M, et al. Frailty, polypharmacy, and health outcomes in older adults: the frailty and dependence in Albacete study[J]. J Am Med Dir Assoc, 2018, 19(1):46-52.

[28] Gutiérrez-Valencia M, Izquierdo M, Cesari M, et al. The relationship between frailty and polypharmacy in older people: a systematic review[J]. Br J Clin Pharmacol, 2018, 84(7): 1432-1444.

[29] Leelakanok N, Holcombe AL, Lund BC, et al. Association between polypharmacy and death: a systematic review and meta-analysis[J]. J Am Pharm Assoc (2003), 2017, 57(6): 729-738, e10.

[30] Schöttker B, Muhlack DC, Hoppe LK, et al. Updated analysis on polypharmacy and mortality from the ESTHER study[J]. Eur J Clin Pharmacol, 2018, 74(7): 981-982.

[31] Lu WH, Wen YW, Chen LK, et al. Effect of polypharmacy, potentially inappropriate medications and anticholinergic burden on clinical outcomes: a retrospective cohort study[J]. CMAJ, 2015, 187(4): E130-E137.

[32] Niikawa H, Okamura T, Ito K, et al. Association between polypharmacy and cognitive impairment in an elderly Japanese population residing in an urban community[J]. Geriatr Gerontol Int, 2017, 17(9): 1286-1293.

[33] Lalic S, Jamsen KM, Wimmer BC, et al. Polypharmacy and medication regimen complexity as factors associated with staff informant rated quality of life in residents of aged care facilities: a cross-sectional study[J]. Eur J Clin Pharmacol, 2016, 72(9):1117-1124.

[34] Mueller C, Molokhia M, Perera G, et al. Polypharmacy in people with dementia: Associations with adverse health outcomes[J]. Exp Gerontol, 2018, 106: 240-245.

[35] 李玉, 叶志霞, 刘佩玉, 等. 癌症患者治疗决策辅助的研究进展 [J]. 中华护理杂志, 2017, 52(1): 28-33.

[36] Brito JP, Castaneda-Guarderas A, Gionfriddo MR, et al. Development and pilot testing of an encounter tool for shared decision making about the treatment of Graves' disease[J]. Thyroid, 2015, 25(11): 1191-1198.

[37] NICE. NICE Shared decision-making guidelines[EB/OL]. [2024-03-09]. https://www. nice. org. uk/guidance/ng197.

第 9 章

多重用药的风险防范——多学科团队药物重整管理模式构建

第一节 概 述

为了有效控制多重用药及其带来的患者安全等问题，国内外都在积极探索多重用药管理的有效途径。WHO 于 2019 年发布的《Medication Safety in Polypharmacy》指出：药物重整(medication reconciliation，Med-Rec)技术是用于预防多重用药伤害的结构化评估手段，可以优化患者用药和改善患者健康结局。同时该报告还指出，药物重整服务是多重用药管理的重要环节。我国国家卫生健康委员会、国家中医药管理局、国家医疗保障局等多部委对此高度重视，出台了《关于加强药事管理转变药学服务模式的通知》[1]《关于加快药学服务高质量发展的意见》[2]《关于印发加强医疗机构药事管理促进合理用药的意见的通知》[3]《医疗机构药学门诊服务规范等 5 项规范的通知》[4]，这些文件均明确提出应当为接受多系统多专科同时治疗的慢性病患者、多重用药患者等高危人群提供药物重整服务，确保患者的用药安全。

然而，有研究发现临床药师参与多学科团队的药物重整干预效果不太明显，临床结局指标没有发生显著性改变[5,6]，药物重整的临床实施面临诸多困难[7]。其主要原因如下：不同干预研究中药物重整服务的干预模式存在高度异质性，干预效果存在很大差异，尚未提出因地制宜的标准化干预路径。考虑到目前我国药物重整服务开展相对不足[8]，为加强我国医疗机构药物重整服务的规范化管理，本章参考《关于印发医疗机构药学门诊服务规范等 5 项规范的通知》[4]《医疗机构药学服务规范》[9]《医疗机构药事管理与药学服务》[10]《High5s 药物重整操作规程》[11]《Medicines reconciliation：a tool for pharmacist 2021》[12]等国内外药物重整标准化流程建立了本规范。本章内容以上述标准化流程为框架，基于文献研究和前期实地调研的结果，从可行性的角度对药物重整服务的多学科协作分工、用药史收集等流程细节进行了详细说明与补充，并在药物重整服务流程设计、引导患者参与共同决策、用药偏差的识别与记录等方面进行了创新，旨在为医疗机构开展药物重整服务提供可实施的标准化参考流程，促进各医疗机构药物重整服务的高质量开展，实现多重用药风险防范的目标。

第二节　基本要求

一、环境与对象

药物重整服务的发起者可以是处方医师、临床药师、护理人员、患者及其家属，多学科协作药物重整服务应由临床药师主导，发生在门诊、入院、转科、转院、出院等护理过渡期，也包括在社区和长期护理中具有高风险用药差错的患者中开展，具体实施情况如下。

1. 门诊环节。

2. 入院环节。

3. 由急诊转到其他护理环节（病房、ICU、家庭）。

4. 出院环节，长期护理和转入其他医疗机构。

5. 去基层医疗机构就诊。

药物重整的重点人群包括[10, 12]：

1. 接受多系统多专科同时治疗的慢性病患者，如有高血压、糖尿病、高脂血症、冠心病、卒中等疾病的患者。

2. 多重用药患者，即同时使用 5 种及以上不同类别药物的患者。

3. 65 岁及以上的患者。

4. 肾功能不全的患者。

5. 危重症患者。

6. 医师基于临床判断需要开展药物重整的患者。

二、人员安排

药物重整是一个由临床药师主导，多学科团队、患者及其家属责任共担的过程，需要对参与其中的医务人员进行药物重整规范化培训，并基于各医疗机构卫生人力资源的配备情况，设计具有本土化特点的职责分工。本规范旨在为武汉市各级医疗机构开展患者参与的多学科协作药物重整服务提供标准化参考流程，也可作为国内其他省市的药物重整服务的参考。

（一）医院高层领导

多学科协作药物重整服务需要在医院院长、分管副院长等医院高层领导认可与支持下有序开展。医院高层领导应当为药物重整服务提供制度、绩效等方面的支持，应当制订完善的药物重整服务质量考核制度，定期对药物重整服务质量进行检查。

（二）医务人员

1. 员工培训　在开展多学科协作药物重整服务前，药物重整服务团队成员需要接受专门的服务培训，培训应当由多学科医务人员参加，这有利于后续药物重整多学科协作服务的顺利开展。对医务人员的培训应当注重以下三个方面。

（1）注重获取患者疾病史、最准确用药史和目前用药情况的方法，提升与患者和家属的沟通技巧，开发多渠道验证信息的技术。

（2）告知医务人员药物重整服务的意义与价值，以及多学科团队成员、患者及其家属在药物重整服务中的任务和责任。

（3）长久、持续地提供多学科协作药物重整服务培训资源。

2.人员资质　针对有临床药师或已经建立驻科临床药师制度的科室或医疗机构，药物重整服务应当由符合资质的临床药师主导，由临床药师、药学技术人员、处方医师和护理人员共同承担，其中临床药师资质应当符合以下条件之一。

（1）具有主管药师及以上专业技术职务任职资格、取得临床药学岗位资格证书并从事临床药学工作 3 年及以上。

（2）具有副主任药师及以上专业技术职务任职资格、从事临床药学工作 2 年及以上。

针对临床药师数量不足的医疗机构，可以由具有丰富临床用药经验的药学技术人员、处方医师或护理人员在接受药物重整服务系统培训后，协助进行药物重整服务工作，并由符合资质的临床药师对这些工作进行审核，对患者用药方案进行修订仍需要符合资质的临床药师与处方医师讨论后进行。

（三）患者参与

在护理过渡期，患者完整地参与了整个治疗康复护理的所有环节，因此，患者参与是药物重整服务能否成功的关键。患者是提供最新用药信息的最佳对象，医务人员以患者为中心交流患者用药方案，鼓励患者协助提供并确认其疾病及药物治疗情况，包括当前完整的院外 / 转科前用药清单、正在使用药品的外包装等资料。获得患者用药清单的工具见图 9-1。

```
患者参与培训材料
  ● 海报
  ● 宣传册
  ● 视频
  ● 药盒
  ● 信息提取表
获得用药清单的工具
  ● 药物重整记录表（见附录五）
  ● 药品清单 app
```

图 9-1　患者参与培训材料与获得用药清单的工具

（四）团队构建

多学科协作与患者参与是药物重整服务高质量开展的关键点，医疗机构需要以价值共创理论为导向，构建以临床药师为主导的患者参与多学科协作药物重整服务团队。在医院高层领导、药学部领导的监督指导下，由临床药师或其他负责药物重整服务的医务人员、处方医师、护理人员、患者及其家属共同开展药物重整服务。患者参与的多学科协作药物重整服务的团队分工职责见表 9-1。

表 9-1　药物重整服务团队分工职责表

参与人员	药物重整环节			
	门诊/入院时	住院中	出院时	随访
医院高层领导	①对药物重整服务项目提供制度和绩效考核方面的支持 * ②制订完善的药物重整服务质量管理制度，定期对本医疗机构的药物重整服务内容进行检查 *			
药学部领导	①负责药物重整服务团队工作的日常开展与质量控制，包含但不限于教学演示、经验总结、问题解答等 * ②考察药物重整服务团队成员的沟通、合作、贡献，药物重整模式的整体效益和可持续性 *			
临床药师或其他负责药物重整服务的医务人员	①获取准确和完整的门诊或住院患者用药史 * ②将患者用药史记录在药物重整记录表中，由患者或家属再次确认患者用药史 * ③比较患者正在应用的药品与医嘱开具药品的差异 * ④与处方医师共同制订者的最佳门诊用药清单或院内计划服药清单 * ⑤将最新用药清单交给患者，对患者进行用药指导 *	①当患者的医嘱进行大幅度更改时，向患者（或家属）了解其实际服药情况，并结合护理人员的观察反馈，创建患者最新的用药记录 * ②联系相应的处方医师共同修改优化患者的用药方案 *	①记录生成患者住院期间的用药史，与处方医师、护理人员、患者共同制订患者的最佳出院用药计划 * ②为患者提供用药教育和用药咨询服务 *	①对门诊就诊结束或出院的患者进行短信或电话随访，询问患者的服药依从性、健康状况等信息 * ②对患者进行用药指导 *
处方医师	①对于需要进行药物重整的门诊或住院患者，提出药物重整申请 ②结合患者既往病史和用药记录开具医嘱 * ③与临床药师商讨共同制订患者的最佳门诊用药清单或院内计划服药清单，并在修改后的清单上签字 * ④针对门诊患者，提醒患者一定时间后复诊，若有必要，提醒患者住院治疗	①若患者用药需要调整，与临床药师商讨后达成共识，优化患者的用药方案 * ②当患者的用药情况较为复杂时，主动寻求临床药师的帮助支持	①共同制订患者的最佳出院用药计划 * ②评估患者的治疗效果、依从性、生活质量	协助进行电话随访与信息收集
护理人员	①协助获取患者基本信息 * ②根据修改后的院内计划服药清单，协助患者服药 *	①观察反馈患者的病情，对患者进行护理 * ②监测并报告可能的药物不良反应	①生成住院期间用药史，共同制订患者的最佳出院用药计划 * ②将纸质记录交给患者（或家属）保管 *	协助进行电话随访与信息收集
患者及其家属	①配合获取最准确用药史，进行信息登记填写 * ②提出药物重整申请	①配合治疗，及时报告自身出现的不良反应 * ②参与讨论用药方案	①获取院内用药史、出院用药清单 * ②接受临床药师的用药咨询与用药教育	接受临床药师的出院后随访

注：* 为必选工作内容，其他为可选工作内容。

三、工作记录

临床药师进行药物重整服务的工作内容应记录在电子病历系统中，临床医师与护士可以随时查阅所记录内容；对于有助于保障患者用药安全的重要信息记录，临床药师需要及时与相关医护人员沟通，尽早防范。

第三节 门诊／入院阶段药物重整流程和最准确用药史

一、如何获取患者最准确用药史

最准确用药史（best possible medication history，BPMH）是由临床药师主导获得的用药史，其中包括所有常规药物（处方和非处方）使用的完整信息，有许多不同的信息来源，见图9-2。与常规信息不足情况下迅速记录的用药史相比，BPMH更加全面可靠。

在收集BPMH时，应当由临床药师主导，完整准确地询问患者以下信息并记录在药物重整记录表（见附录五）中，在填写完毕后由临床药师与患者或其家属核对。

1. 患者基本信息、一般情况和诊断。

2. 既往用药史（药品名称、用药目的、给药途径、用法用量、用药开始时间和停药时间、药物来源、药物不良反应／不良事件、药物疗效、其他用药相关问题、依从性等）。

3. 药物及食物过敏史。

通过以下渠道获取并验证患者的BPMH：询问患者及其家属；查看患者携带的药箱、药盒；查看政府医疗大数据；询问患者常去的医院、药店；询问患者的社区医师或家庭医师；查看患者的用药清单；查看患者的既往诊疗记录等。

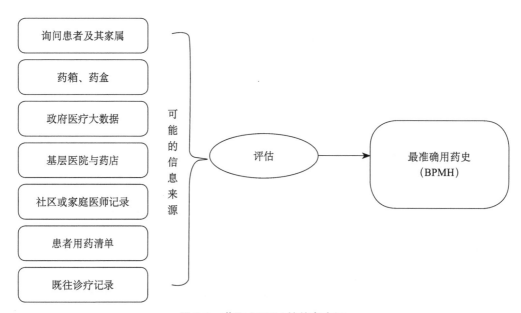

图 9-2　获取 BPMH 的信息来源

二、获取 BPMH 的时间

世界卫生组织《High 5s 药物重整操作规程》与国际药学联合会发布的《Medicines reconciliation：a tool for pharmacist 2021》推荐在患者入院后 24 小时内开展药物重整，但《High 5s 药物重整操作规程》中也提到"入院 24 小时内进行药物重整这一目标可能无法在所有组织中实现""24 小时后的药物重整虽然不是最佳的，但也会使患者受益""理想情况下应在入院记录书写完成后 24 ～ 48 小时完成用药史收集"。因此，本规范推荐在 24 小时内获取 BPMH，若难以实现，时间限制可放宽至 48 小时。

三、获取 BPMH 的主体

应当由临床药师主导 BPMH 的收集、验证与核对，并与处方医师的用药医嘱进行比对。若当前医疗机构临床药师数量不足，也可由经过培训的其他医务人员（如药学技术人员、处方医师、护理人员）进行 BPMH 的收集、验证与核对。

负责收集 BPMH 的医务人员应当：①接受过获取 BPMH 的规范化培训。②在获取 BPMH 的过程中严格按照规范要求执行。③认真负责地开展 BPMH 的收集工作。如果存在不确定的药物信息，需仔细检查和询问患者及其家属，以确保记录准确。

四、BPMH 中记录的药物类型

患者 BPMH 记录中的药物类型主要包括：①处方医师医嘱开具的处方药；②患者服用的其他处方药；③非处方药或中草药；④ PRN（按需服用）药物，如硝酸甘油、速效救心丸、哮喘喷雾等。BPMH 中记录的药物类型见图 9-3。

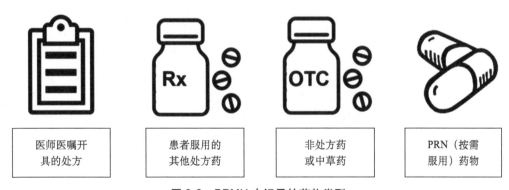

| 医师医嘱开具的处方 | 患者服用的其他处方药 | 非处方药或中草药 | PRN（按需服用）药物 |

图 9-3　BPMH 中记录的药物类型

五、药物重整标准化干预流程

（一）门诊患者药物重整

2023 年 9 月，国家卫生健康委员会、国家中医药管理局、国家疾病预防控制局三部门联合发布了《关于印发全国医疗服务项目技术规范（2023 年版）的通知》[13]，其中提到药物重整服务是药师门诊诊察项目的一部分。然而，目前针对门诊药物重整规范的研究较少，因此，本规范对门诊药物重整标准化流程进行了设计。

1.**药学门诊**　当患者前往单独的药学门诊时，由临床药师主导，通过询问患者及其家属、查阅患者既往病历及就诊信息等方式，了解患者疾病诊疗情况与用药的相关信息，包括患者的基本信息（年龄、性别、身高、体重、职业、住址、文化程度、医保类型等）、健康信息（个人史、家族史、生育史、既往史、现病史等）与用药信息，临床药师负责通过多渠道审查获得患者的BPMH，并将其填写在药物重整记录表（见附录五）中，同时与患者及其家属核实确认。

获取患者BPMH后，由临床药师听取患者用药需求，结合患者病情、生活方式、过往药物治疗情况，比对患者的BPMH与处方医师开具的医嘱，识别其中无意识的用药差异，从药物适应证、有效性、安全性、经济性、依从性等多角度评估患者用药是否合理，与患者一同讨论，优化患者用药方案。经临床药师评估后发现患者用药存在不适宜并需要调整药物、增减药物剂量的，提出药物重整建议，联系处方医师修改用药清单。临床药师须规范填写药物重整记录表。

若患者情况良好，则提醒患者按时复诊，生成纸质记录（即最佳门诊用药计划）交给患者及其家属，为患者后续服药提供指导，并进行用药教育。若患者疾病较为严重，则建议患者转为入院治疗。

2.**医药联合门诊**　当患者前往医药联合门诊时，可由处方医师与临床药师共同主导，通过询问患者及其家属、查阅患者既往病历及就诊信息、处方医师现场诊断等方式，了解患者疾病诊疗情况与用药的相关信息，包括患者的基本信息（年龄、性别、身高、体重、职业、住址、文化程度、医保类型等）、健康信息（个人史、家族史、生育史、既往史、现病史等）与用药信息，临床药师负责通过多渠道审查获得患者的BPMH，并将其填写在药物重整记录表（见附录五）中，同时与患者及其家属核实确认。

获取患者BPMH后，由临床药师听取患者用药需求，结合患者病情、生活方式、过往药物治疗情况，从药物适应证、有效性、安全性、经济性、依从性等多角度评估患者用药是否合理，与处方医师、患者一同讨论，优化患者用药方案。经临床药师评估后发现患者用药存在不适宜并需要调整药物、增减药物剂量的，提出药物重整建议，处方医师同意后当场修改用药清单。临床药师须规范填写药物重整记录表。

若患者情况良好，则提醒患者按时复诊，生成纸质记录（即最佳门诊用药计划）交给患者及其家属，为患者后续服药提供指导，并进行用药教育。若患者疾病较为严重，则建议患者转为入院治疗。

具体的门诊患者药物重整标准化流程可见图9-4。

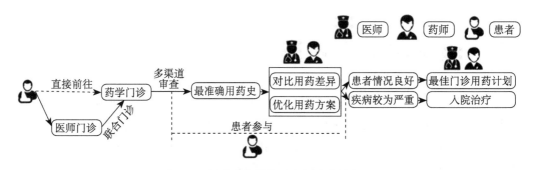

图9-4　门诊患者药物重整标准化流程图

（二）住院患者药物重整

入院 24 ～ 48 小时，由临床药师（或其他负责的医务人员）主导根据标准化流程获取患者的 BPMH，填写在药物重整记录表中（见附录五），同时与患者及其家属核实确认。经过患者同意后，将处方医师开具的入院医嘱与患者 BPMH 进行比对，识别两个用药清单中有意识与无意识的用药差异，并联系开具入院医嘱的处方医师进行确认。处方医师和临床药师商讨后达成共识，修改原有方案中的用药差错，共同制订患者的院内计划服药清单，护理人员根据修改后的院内计划服药清单协助患者服药。临床药师在药物重整记录表中详细记录患者的入院重整情况，并记录患者的基本信息和药物信息。

当患者病情稳定，用药方案仅发生小幅度变化时，处方医师按常规诊疗要求在电子病历系统记录患者的服药情况，临床药师根据电子病历进行审核，不需要额外登记。

当患者的医嘱进行大幅更改时（转科、手术及其他用药方案调整的情况），临床药师向患者及其家属了解其实际服药情况，并结合护理人员的观察反馈，创建患者最新的用药记录；临床药师将更新后的用药记录与处方医师的新开医嘱进行对比，识别两个方案中有意识与无意识的用药差异，并联系相应的处方医师共同修改优化患者的用药方案。临床药师应填写新的药物重整记录表，详细记录患者住院过程中处方变化的重整情况，并在记录表中记录患者院内的药物信息。

具体的住院药物重整标准化流程可见图 9-5。

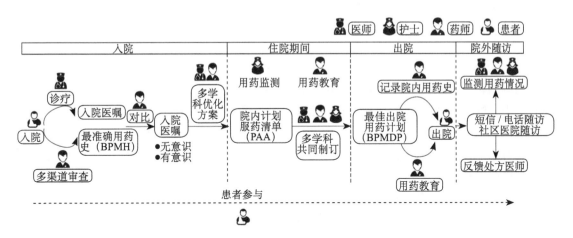

图 9-5　住院患者药物重整标准化流程图

（三）药物重整核查要点

在临床药师主导进行药物重整时，应当注意关注以下要点。

1. 核查用药适应证及禁忌证。

2. 核查用法用量是否正确。

3. 核查是否存在重复用药。

4. 关注特殊剂型、特殊装置的给药方式是否恰当。

5. 检查是否需要根据肝肾功能调整药物剂量。

6. 关注可能发生药物相互作用、不良反应的药品，考虑是否需要调整治疗方案。

7. 关注有症状缓解作用的药物是否需要长期服用。

8. 核查拟行特殊检查或医疗操作前是否需要临时停用某些药物，检查或操作结束后评估是否继续使用。

9. 关注静脉药物及有明确疗程的药物是否需要继续使用。

10. 关注特殊人群用药，如老年患者、儿童患者、肝肾功能不全患者、妊娠期与哺乳期患者、精神疾病患者等，综合考虑用药安全性、有效性、经济性、适宜性及依从性。

第四节   识别和解决用药差异

医嘱与 BPMH 之间的差异可分为三大类：有意识用药差异，未记录的有意识用药差异，无意识用药差异。

一、有意识用药差异

有意识用药差异是指根据患者的诊疗计划，在 BPMH 和入院医嘱之间出现的临床上可以理解的适当差异。根据患者诊断或临床状态首次开具的新药医嘱也算作有意识用药差异。

例如，一名患者因肺炎入院，开始使用抗生素，而患者在家时并未使用。这在病历上有明确的记录，属于有意识用药差异。

二、未记录的有意识用药差异

未记录的有意识用药差异是指处方医师有意选择添加、更改或停用某种药物，但没有留下明确的记录。任何需要处方医师澄清或可能使其他医务人员感到困惑，但又是处方医师有意为之的医嘱，都被视为未记录的有意识用药差异。

未记录的有意识用药差异不是用药错误，通常不会对患者安全构成直接威胁。但是未记录的有意识用药差异需要处方医师进行额外的解释，否则可能会导致用药错误。通过规范入院用药医嘱的记录方法，可以减少这种情况的发生。

例如，患者在家服用抗高血压药，但患者的处方医师由于担心术前低血压，在入院时没有开具抗高血压药的处方，可是用药记录中没有记录未开具抗高血压药的原因。

三、无意识用药差异

无意识用药差异是指处方医师无意中改变、增加或遗漏了患者入院前正在服用的药物。无意识用药差异有可能成为用药错误，从而导致药品不良事件的发生。无意识用药差异主要分为两类：疏忽和错误。两种无意识用药差异的解释与相应的案例见表 9-2。

为了确认差异是有意的还是无意的，临床药师有必要询问处方医师。询问可以通过电话或短信等方式进行。如果差异是有意的，那么需要在病历中提供适当的说明。如果差异是无意的，那么处方医师可以通过开具新处方来解决差异。

表 9-2　无意识用药差异的类型

差异类型	解释	案例
疏忽	没有要求患者继续服用院前用药，并且没有临床说明或记录	一名患者在家服用阿司匹林，但入院时没有要求服用。当临床药师询问处方医师时，处方医师并不知道患者院前在服用这种药物，处方医师开具了继续服药的医嘱
错误	不正确地添加了不属于患者入院前用药的药物，并且没有关于将药物添加到患者治疗中的临床说明或记录	一名患者在两个月前遵医嘱停用了某抗高血压药，但就诊时一同带上了该药的药盒，处方医师错误地要求患者继续服用抗高血压药。临床药师询问处方医师后发现处方医师并不知道患者已经停药，因此开具了停药医嘱
	入院时开具的药物剂量、途径或频率与患者入院前报告的剂量、途径或频率不同。患者入院时的临床状况（如肾功能或肝功能）变化无法解释这种差异	一名患者在家服用左甲状腺素，每天 0.025mg，但入院时的医嘱却是左甲状腺素每天 0.25mg

第五节　转科阶段药物重整

转科或转院是与患者病情变化相关的护理过渡期，在此过程中，临床药师需要对药物进行评估，并对用药医嘱进行审核和更新。出现转科时，转入科室医院的临床药师应协助原科室的临床药师填写相关信息，原科室的临床药师仍为本例患者的信息记录负责人。

该护理过渡期包括以下几种情况：①当地医院无法诊断或无相应治疗手段，需要转去上级医院诊疗；②护理级别的改变，如从重症监护病房转到医院病房；③手术后转院；④医院内部转科室。

转移时，药物重整包括由临床药师评估和核算患者入院前正在服用的药物清单、转院单位的药物清单、药物管理记录（medication administration record，MAR）、用药表和转院后的新用药单（包括内部转院时的新药、停药和更改药物）。

根据医院现有的系统，转院时的药物重整可以通过纸质形式进行信息传递，也可以借助电子信息系统进行信息传递。许多医院可以通过电子信息系统在转院时以电子方式生成当前的药物清单，帮助临床药师选择他们在下一级护理中需要继续使用的药物或修改用药方案。在转院或转科时，临床药师还必须决定是否继续使用医院现有的药物，以及评估是否需要恢复或停止使用院前药物。

第六节　出院阶段药物重整

一、出院带药清单

出院药物重整的目标是由临床药师主导，将患者入院前服用的药物，即 BPMH 和住院期间开始服用的药物与出院后应服用的药物进行重整，以确保所有更改都是经过临床药师与处方医师同意的，并在出院前解决差异。这样做可以避免重复治疗、遗漏药物及用药错误。

最佳出院用药计划（best possible medication discharge plan，BPMDP）是患者出院后应服用的最适当、最准确的药物清单。以 BPMH 和最近 24 小时内的 MAR 作为参考，临床药师通过评估并考虑以下因素来制订 BPMDP：①住院期间开始服用的新药；②停用药物（来自 BPMH）；③调整药物（来自 BPMH）；④将继续使用的未作更改的药物（来自 BPMH）；⑤医院保留的药物；⑥在医院进行的非处方/处方调整；⑦出院后开始服用的新药；⑧适当的附加说明，如草药、补充剂或患者自行决定服用的药物。

临床药师与护理人员根据电子病历系统，详细询问患者（或家属）在院期间的实际服药情况，记录生成患者住院期间的用药史，并将纸质记录交给患者（或家属）保管，为患者再次就医提供记录。处方医师、临床药师、护理人员组成多学科团队比对患者用药与出院医嘱的差异，同时引导患者进行共同决策，与患者讨论个性化用药需求，共同制定 BPMDP，并生成纸质记录（即出院带药清单）交给患者或家属，为患者出院后服药提供指导。

二、用药教育

临床药师应当在患者床旁，以口头、书面材料、实物演示等形式对患者进行用药教育，评估患者对自身健康状况、用药情况的了解及期望，制订个体化用药教育方案，在用药教育结束前，通过询问患者或请其复述确认患者对药品知识的掌握情况。

需要告知患者的内容包括：

1. 药物的通用名、商品名或其他常用名，以及药物的分类、用药目的及预期疗效。

2. 药物剂型、给药途径、剂量、用药时间和疗程、主要的用药注意事项。

3. 用药期间应当监测的症状体征、检验指标及监测频率，解释药物可能对相关临床检验结果的干扰及可能对排泄物颜色造成的改变。

4. 对可能出现的常见和严重不良反应，可采取预防措施；发生不良反应后应当采取的应急措施；发生用药错误（如漏服药物）时的应对措施。

5. 潜在的药物-药物、药物-食物/保健品相互作用，药品的适宜贮存条件，过期药或废弃装置的处理。

6. 增加患者对药物和疾病的认知，提高患者的依从性；饮食、运动等健康生活方式的指导。

7. 指导患者做好用药记录和自我监测，以及告知如何及时联系到处方医师、临床药师。

三、院外随访

患者出院 30 天后、180 天后由临床药师进行电话随访，收集患者信息，应根据患者前期疾病情况具体制订随访内容。

随访内容主要包括以下几方面：

1. 询问患者或其家属其实际服药情况，评估患者的用药依从性。

2. 根据患者病情，询问患者疾病相关指标控制情况、生活方式改善情况等。

3. 对患者进行用药教育，解答患者用药过程中的问题。

4. 必要时与处方医师一同进行重整方案的调整。

5. 督促患者定期进行健康检查，并安排患者的复诊情况。

若患者电话无法接通，则 1 周后再次进行电话随访。每次随访的结果均应记录在固定格式的随访记录表中，并定期归档。

第七节　质量控制与评价改进

一、质量控制

医疗机构应制订完善的药物重整服务质量管理制度，定期对药物重整服务内容进行检查，检查内容应包括对药物重整的执行程度和过程质量的评估。衡量整个组织的药物重整开展情况非常重要，评估的方面包括：①是否按照规范的标准化流程进行药物重整；②进行药物重整干预时是否参考了循证依据资料；③进行用药方案调整是否经过处方医师同意。

世界卫生组织在《High5s 药物重整操作规程》中还建议医疗机构收集患者进行药物重整之前的数据，由处方医师确认患者出现的用药差异是有意识用药差异还是无意识用药差异，以评估药物重整的效果。以下为世界卫生组织提出的 3 项有助于评估流程可靠性的核心衡量指标。

1. 入院后 48 小时内进行药物重整的患者百分比

$$入院后 48 小时内进行药物重整的患者百分比 = \frac{48 小时内接受药物重整的患者人数}{符合条件的入院患者的数量} \times 100\%$$

这是一项流程指标，用于评估执行药物重整的程度，并评估系统是否按计划运行。设置该指标的目的是让尽可能接近 100% 的符合条件的患者在入院时进行药物重整。

对于每月收治符合药物重整条件的患者人数超过 50 人的医疗机构，可以随机抽取至少 30 位患者作为样本进行计算。对于每月收治符合药物重整条件的患者人数少于 50 人的小型医疗机构，样本应包括当月收治的所有符合药物重整条件的患者。

2. 平均每位患者未解决的无意识用药差异数量

$$平均每个患者未解决的无意识用药差异数量 = \frac{未解决的无意识差异数量}{符合条件的患者人数}$$

其中符合条件的患者人数指在入院后 48 小时内接受正式药物重整的所有符合条件的患者（随机抽取至少 30 名患者）。药物重整的目的是将无意识用药差异的数量降至最低，该指标可以有效衡量药物重整的准确性和完整性。

3. 至少存在一个无意识用药差异的患者百分比

$$至少存在一个无意识用药差异的患者百分比 = \frac{至少存在一个无意识差异的患者数量}{符合条件的患者人数} \times 100\%$$

这项指标是一项结果指标，用于向患者和其他医务人员介绍药物重整干预的工作效果。

例如，医疗机构计算该指标后可能会发现，在未进行药物重整时，40% 的患者至少存在一个无意识用药差异。在药物重整服务实施后，出现无意识用药差异的患者数量从所有入院患者的 40% 减少到 10%。

二、评价改进

1. 医疗机构应当定期核查药物重整服务相关工作内容，督促药物重整服务落实开展，并进行记录。

2. 医疗机构应当定期总结药物重整服务经验，组织专家研讨会，开展药物重整相关服务培训，促进药物重整服务高质量持续发展。

3. 医疗机构应当定期组织分享学习药物重整经典案例。

参 考 文 献

[1] 国家卫生计生委办公厅, 国家中医药管理局办公室. 关于加强药事管理转变药学服务模式的通知 [J]. 中华人民共和国国家卫生和计划生育委员会公报, 2017.

[2] 国家卫生健康委, 国家中医药管理局. 关于加快药学服务高质量发展的意见 [J]. 中华人民共和国国家卫生健康委员会公报, 2018(11): 16-18.

[3] 国家卫生健康委, 教育部, 财政部, 等. 关于印发加强医疗机构药事管理促进合理用药的意见的通知 [J]. 中华人民共和国国家卫生健康委员会公报, 2020(2): 1-4.

[4] 国家卫生健康委办公厅. 国家卫生健康委办公厅关于印发医疗机构药学门诊服务规范等 5 项规范的通知 [EB/OL]. http://www. nhc. gov. cn/yzygj/s7659/202110/f76fc77acd87458f950c86d7bc468f22. shtml.

[5] Ceschi A, Noseda R, Pironi M, et al. Effect of medication reconciliation at hospital admission on 30-day returns to hospital: a randomized clinical trial[J]. JAMA Netw Open, 2021, 4(9):e2124672.

[6] Kempen TGH, Bertilsson M, Hadziosmanovic N, et al. Effects of hospital-based comprehensive medication reviews including postdischarge follow-up on older patients' use of health care: a cluster randomized clinical trial[J]. JAMA Netw Open, 2021, 4(4): e216303.

[7] Greenwald JL, Halasyamani LK, Greene J, et al. Making inpatient medication reconciliation patient centered, clinically relevant, and implementable: a consensus statement on key principles and necessary first steps[J]. Jt Comm J Qual Patient Saf, 2010, 36(11):504-513, 481.

[8] 杨烁, 邵晓楠, 吴岢非, 等. 国内外药物重整服务现状及补偿机制探讨 [J]. 中国医院, 2020, 24(5):60-62.

[9] 甄健存, 陆进, 梅丹, 等. 医疗机构药学服务规范 [J]. 医药导报, 2019, 38(12): 1535-1556.

[10] 中国医院协会. 中国医院协会关于发布《医疗机构药事管理与药学服务》九项团体标准的通知 [EB/OL]. [2024-04-17]. https://www. cha. org. cn/site/content/78a82e91c4e99c21d984c913cd367301. html.

[11] WHO. High 5s: Standard operating procedures[EB/OL]. [4]. https://www. who. int/initiatives/high-5s-standard-operating-procedures.

[12] FIP I P F. Medicines reconciliation:a toolkit for pharmacists[EB/OL]. [2024-04-11]. https://www. fip. org/file/4949.

[13] 国家中医药局国家疾控局国家卫生健康委. 关于印发全国医疗服务项目技术规范 (2023 年版) 的通知 [EB/OL]. [2024-05-13]. http://www. nhc. gov. cn/caiwusi/s7785t/202309/914aec9618944ee2b36621d33517e576. shtml.

第 10 章

多重用药的风险防范实践——药物重整临床案例

第一节 药物重整实践的总则和主要类别

一、药物重整实践的总则

本节制订的多学科团队药物重整管理模式规范为药物重整在多重用药管理中的临床实践提供了实施流程上的参考。根据药物重整规范的要求，临床药师应在患者入院的24～48 小时，通过查阅住院患者的电子病历并对患者进行床旁药学问诊，收集患者的临床诊断、登记号、姓名、性别、年龄、药品名称、用法用量、有无严重不良反应等，将患者用药史与目前医嘱进行对比，提出用药重整建议与医师进行讨论，确定方案可行性，经医师许可后，医师与药师共同与患者进行沟通，将新的药物治疗方案告知患者，取得患者同意后，药师对患者进行相关用药教育与指导。提出的用药建议主要参考药学数据库（普华和诚药学服务平台系统）、Beers 标准、《新编药物学》（第 18 版）、药品说明书等。

二、药物重整实践的主要类别

（一）不合理多重用药

患者女性，85 岁，因"意外摔倒致腰背痛 1 个月"入院，诊断为骨折术后、高血压 3 级（极高危）、高脂血症、泌尿系感染。临床药师在进行药物重整时发现患者服用多烯磷脂酰胆碱胶囊、葡醛内酯片、联苯双酯滴丸 30 余年。查阅药品说明书发现，多烯磷脂酰胆碱胶囊适应证为辅助改善中毒性肝损伤、脂肪肝和肝炎患者的食欲缺乏、右上腹压迫感；葡醛内酯用于急慢性肝炎的辅助治疗；联苯双酯滴丸用于慢性迁延性肝炎伴丙氨酸转氨酶（ALT）升高或化学毒物、药物引起的 ALT 升高。由于患者入院检查 ALT 10U/L、天冬氨酸转氨酶（AST）28U/L，肝功能正常，临床药师为患者做用药教育并建议医师停用以上 3 种药物，医师采纳意见，使患者用药数量减少，降低了药物不良反应的发生率。

（二）剂量不适当

患者男性，66 岁，因"右侧肢体活动不利伴言语不清 6 个月余"入院，诊断为脑血管病恢复期、高血压 2 级、2 型糖尿病、高脂血症。临床药师在进行药物重整时发现患者 ALT 6U/L，AST 17U/L，TG（三酰甘油）1.05mmol/L，TC（总胆固醇）2.66mmol/L，HDL-C（高密度脂蛋白胆固醇）1.05mmol/L，LDL-C（低密度脂蛋白胆固醇）1.28mmol/L，吸烟史 30 余年，饮酒史 30 余年，根据《中国心血管病风险评估和管理指南》评估患者属高危人群。现口服阿托伐他汀钙 40mg，每晚 1 次。由于他汀剂量增倍，药费成比例增加，降低 LDL-C 的疗效反而相对较小 [1]。刘宏颖等研究表明小剂量 20mg 阿托伐他汀钙可改善血流动力学，调节血脂代谢，减轻炎症反应，且安全性较高 [2]。结合患者化验指标，临床药师建议阿托伐他汀钙剂量调整为 20mg，口服，每晚 1 次。医师接受临床药师建议，后复查 ALT 8U/L，AST 18U/L，TG 1.13mmol/L，TC 2.35mmol/L，HDL-C 1.13mmol/L，LDL-C 1mmol/L。

（三）遴选药品不适当

遴选药品是临床药师开展药物重整工作时遇到的占比最多的问题类型。例如，患者入睡困难，每晚临睡前服用地西泮 1 片，自觉药效减弱，药师建议医师开具非苯二氮䓬类药佐匹克隆胶囊，佐匹克隆属新型短效非苯二氮䓬类受体激动剂，具有不良反应较少、易获得、价格较低的优点，常用剂量为 7.5mg，睡前服用，适用于入睡困难患者。给予最小有效剂量且按需服用后患者睡眠状态好转。再如，患者尿酸 716μmol/L，正在口服厄贝沙坦氢氯噻嗪片 150mg/12.5mg，1 次 / 日。由于氢氯噻嗪会引起尿酸升高，长期使用利尿剂会升高血尿酸。临床药师建议将厄贝沙坦氢氯噻嗪片调整为厄贝沙坦片，医师采纳建议，后复测患者尿酸降至 261μmol/L。

（四）用法用量不适当

临床药师干预较多的问题是给药剂量不足或过高，剂量不足无法达到有效治疗效果，剂量过高又会增加药品不良反应发生率。例如，医师给患者开具盐酸羟考酮缓释片，6 小时给药 1 次，但盐酸羟考酮缓释片口服后会产生两个释放相，即可提供快速镇痛的早期释放相和随后的持续释放相，药物持续作用可达 12 小时，因此药师建议 12 小时给药 1 次，医师采纳药师建议。又如，患者男性，90 岁，诊断为高同型半胱氨酸，同型半胱氨酸 41.5μmol/L，既往研究提示 0.8mg/d 的叶酸具有最佳的降低同型半胱氨酸的作用 [3]，临床药师从药物经济学和用药依从性出发，建议将叶酸片 5mg 口服，每日 1 次，改为长期 0.8mg 口服，每日 1 次。医师采纳药师建议。

例如，患者服用硝苯地平控释片 30mg，每日 1 次，血压低至 102/58mmHg，药师建议将硝苯地平控释片调整为氨氯地平 2.5mg，每日 1 次，医师采纳建议，患者血压恢复正常。例如，医师为患者开具阿托伐他汀钙片 20mg，口服，每日 2 次。由于阿托伐他汀在晚上服用时能有效降低 LDL-C[4]，药师建议将阿托伐他汀的服药时间和频次调整为 20mg 口服，每晚 1 次，医师接受药师建议。

（五）药物不良反应

药物不良反应也是临床药师关注的重点。例如，患者女性，76 岁，腹痛，予以弱阿片类镇痛药氨酚双氢可待因 1 片口服，每日 3 次镇痛治疗，服用后患者 5 日内一直未排大便，考虑到与氨酚双氢可待因有关，停用后患者在药物辅助下可排出大便。再如，患者女性，53 岁，因脑梗死入院后应用丁苯酞氯化钠注射液 25mg 每日 2 次静脉输液，2 日后患者出现脐周阵痛，会阴部排尿疼痛，左下肢间断抽搐疼痛，加用巴氯芬 5mg 每日 3 次降低肌张力，4 日后停用丁苯酞氯化钠注射液，患者疼痛症状缓解。在临床实践中，临床药师对于药物可能会出现的不良反应要与疾病甄别，及时予以减量、停药、换药等处理措施，协助医师做好患者的疾病管理。

（六）停药不及时

很多药物对各类辅助检查影响较大，因此若患者住院期间检查时，需要及时停用有影响的药物。通过药物重整，临床药师可及时提醒医师停药。例如，患者 67 岁，石棉沉着病二期、COPD 急性加重期、肺占位性质待查，要求行胸部 CT（增强）检查，患者既往糖尿病，一直规律口服二甲双胍片。笔者所在院胸部 CT（增强）造影剂为碘海醇，其使用可能会导致短暂性肾功能不全，这可使服用降血糖药（二甲双胍）的糖尿病患者发生乳酸性酸中毒。作为预防，在使用造影剂前 48 小时应停服双胍类降血糖药，只有在肾功能稳定后再恢复用药。因此临床药师建议：该患者检查期间停用二甲双胍前后 48 小时，同时密切监测血糖，必要时给予其他降血糖手段，以保证患者血糖水平控制稳定。

（七）药物相互作用

尘肺病合并慢性阻塞性肺疾病急性加重患者大多为高龄患者，常伴随其他疾病，既往使用药物种类繁多，医师在开具新的治疗药物的医嘱时往往忽略与既往用药之间的相互作用，导致疗效不佳或不良反应增多。例如，1 例 82 岁患者，电焊工，尘肺二期、慢性阻塞性肺疾病急性加重、冠心病、高血压、心力衰竭。治疗中，医师开具了硝酸甘油和头孢哌酮舒巴坦。硝酸甘油脂溶性高，在制备过程中加入了辅料无水乙醇，因此在与头孢哌酮舒巴坦合用时极易出现双硫仑样反应，严重时可危及生命。临床药师在药物重整过程中及时提醒医师改换其他种类的抗菌药物抗感染治疗，避免不良反应的发生。又如，1 例 77 岁患者，硅沉着病一期、慢性阻塞性肺疾病急性加重、慢性肺源性心脏病、冠心病、高血压、2 型糖尿病。在药物重整过程中，临床药师发现医师给予痰热清注射液加入胰岛素治疗。痰热清主要成分为黄芩、熊胆粉、山羊角、金银花、连翘，属于中药制剂。有文献报道[5]指出，中药注射剂与其他药物联合使用产生的稳定性问题主要集中在不溶性微粒超标、澄明度及颜色变化、pH 改变、主要成分含量下降等方面。现有中药注射剂配伍稳定性研究基础薄弱，因此临床药师建议临床在使用中药注射剂时应单独使用，如需前后序贯静脉滴注其他药物，应给予充分冲管，以减少不良反应的发生。该患者可在静脉滴注痰热清期间追加胰岛素以稳定血糖波动。

（八）用药问题综合分析

患者男性，59 岁，主因"夜尿多、睡眠质量差、早醒"于 2015 年 8 月 6 日就诊于精准用药门诊。现病史：高血压病史 10 余年，目前血压控制在 130/70mmHg 左右，心率 58 ～ 70 次 / 分。患者夜尿多，每晚 4 ～ 5 次，影响休息，时常早醒，睡眠严重不足，白天有头晕症状。另外，患者近期经常咳嗽，偶有白痰。目前服用药品数目共 23 种，由于要出国生活，患者需要一份精简的用药清单。诊断：冠状动脉供血不足、失眠症、焦虑状态、痔疮、慢性咽炎、男性性腺功能低下、前列腺增生。患者严格按照调整后用药清单服药，8 月 16 日复诊诉血压波动在 125 ～ 136/79 ～ 90mmHg，早上起床后心率 58 ～ 62 次 / 分，活动后 65 ～ 70 次 / 分；开始服用艾司唑仑后患者睡眠质量有明显改善，述可进入深睡眠状态，白天头晕等不适也明显减轻；停用 3 种治疗前列腺增生药物后，夜尿次数仍为 4 次左右；患者咳嗽症状有所好转，未再出现因咳嗽无法入睡的情况。8 月 21 日复诊：患者诉睡眠状况良好，平均起夜 2 次，血压控制较稳定；痔疮基本已经好转。药师向患者建议出国后固定药品清单：阿托伐他汀钙片 10mg 每日清晨 1 次、氯沙坦钾片 25mg 每日 1 次、酒石酸美托洛尔片 12.5mg 早晚各 1 次、阿司匹林肠溶片 0.1g 睡前 1 片、艾司唑仑片 1 mg 睡前 1～2 小时服用、酒石酸托特罗定 1 片早晚各 1 次，爱普列特 1 片早晚各 1 次。

　　药物治疗问题分析。①失眠症的治疗：起夜次数多，早醒，睡眠质量差，分析患者睡眠质量差的原因一部分与尿频相关。患者原服用多种精神类药物，其中奥沙西泮主要用于焦虑、抑郁的短期治疗，米氮平用于抑郁症的治疗，此两种药物无用药指征。佐匹克隆由于半衰期短，一般临睡前服用，适用于入睡困难的患者，艾司唑仑起效较慢，最好在睡前 1～2 小时服用，适用于早醒的失眠患者。因此，针对患者的情况，调整催眠药物为艾司唑仑片 2mg 睡前 1～2 小时服用。②前列腺增生的治疗：治疗前列腺增生的药物主要有 5α- 还原酶抑制剂（如非那雄胺）和 α 受体阻滞剂（如多沙唑嗪、坦索罗辛等）两大类[6]。患者同时服用多种用于松弛前列腺平滑肌的药物，主要症状为夜尿多、尿频，并没有排尿困难。因此，建议停用此类药物，继续服用酒石酸托特罗定片，可以缓解膀胱过度活动。③咳嗽的治疗：患者目前有咳嗽伴有黏白痰，不宜使用镇咳药物复方甘草片，否则痰液难以咳出[7]。考虑患者可能为感冒引起的支气管炎症，患者用药种类较多，效果不佳，建议停用止咳祛痰药物，换用急支糖浆宣肺止咳清热化痰。

三、小结

　　我国药物重整仍处于起步阶段，尚未形成完整的体系和流程，因此探索专科药物重整，进行经验总结，可以为保障药物重整在我国顺利开展和相关部门制订相应的规章制度提供必要的支持。药物重整始终贯穿患者用药的每一个环节，只有充分取得患者的信任，全面、准确、及时获取患者的用药信息才能做好药物重整工作。另外，多学科相互配合，临床药师与医师、护士、营养师等相互合作，可以快速梳理患者用药信息，确保医疗各方给予患者的用药方案一致，在此基础上对患者进行用药教育也能显著减少患者由于对用药方案的不认同而导致的不依从。药物重整关注了患者在医疗机构药物治疗期间的薄弱细节，可有效地遏制不必要的用药偏差，而在日常医疗过程中，药物重整往往被医护人员忽视，对患者实施药物重整需要医师、护士和药师共同努力，相互间加强沟通和配合，从而保障重整实施过程的细致和准确，制订个体化的药物重整方案，更好地保证用药安全和药物疗效。

第二节　呼吸与危重症医学科药物重整实例

一、患者基本情况

　　某位老年男性患者，因乏力伴双下肢水肿 1 个月，加重半个月入院，入院诊断：①间质性肺炎；②电解质紊乱，低钾血症、低钠血症、低氯血症；③高血压 3 级（极高危）；④冠状动脉粥样硬化性心脏病，心律失常，房性期前收缩。予以头孢甲肟联合左氧氟沙星抗感染治疗，持续发热，体温波动于 38.5℃左右，最高时为 39.2℃，并伴有畏寒、寒战。痰培养及血培养未见致病菌，调整抗菌药物为头孢哌酮他唑巴坦和去甲万古霉素，2 日后体温逐渐恢复正常；但患者在住院第 17 日出现发作性气喘，脑钠肽进行性升高至 3999.3pg/ml；胸部高分辨率 CT 示双下肺渗出性改变加重，心影明显增大，双侧胸腔积液。转入 RICU（呼吸重症监护病房），抗感染治疗同前，加用血必净；米力农、单硝酸异山梨酯、呋塞米等强心利尿；无创呼吸机辅助通气改善肺水肿；依诺肝素预防抗凝；多索茶碱平喘、氨溴索化痰；复方氨基酸、白蛋白、能全素等营养支持。经积极的抗感染及强心利尿治疗，患者的心力衰竭得到改善，肺部啰音明显减少，生命体征逐渐平稳，转入呼吸科普通病房。有高血压病史 30 余年，最高血压 180/100mmHg，每日口服利血平 1 粒，血压控制在 140/100mmHg 左右[8]。

二、药物重整过程

（一）收集最准确用药史

第一步，由医师、临床药师、护士组成的多学科团队为该多重用药患者提供药物重整服务。第一步，由临床药师收集患者的最准确用药史。临床药师前往患者床边，通过与患者访谈约 25 分钟，获取患者院前最准确用药史，询问患者以下信息并与患者或家属核对：患者基本信息、一般情况和诊断；既往用药史（药品名称、用药目的、给药途径、用法用量、用药开始时间和停止时间、药物来源、药物不良反应 / 不良事件、药物疗效、其他用药相关问题、依从性等）；药物及食物过敏史。

患者最准确用药史中需要记录的药物类型主要包括：①处方医师医嘱开具的处方药；②患者服用的其他处方药；③非处方药或中草药；④ PRN（按需服用）药物，如硝酸甘油、速效救心丸、哮喘喷雾等。

临床药师针对此患者收集到以下信息：患者在入院前 1 个月出现乏力伴双下肢水肿，加重半个月，高血压病史 30 余年，每日口服利血平 1 粒，血压控制较好。无吸烟、饮酒不良嗜好。该患者入院前曾在门诊多次诊治，开具多种药品，患者选择性间断服用。

（二）入院药物重整

第二步，临床药师对患者的最准确用药史和院内医嘱进行核对。基于患者疾病情况和临床检验结果，逐一核对患者所使用的药物。具体见表 10-1。

表 10-1　1 例原发性高血压伴间质性肺炎老年男性患者的药物重整清单

药品名称	用药目的	给药途径	用法用量	药物来源	药物重整建议	药物重整的原因	是否接受
血必净注射液	抗感染	静脉滴注	50ml bid	入院后医嘱	停用	非必需药物，可以停用	是
注射用头孢哌酮他唑巴坦	抗感染	静脉滴注	2.25g bid	入院后医嘱	继续滴注	抗感染治疗有效	是
莫西沙星片	抗感染	口服	0.4g qd	入院后医嘱	继续服用	静脉抗菌药物应用后序贯治疗	是
头孢地尼胶囊	抗感染	口服	0.1g tid	入院后医嘱	继续服用	静脉抗菌药物应用后序贯治疗	是
利奈唑胺注射液	抗感染	静脉滴注	0.6g q12h	入院后医嘱	继续滴注	考虑到高龄因素，为减轻药物的肾损害，改为利奈唑胺	是

续表

药品名称	用药目的	给药途径	用法用量	药物来源	药物重整建议	药物重整的原因	是否接受
地高辛片	强心利尿，治疗冠心病	口服	0.125mg qd	入院后医嘱	继续服用	小剂量维持治疗冠心病	是
呋塞米片	强心利尿，治疗冠心病	口服	20mg qd	患者自备	停用	双下肢水肿好转，可停用	是
螺内酯片	强心利尿，治疗冠心病	口服	20mg qd	患者自备	停用	小剂量地高辛维持治疗即可	是
氢氯噻嗪片	强心利尿，治疗冠心病	口服	25mg qd	患者自备	改为 12.5mg qd	小剂量地高辛维持治疗即可	是
康尔心胶囊①	强心利尿，治疗冠心病	口服	4 粒 tid	患者自备	停用	非必需药物，可以停用	是
利血平片	降血压	口服	0.1mg tid	患者自备	停用	不推荐一线治疗	是
厄贝沙坦氢氯噻嗪片②	降血压	口服	1 片 qd	入院后医嘱	继续服用	降血压	是
盐酸氨溴索葡萄糖注射液③	止咳化痰	静脉滴注	50ml bid	入院后医嘱	继续滴注	止咳化痰	是
蛇胆川贝软胶囊④	止咳化痰	口服	2 粒 tid	患者自备	停用	避免重复	是
依诺肝素钠注射液	预防抗凝	皮下注射	40mg qd	入院后医嘱	继续注射	预防抗凝	是
氯化钾缓释片	补充电解质	口服	0.5g tid	入院后医嘱	改为 0.5g bid	氯化钾缓释片 0.5g 规格与转化糖电解质 250ml 含氯化钾 0.466g 接近	是
转化糖电解质⑤	补充电解质	静脉滴注	250ml qd	入院后医嘱	继续滴注	患者进食量较少，合并心律失常	是
非那雄胺片	抗前列腺增生	口服	5mg qd	入院后医嘱	继续口服	患者出现尿不尽等症状	是
莫沙必利片	促进胃动力	口服	0.1g tid	入院后医嘱	停用	患者食欲无明显改善，停用	是
乳果糖口服液	便秘	口服	150ml bid	入院后医嘱	停用	患者转入普通病房时曾出现轻度腹泻 1 次	是
开塞露	便秘	外用	20ml qd	入院后医嘱	停用	患者转入普通病房时曾出现轻度腹泻 1 次	是

续表

药品名称	用药目的	给药途径	用法用量	药物来源	药物重整建议	药物重整的原因	是否接受
多维元素片⑥	预防和治疗因维生素与矿物质缺乏	口服	1片 qd	患者自备	停用	非必需药物，住院期间停用，出院时恢复使用	是

注：①每粒含三七、人参、麦冬、丹参、枸杞子、何首乌、山楂，每粒0.4g；②每片含厄贝沙坦150mg，氢氯噻嗪12.5mg；③每瓶含氨溴索30mg，葡萄糖2.5g；④每粒含蛇胆汁、川贝母，每粒0.3g（相当于生药0.15g）；⑤含乳酸钠0.700 4g，氯化钠0.365 2g，氯化钾0.466 0g，氯化镁0.071 4g，磷酸二氢钠0.187 5g，亚硫酸氢钠0.130 1g，果糖6.25g、葡萄糖5.26g；⑥商品名"金施尔康"，每片含维生素A（含β-胡萝卜素）5000U、钙40mg、磷31mg、钾7.5mg、维生素B₁ 3mg、镁100mg、氯7.5mg、铁27mg、维生素B₂ 3.4mg、维生素B₁₂ 9mg、锌15mg、碘150μg、维生素B₆ 3mg、维生素C 90mg、铜2mg、烟酰胺20mg、维生素D 400U、维生素E 30U、铬15μg、硒10μg、叶酸400μg、维生素B₅ 10mg、钼15μg、锰5μg、生物素30μg。

第三步，梳理多重用药患者的用药清单。由于患者院外携带较多口服药物，药师将其一一分类，主要分为9个类型，分别为抗感染药物、强心利尿药、降血压药、止咳化痰药、预防抗凝药、补充电解质药、抗前列腺增生药、消化系统药、营养补充剂。

第四步，临床药师对患者提出药物重整建议，并填写药物重整记录表，临床药师与患者的管床医师沟通交流后达成一致，医师接受所有重整意见。该患者在RICU应用头孢哌酮他唑巴坦联合去甲万古霉素抗感染治疗有效，考虑到高龄因素，为减轻药物的肾损害，将去甲万古霉素改为利奈唑胺，停用非必需药物血必净，3天后患者胸闷、气喘症状进一步好转，体温恢复正常；此时静脉抗菌药物应用已有14天，调整为莫西沙星片和头孢地尼胶囊口服序贯治疗。患者双下肢水肿好转，停用呋塞米片。患者心力衰竭得到控制，小剂量地高辛维持治疗，停用螺内酯片。康尔心为非必需药物，停服。患者有高血压，口服利血平1粒每天1次，尽管血压控制较好，但因长期应用的不良反应，利血平不推荐一线治疗，改为厄贝沙坦氢氯噻嗪片1片每天1次，与利尿剂氢氯噻嗪片剂量重叠，故药师建议患者将氢氯噻嗪片剂量减半。蛇胆川贝软胶囊具有止咳化痰作用，与氨溴索葡萄糖类似，为减少患者服药种类，避免重复，停用该药。患者进食量较少，血钾维持在4.0mmol/L左右，因合并心律失常，故应继续补钾。补钾方案中因转化糖电解质250ml含氯化钾0.466g，与氯化钾缓释片0.5g规格接近，建议氯化钾缓释片口服tid改为bid，继续监测血钾及其他电解质。住院期间患者出现尿不尽等症状，加用抗前列腺增生药物非那雄胺片。莫沙必利片促进胃肠蠕动，主要用于功能性消化不良，患者曾口服该药1月余，食欲无明显改善，停用。患者转入普通病房时曾出现轻度腹泻1次，无腹痛、腹胀等不适，停用乳果糖口服液和开塞露。多维元素片为非必需药物，住院期间停用，出院时恢复使用。

（三）出院药物重整

第五步，临床药师与护理人员根据电子病历系统，详细询问患者（或家属）在院期间的实际服药情况，记录生成患者住院期间的用药史，并将纸质记录交给患者（或家属）保管，为患者再次就医提供记录。

第六步，处方医师、临床药师、护理人员组成多学科团队比对患者用药与出院医嘱的差异，同时引导患者进行共同决策，与患者讨论个性化用药需求，共同制订最佳出院用药计划，并生成纸质记录（即出院带药清单）交给患者或其家属，为患者出院后服药提供指导。

本案例中临床药师为患者提供最佳出院用药计划：继续服用莫西沙星片每次 0.4g 每天 1 次、头孢地尼胶囊每次 0.1g 每天 3 次、地高辛片每次 0.125mg 每天 1 次、厄贝沙坦氢氯噻嗪片每次 1 片每天 1 次、非那雄胺片每次 5mg 每天 1 次及多维元素片每次 1 片每天 1 次，1 周疗程，告知患者用药方式与用药时间，确认患者知悉，并嘱患者规律生活及饮食。

（四）出院后随访

第七步，出院后 1 个月电话随访患者。随访由临床药师进行，随访内容主要包括以下几方面：询问患者或其家属其实际服药情况，评估患者的用药依从性；根据患者病情，询问患者疾病相关指标控制情况、生活方式改善情况等；对患者进行用药教育，解答患者用药过程中的问题；必要时与处方医师一同进行重整方案的调整；督促患者定期进行健康检查，并安排患者的复诊。随访结果发现患者双下肢水肿症状完全好转，血压控制较好，气喘未发作，未出现任何用药不良反应。

第三节　胃肠外科药物重整实例

一、患者基本情况

某位中年女性患者中上腹疼痛 6 月余伴加重 3 天。以"腹痛"收入胃肠外科住院治疗。患者既往 20 余年前行"腰椎间盘突出症"手术。入院诊断为：①慢性非萎缩性胃炎；②原发性高血压；③继发性白细胞减少。患者院外自行服用枸橼酸铋雷尼替丁胶囊每次 0.4g 每天 2 次、L- 谷氨酰胺呱仑酸钠颗粒每次 1 袋每天 3 次及酪酸梭菌活菌胶囊每次 0.4g 每天 3 次，共治疗 3 天慢性非萎缩性胃炎，患者腹痛改善效果不显著。有高血压病史 10 余年，平日规律口服厄贝沙坦降压治疗，目前血压控制在 125/79mmHg 左右，心率 60～75 次 / 分。入院查血常规提示：白细胞 2.3×10^9/L，中性粒细胞 1.17×10^9/L[9]。

二、药物重整过程

（一）收集最准确用药史

第一步，由临床药师收集患者的最准确用药史。临床药师前往病区与患者交谈约 15 分钟，查看患者携带的药盒并询问患者家属，以获取患者院前最准确用药史，最终收集到以下信息：患者在入院前 6 个月出现无明显诱因腹部疼痛，呈间歇性隐痛，以中上腹部为主，与体位无明显相关，不伴肩背部放射痛，不伴恶心、呕吐、腹胀、腹泻，无胸闷、胸痛，皮肤及巩膜无黄染，无发热、寒战等不适。患者平常饮食不规律，自以为是"胃病"，未予特殊处理，症状缓解。在本次入院前 2 个月曾入肝胆外科住院治疗，腹部彩超检验出胆囊壁胆固醇结晶。治疗后症状缓解出院。有高血压病史 10 余年，平日规律口服厄贝沙坦降压治疗，患者院外自行服用枸橼酸铋雷尼替丁胶囊每次 0.4g 每天 2 次、L- 谷氨酰胺呱仑酸钠颗粒每次 1 袋每天 3 次及酪酸梭菌活菌胶囊每次 0.4g 每天 3 次，治疗慢性非萎缩性胃炎，但腹痛改善效果不显著。此外，患者正在服用人参肽粉、胆舒胶囊、消炎利胆片、地榆升白片、谷维素片等中成药。

（二）入院药物重整

第二步，临床药师对患者的最准确用药史和院内医嘱进行核对。基于患者疾病情况和临床检验结果，逐一核对患者所使用的药物。具体见表 10-2。

表 10-2　1 例原发性高血压伴胃炎中年女性患者的药物重整清单

药品名称	用药目的	给药途径	用法用量	药物来源	药物重整建议	药物重整的原因	是否接受
兰索拉唑肠溶片	抑制胃酸分泌	口服	2 片 qd	入院后医嘱	继续服用	抑酸效果比 H_2 受体拮抗剂雷尼替丁胶囊好	是
L- 谷氨酰胺呱仑酸钠颗粒	用于慢性非萎缩性胃炎	口服	1 袋 tid	患者自备	停用	已使用具有保护胃黏膜的药物铝碳酸镁片	是
枸橼酸铋雷尼替丁胶囊	抑制胃酸分泌	口服	0.4g bid	患者自备	停用	患者服药后病情未见好转	是
枸橼酸莫沙必利片	促进肠胃动力	口服	1 片 tid	入院后医嘱	继续服用	促进胃肠动力	是
酪酸梭菌活菌胶囊	治疗因肠道菌群紊乱引起的各种消化道症状及相关的急、慢性腹泻和消化不良	口服	0.4g bid	患者自备	停用	酪酸梭菌活菌胶囊调节肠道菌群，患者无腹泻便秘等症状，可停用此药	是
地榆升白片	治疗白细胞减少	口服	3 片 tid	患者自备	停用	入院后医嘱已开具利可君片，为避免重复用药，建议在住院期间停用，待出院后再使用	是
厄贝沙坦氢氯噻嗪片	降血压	口服	12.5mg qd	入院后医嘱	继续服用	患者目前血压控制较好（125/79mmHg），可继续服用	是
谷维素片	用于神经官能症、更年期综合征	口服	2 片 tid	患者自备	停用	患者无神经官能症、更年期综合征的表现，可停用此药	是
血塞通胶囊	活血祛瘀，通脉活络	口服	0.1g tid	患者自备	停用	患者目前无胆囊炎相关诊断，考虑患者每日服药种类较多，中西药之间可能存在重复用药或相互作用	是
利可君片	治疗白细胞减少	口服	20mg tid	入院后医嘱	继续服用	患者入院查白细胞（2.3×10^9/L）减少，住院期间服用	是
人参肽粉	提高人体免疫力	口服	2 包 qd	患者自备	停用	患者目前无胆囊炎相关诊断，考虑患者每日服药种类较多，中西药之间可能存在重复用药或相互作用	是

药品名称	用药目的	给药途径	用法用量	药物来源	药物重整建议	药物重整的原因	是否接受
胆舒胶囊	疏肝理气、利胆。主要用于慢性结石性胆囊炎	口服	2粒 tid	患者自备	停用	患者目前无胆囊炎相关诊断，考虑患者每日服药种类较多，中西药之间可能存在重复用药或相互作用	是
消炎利胆片	清热，祛湿，利胆	口服	6片 tid	患者自备	停用	患者目前无胆囊炎相关诊断，考虑患者每日服药种类较多，中西药之间可能存在重复用药或相互作用	是
铝碳酸镁片	保护胃黏膜	口服	2片 tid	入院后医嘱	继续服用	保护胃黏膜	是

第三步，梳理多重用药患者的用药清单。患者的药品分为 5 个类型，分别为消化系统药、抗高血压药、升白细胞药、调节神经功能药、中成药。

第四步，临床药师对患者提出药物重整建议，并填写药物重整记录表，临床药师与患者的管床医师沟通交流后达成一致，医师接受所有重整意见。以患者的症状来看，患者无腹泻、便秘等症状，而酪酸梭菌活菌胶囊适应证为因肠道菌群紊乱引起的各种消化道症状及相关的急、慢性腹泻和消化不良症，因此药师建议患者停用。因为患者服用枸橼酸铋雷尼替丁胶囊及酪酸梭菌活菌胶囊后腹痛改善效果不显著，质子泵抑制剂又为目前已知的最强大的胃酸分泌抑制剂，这类药物可以抑制壁细胞分泌 H^+ 的最后环节 H^+-K^+-ATP 酶，能有效地减少胃酸分泌，作用时间长，抑酸效果比 H_2 受体拮抗剂雷尼替丁胶囊好，故临床药师建议停用枸橼酸铋雷尼替丁胶囊，换用质子泵抑制剂兰索拉唑肠溶片、铝碳酸镁片及枸橼酸莫沙必利片继续治疗，其余可停用。患者血压入院时控制在 125/79mmHg，平日规律服用厄贝沙坦氢氯噻嗪片控制血压，院外及入院后监测血压均提示控制尚可，故建议继续使用。患者入院查白细胞 2.3×10^9/L，地榆升白片、利可君片的适应证均有治疗白细胞减少，鉴于入院后医嘱已开具利可君片，临床药师为避免重复用药，故建议患者在住院期间将自备的地榆升白片停用，待出院后再使用地榆升白片。患者无神经官能症及更年期综合征的表现，不符合谷维素片用药适应证，故临床药师建议停用该药。最后，患者目前无胆囊炎相关诊断，临床药师考虑患者每日服药种类较多，中西药之间可能存在重复用药或相互作用，故建议停用消炎利胆片、人参肽粉、胆舒胶囊、血塞通胶囊。

（三）出院药物重整

第五步，临床药师与护理人员根据电子病历系统和患者反馈，生成患者住院期间的用药史，并将纸质记录交给患者或家属保管，为患者提供在院期间的详细用药清单。

第六步，多学科团队在考虑患者个性化用药需求的基础上，共同制订最佳出院用药计划，将纸质版的出院带药清单交给患者或家属，为患者出院后服药提供指导。患者出院继续兰索拉唑肠溶片每次 2 片每天 1 次、铝碳酸镁片每次 2 片每天 3 次、枸橼酸莫沙必利片每次 1 片每天 3 次及地榆升白片每次 3 片每天 3 次，1 周疗程，并嘱患者规律生活及饮食。

（四）出院后随访

第七步，出院后 1 个月电话随访患者，询问出院后用药情况和疾病进展情况。随访由护士进行，诉腹痛症状完全好转，未出现任何用药不良反应，院外服用地榆升白片半个月后复查血常规提示白细胞已升至 $4.2 \times 10^9/L$，于是自行停用该药。

参 考 文 献

[1] 诸骏仁，高润霖，赵水平，等 . 中国成人血脂异常防治指南 (2016 年修订版)[J]. 中国循环杂志 , 2016, 31(10): 937-953.

[2] 刘宏颖，张淑平，那雪峰，等 . 小剂量阿托伐他汀钙片在冠心病心力衰竭患者中的应用效果 [J]. 实用心脑肺血管病杂志 , 2018, 26(2):104-107.

[3] 李建平，卢新政，霍勇，等 . H 型高血压诊断与治疗专家共识 [J]. 中华高血压杂志 , 2016, 24(2):123-127.

[4] 中华医学会，中华医学会杂志社，中华医学会全科医学分会，等 . 血脂异常基层诊疗指南 (2019 年)[J]. 中华全科医师杂志 , 2019, 18(5):406-416.

[5] 刘辰翔，谭乐俊，王萌，等 . 中药注射剂配伍稳定性的研究进展 [J]. 中成药 , 2015, 37(4): 844-849.

[6] 王梦芝 . 良性前列腺增生症的药物治疗进展 [J]. 当代医学 , 2010, 16(14):24-26.

[7] 钟贞，邓玥，张婷 . 慢性气道炎症黏液高分泌的治疗药物研究进展 [J]. 重庆医学 , 2014, 43(13):1644-1646.

[8] 朱裕林，张永，刘雁，等 . 临床药师参与 1 例高龄患者治疗的药物重整 [J]. 中国药房 , 2015, 26(35): 5019-5021.

[9] 刘雅琴，刘娟 . 一例原发性高血压伴胃炎患者精准药物重整治疗管理案例分析 [J]. 自我保健 , 2023, 27(5):104-105.

第11章

多重用药的风险防范实践——共同决策临床案例

本书第 7 章发现用药共同决策水平高的住院患者发生多重用药的可能性较低，决策类型为患者决策的社区患者发生多重用药的风险更高，共同决策是降低多重用药发生风险的重要手段。在临床实践的过程中，医疗团队为多重用药患者提供详细的治疗信息，以及不同用药方案的利弊，并与患者一起讨论对于不同用药方案的偏好，在充分讨论和考虑后最终确定多重用药患者的用药方案。本章内容依据两个具体的临床案例，展示如何在多重用药管理中运用共同决策来优化治疗结果。本章内容对这些实际的临床案例进行分析，旨在为医务工作者开展用药方案共同决策提供参考和启示，以期促进多重用药风险防范的最佳实践。

第一节 用药调整过程中的共同决策实例

一、患者基本情况

一名 72 岁的男性患者被诊断出患有口腔癌。在此之前，患者还有高血压病史。癌症诊断后，患者接受了 33 天的颈部放射治疗和 6 周的静脉化疗。在治疗 3 周后，患者主诉吞咽困难、颈部疼痛和不适加剧。患病期间，疼痛和不适一直存在，镇痛药的缓解效果不够理想。在治疗开始时，患者还在体内安装了经皮内镜胃造口管，患者仍能吃固体食物。放射治疗结束时，患者出现中性粒细胞减少的症状[1]。

二、患者药物梳理

第一步，为开放性的讨论创造支持性环境。此环境通过就诊期间医患双方进行充分的信息交流而创造，多学科医疗团队与患者及其家属建立了良好的互动关系。临床药师与患者进行了面对面的用药史收集，由于在 6 周的放疗和化疗过程中，该患者同时接受了 4 名不同的医疗提供者的治疗，每次就诊时患者都会收到新的药物清单。患者反映其出现了直立性低血压和眩晕的症状。多学科医疗团队发现，患者缺乏对于自己患病史和用药情况的了解。患者也反馈无论是否正在服用这些药物，所有带到医院的药物都被添加到了药物清单中。患者入院和出院时的用药清单如表 11-1 和表 11-2 所示。

　　第二步，明确时间表，包括考虑对家属或其他相关人士进行后续访问的可能性，药师和患者沟通确认了下一次进行共同决策的时间，同时临床医师和药师评估了患者参与共同决策的意愿。

表 11-1　患者入院用药清单

药品名称	规格 / 给药方式	剂量 / 说明	用药建议
苯海拉明	胶囊，25mg 口服	根据需要口服 1 粒，用于过敏症状	继续服用
多库酯钠	片剂，50 ～ 85mg 口服	每日 2 次，每次 2 粒	继续服用
左甲状腺素	片剂，75mg 口服	每日 1 次，每次 1 片	继续服用
奥氮平	片剂，2.5mg 口服	睡前 1 片	继续服用
奥洛他定滴眼液	眼用溶液，0.1%	根据过敏症状的需要，每天 2 次，每次 1 滴滴双眼	继续服用
昂丹司琼	片剂，8mg 口服	根据恶心和呕吐症状的需要，每 8 小时口服 1 片	继续服用
羟考酮	片剂，10mg 口服	根据疼痛需要，每 6 小时口服 10mg	继续服用
瑞舒伐他汀	片剂，20mg	每晚口服 20mg	继续服用
他达那非	片剂，5mg 口服	睡前 1 片	继续服用
卡维地洛	片剂，3.125mg	每日 1 次，每次 1 片	停用
环苯扎林	片剂，10mg 口服	轻度至重度疼痛时，根据需要每 8 小时口服 1 片	停用
利血平	片剂，5mg 口服	每日 1 次，每次 1 片	停用
劳拉西泮	片剂，1mg 口服	根据需要每 6 小时口服 1 片，用于恶心 / 呕吐	停用
奥美拉唑	缓释胶囊，20mg 口服	每日 2 次，每次 1 粒，口服	停用
泮托拉唑	缓释片剂，40mg 口服	每日 1 次，每次口服 1 片	继续服用
曲马多	片剂，50mg 口服	轻度疼痛时，根据需要每 6 小时口服 2 片	停用

表 11-2　患者出院用药清单

药品名称	规格 / 给药方式	剂量 / 说明	用药建议
苯海拉明	胶囊，25mg 口服	根据需要每天口服 4 次，用于过敏症状	继续服用
多库酯钠	片剂，50 ～ 85mg 口服	每日 2 次，每次 2 粒	继续服用
左甲状腺素	片剂，75mg 口服	每日 1 次，每次 1 片	继续服用
奥氮平	片剂，2.5mg 口服	睡前 1 片	继续服用
奥洛他定滴眼液	眼用溶液，0.1%	根据过敏症状的需要，每天 2 次，每次 1 滴滴双眼	继续服用
昂丹司琼	片剂，8mg 口服	根据恶心和呕吐症状的需要，每 8 小时口服 1 片	继续服用
羟考酮	片剂，10mg 口服	根据疼痛需要，每 4 小时口服 10mg	继续服用

药品名称	规格/给药方式	剂量/说明	用药建议
瑞舒伐他汀	片剂，20mg	每晚口服 20mg	继续服用
他达那非	片剂，5mg 口服	睡前 1 片	继续服用
对乙酰氨基酚	口服液，500mg/5ml	根据需要每 6 小时一次口服 500mg，用于治疗疼痛、轻度/发热	添加新药
氟康唑	片剂，200mg 口服	每日 1 次，每次 400mg	添加新药
利多卡因	2% 利多卡因溶液	每日 4 次，每次皮肤涂抹 1 次	添加新药
复合维生素	片剂，10mg 口服	每日 1 次，每次 1 片	添加新药
聚乙二醇	口服	每日 1 次；如有便秘需要，可增至每日 2 次	添加新药
东莨菪碱	1.5mg 缓释透皮膜	每 3 天皮肤涂抹 1.5mg	添加新药
硫糖铝	混悬液，1g/10ml 口服	饭前和睡前口服 0.5g	添加新药
唑吡坦	片剂，10mg 口服	根据睡眠需要，睡前 10mg	添加新药

三、共同决策过程

第三步，确定有哪些决策选项及其结局。患者和他的女儿与医师、药师、护士组成的多学科医疗团队共同参与了30分钟左右的共同决策。患者的女儿是一名高级执业注册护士，所以在日常管理患者用药方案方面拥有丰富的经验。尽管患者的交流能力尚可，但由于年龄较大，受教育程度也不高，难以理解讨论健康状况和用药时使用的术语和概念。医疗团队共同对患者及其家属进行了健康宣教，采用通俗易懂的语言，向患者讲解疾病相关知识，说明患者的诊断结果、病情，已经采取的检查手段、治疗方案、目前的治疗效果，每种药物的治疗目的、益处、可能发生的不良反应，告知患者及其家属可能产生的大致医疗费用，根据患者的病情评估结果，循证查找科学依据支持，向其解释病情发展趋势、存在的风险，确保患者能够全面了解病情及预后发展。

第四步，检查患者对每个选项和结局的理解，根据需要提供相关信息。通过患者复述的方式评估他是否真正了解目前的病情和用药状况，对他们存在的疑问进行耐心、细致的解答。让患者及家属加入微信群，定期推送与所患基础疾病相关的疾病知识及治疗护理措施，引导患者正向认识疾病。

第五步，动员患者讨论他们的价值观和偏好。医疗团队询问患者及其家属对疾病本身和治疗手段的看法，鼓励他们表达对预后的期望，分析疾病在心理、社会层面对患者造成的负面影响，对患者及其家属存在的难处及精神压力表示理解与同情，对经济压力可适当予以医疗政策范围内的帮助。患者还提到在之前每次住院期间，医院都会尝试给患者服用卡维地洛和利血平，因此患者必须自己保持警惕并能够每天拒绝服用这些药物，避免用药重复的情况出现。

第六步，获取不同选项相关结局的研究证据，并将证据转化为适合个体患者的情况。由于直立性低血压和眩晕等明显的副作用，医疗团队意识到可能是由抗高血压药引起的。

第七步，支持患者最终选择一个选项。患者经选择决定停止服用抗高血压药物卡维地洛和利血平。在患者住院期间，医院处方药被替换为患者的一些家庭药物，而且抗高血压药没有再出现在患者的出院用药清单中。最后，为了避免患者和其妻子无法确定什么时候该服用哪些药物、对药物清单感到困惑、出现停止服用药物的情况，患者的女儿在临床药师的协助下，为患者制订了药物服药计划表格，表格中罗列了 24 小时内服用的 17 种药物的次数和时间。

该案例强调了高质量医患沟通的必要性，在用药调整的过程中引入共同决策，倾听患者的担忧和需求后进行用药方案的调整，实现药物治疗效果的提升，同时防范多重用药患者用药不适宜所带来的风险，值得临床推广和借鉴。

第二节　处方精简过程中的共同决策实例

一、患者基本情况

某位 75 岁的女性患者存在进行性功能减退、急性精神状态改变的情况，推测有新发癫痫。患者在家时突然出现身体抽搐伴随上翻白眼，随后出现短暂的缄默，并从床上滑落，瘫倒在地。患者被急救团队带到急诊室。在送往医院的途中，患者未出现癫痫再次发作的情况。患者格拉斯哥昏迷评分 15 分（睁眼 4 分，最佳运动反应 6 分，最佳语言反应 5 分），血压升高（169/60mmHg），心率、呼吸频率正常，鼻导管吸氧 2L 时血氧饱和度 94%。患者总体清醒，但出现间歇性意识错乱，对"是"和"否"的问题大多点头作答。体格检查结果未显示脑膜刺激症状。心脏、肺和腹部检查无异常，除轻度足部水肿和 1 期骶骨压力性损伤外，无显著异常。

患者既往病史包括非胰岛素依赖型 2 型糖尿病（糖化血红蛋白 5.2%）、高脂血症、病态肥胖（体重指数 $39kg/m^2$）、射血分数保留的心力衰竭、原发性高血压、焦虑、抑郁、慢性腰背痛、左肺腺鳞癌、肺叶切除术后、胃食管反流、多发性骨髓瘤（服用硼替佐米和泼尼松）、失眠的慢性低氧性呼吸衰竭、慢性支气管炎、由于衰弱和去适应引起的功能性轻瘫和慢性肾脏病 3a 期。在发病前的基线状态下，患者的日常生活除进食、梳洗和如厕外均依赖家人。患者需要在其他人协助下使用助行器和轮椅行走。尽管患者日常活动的功能有限，但她希望在家中接受治疗（她拒绝了任何急性期后治疗的建议）。患者的丈夫是患者唯一的照护者。尽管她的丈夫表示自己有能力照顾妻子，但他仍希望妻子获得更多的家庭保健随访机会（目前，她每周接受 3 次家庭保健随访）。

患者的家人表示，在 1 个月之前，患者开始出现异常嗜睡，但他们将患者的这种表现归因于患者正在进行的多发性骨髓瘤的硼替佐米化疗，因此他们觉得没有必要向初级保健提供者提及这一行为举止的变化。患者最后一次初级保健就诊是在癫痫发作前 2 个月。患者既往无已知的癫痫发作史，并且否认头部受到打击，没有出现发热、寒战、头痛、呕吐、心悸或局灶性功能障碍[2]。

二、患者药物梳理

第一步，为开放性的讨论创造支持性环境。医疗团队意识到服用硼替佐米可引起头晕和疲劳，但这不能解释患者精神状态的变化。由于感染、神经和代谢检查结果均不显著，且无法确定这是一次真正的癫痫发作，医疗团队暂缓了抗癫痫治疗，而是专注于简化患者的药物治疗。为了确定患者最近加用和停用药物的时间顺序，临床药师来到患者床边与患者面对面交流，并查看了患者的门诊用药记录，核查了患者的家庭用药清单。这使药师能够识别出严重的用药差异：患者的家庭用药包中有另外 12 种药物，而这些药物并未出现在门诊药房的用药记录中。门诊用药包括 9 类药物（12 种口服药片、3 种吸入器和 1 种鼻喷雾剂）中的 16 种药物（不包括硼替佐米）。患者的家庭用药包中有 28 种药物（24 种口服药片、3 种吸入器和 1 种鼻喷雾剂）。患者的门诊药房清单和家庭用药清单之间的差异是存在重复的：苯二氮䓬类药物、多种精神药物、阿片类药物、过期的药瓶和几种非处方补充剂（如多种维生素、维生素 B_{12}）。具体用药清单见表 11-3。

表 11-3　患者用药清单

诊断	患者门诊药房配药清单	患者家庭用药清单	是否有停用的可能	继续、减少使用或停用的原因	出院用药建议
慢性支气管炎	氟替卡松沙美特罗吸入器	氟替卡松沙美特罗吸入器	没有	医学指示	继续使用 Advair 吸入器
慢性支气管炎	沙丁胺醇吸入器	沙丁胺醇吸入器	没有	医学指示	继续使用沙丁胺醇吸入剂
慢性支气管炎	乌美溴铵吸入器	乌美溴铵吸入器	没有	医学指示	继续使用乌美溴铵吸入器
高血压	卡维地洛 25mg，每日 2 次	卡维地洛 25mg，每日 2 次	没有	医学指示	继续服用卡维地洛 25mg，每日 2 次
高血压	氨氯地平每日 5mg	氨氯地平每日 5mg	没有	医学指示	每天继续服用氨氯地平 5mg
维生素 D 缺乏和骨质减少	每日 2000U 的胆钙化醇	每日 2000U 的胆钙化醇	没有	医学指示	每天继续服用 2000U 的胆钙化醇
多发性骨髓瘤	泼尼松 20mg×7 天，然后 10mg/d×7 天，5mg/d×7 天	泼尼松 20mg×7 天，然后 10mg/d×7 天，5mg/d×7 天	没有	肿瘤医师开的处方，目前在逐渐减少剂量	继续服用泼尼松 20mg/d×7 天，然后 10mg/d×7 天，5mg/d×7 天
焦虑/抑郁	度洛西汀 60mg，每日 2 次	度洛西汀 60mg，每日 2 次	没有	医学指示	继续服用度洛西汀 60mg，每日 2 次
抑郁，厌食，失眠	米氮平　每晚 15mg	米氮平　每晚 15mg	没有	医学指示	每晚继续服用米氮平 15mg

续表

诊断	患者门诊药房配药清单	患者家庭用药清单	是否有停用的可能	继续、减少使用或停用的原因	出院用药建议
过敏性鼻炎	氟替卡松 50μg 驱动喷雾剂	氟替卡松 50μg 驱动喷雾剂	没有	根据需要继续使用	根据需要继续使用氟替卡松 50μg 致动喷雾剂
高脂血症	普伐他汀　每日 20mg	普伐他汀　每日 20mg	没有	用于高脂血症，见效时间 12 ～ 24 个月，当预期寿命短于滞后时间时，使用收益有限	每天继续服用普伐他汀 20mg
慢性腰痛	对乙酰氨基酚 650mg，每 6 小时根据疼痛需要服用	泰诺每 6 小时 650mg，以缓解疼痛	没有	每日总量不超过 4g，谨慎与其他含有对乙酰氨基酚的复方阿片类药物同时使用	继续使用对乙酰氨基酚 650mg 镇痛
多发性骨髓瘤治疗	硼替佐米	硼替佐米	没有	由她的肿瘤医师继续开药	继续服用硼替佐米
慢性腰痛	羟考酮对乙酰氨基酚 10 ～ 325mg，1 片，每日 3 次	羟考酮对乙酰氨基酚 10 ～ 325mg，1 片，每日 3 次	是的	剂量根据需要调整，与泰诺同时使用时，不要超过 4g 的总剂量	对乙酰氨基酚 10 ～ 325mg，1 片，每日 3 次
失眠		劳拉西泮 0.25mg，每日 2 次，用于睡眠	是的	不清楚患者是同时服用两种药物还是交替服用替马西泮和劳拉西泮	为防止戒断症状，服用劳拉西泮 0.25mg
胃食管反流		奥美拉唑　每日 40mg	是的	出于对胃肠道的考虑与类固醇使用有关的预防，将剂量减少，如果不再使用类固醇，可停用	奥美拉唑的剂量减少到每天 20mg
初级脑卒中预防	阿司匹林　每日 81mg	阿司匹林　每日 81mg	是的	停用阿司匹林，它预防初级脑卒中的益处有限	

诊断	患者门诊药房配药清单	患者家庭用药清单	是否有停用的可能	继续、减少使用或停用的原因	出院用药建议
过敏性鼻炎	西替利嗪 每日10mg	西替利嗪 每日10mg	是的	西替利嗪因有镇静作用而停用，有证据表明鼻内类固醇是治疗过敏性鼻炎的首选药物	
高血压	厄贝沙坦 每日150mg	厄贝沙坦 每日150mg	是的	因与氨氯地平和卡维地洛同时使用会导致血压下降而停用	
焦虑		文拉法辛75mg，每日2次	是的	文拉法辛在药房药品清单上已停用，文拉法辛与另一种选择性血清素再吸收抑制剂联合使用会加重癫痫发作和高血压	
多发性骨髓瘤		地塞米松4mg，每日1次	是的	停用地塞米松，肿瘤医师用泼尼松代替	
失眠、焦虑		替马西泮 每晚15mg	是的	停用，替马西泮是一种短效苯二氮䓬类药物，停药风险较高，不清楚患者是交替服用劳拉西泮和替马西泮，还是2种药物同时服用	
恶心想吐		根据恶心的需要，每6小时服用5mg丙氯拉嗪	是的	药房报告说丙氯拉嗪已停用，因其可诱发癫痫发作	
焦虑/抑郁		丁螺环酮7.5mg，每日2次	是的	丁螺环酮在药房停止使用。丁螺环酮可引起或加重意识混乱	

续表

诊断	患者门诊药房配药清单	患者家庭用药清单	是否有停用的可能	继续、减少使用或停用的原因	出院用药建议
治疗外的补充剂		复合维生素，每日补充复合维生素	是的	不继续使用复合维生素，使用多种维生素的益处有限	
维生素B$_{12}$缺乏症		每日补充维生素B$_{12}$	是的	维生素B$_{12}$停用，因为患者维生素B$_{12}$水平是超标的	
依赖性水肿和心力衰竭史		呋塞米每日20mg	是的	药房报告称呋塞米已停用	

三、共同决策过程

第二步，明确时间表，包括考虑对家属或其他相关人士进行后续访问的可能性。由1名内科专职医师、1名临床药师及1名护士与患者及其家属共同组成医护患共同决策小组。医务人员与患者提前沟通了计划开展共同决策的时间，并评估了患者对于共同决策的参与意愿。

第三步，确定有哪些决策选项及其结局。结合访谈结果及患者生化检查结果，医务人员使用处方精简指南（如 Beers 标准中的潜在不适当用药标准）确定哪些药物应减量或停用，并明确了不同方案对应的风险与受益。医疗团队与患者共享并交流了这些信息，告知了选择不同方案发生对应不良风险的可能性。例如，患者每日服用奥美拉唑 40mg 来预防胃食管反流，但医疗团队出于对胃肠道保护的考虑，建议将剂量减少到每天 20mg，如果患者不再使用类固醇，可以停用这类药物。患者每日服用西替利嗪 10mg 治疗过敏性鼻炎，但因为西替利嗪有镇静作用，且有证据表明鼻内类固醇是治疗过敏性鼻炎的首选药物，医疗团队建议患者停用。

第四步，检查患者对每个选项和结局的理解，根据需要提供相关信息。通过让患者复述的方式评估他是否真正了解目前的病情和用药状况，对他们存在的疑问进行耐心、细致解答。

第五步，动员患者讨论他们的价值观和偏好。医务人员与患者进行面对面访谈，询问患者及其家属对疾病本身和治疗手段的看法，重点围绕生理、心理及社会需求3个方面进行，鼓励他们表达对预后的期望，了解患者在用药上的价值观与偏好。

第六步，获取不同选项相关结局的研究证据，并将证据转化为适合个体患者的情况。例如，患者每日服用厄贝沙坦 150mg 治疗高血压，但因为患者同时在服用抗高血压药物氨氯地平和卡维地洛，同类抗高血压药物重复使用易导致低血压，建议停用厄贝沙坦。

第七步，支持患者最终选择一个选项。最终，患者及其家属与医疗团队意见达成一致，选择简化用药，包括丢弃过期和重复用药。临床药师核对了药物 - 药物相互作用，与医师共同为患者制订了个性化的用药方案。患者使用的药物被简化为 8 种口服药物：2 种按需药物，3 种吸入器，1 种鼻喷雾剂和 1 种非处方药。

患者的住院过程因短暂的精神病发作（无破坏性行为的幻听）而复杂化，这可能与患者的用药变化或谵妄引发的住院有关。在密切监测下，患者的症状逐渐消退。入院第 3 天，患者神志恢复清晰，可以在床上坐起来，但仍需要一人协助才能从床上转移到椅子上。医师建议患者接受急性期后的治疗，但患者表示更倾向出院后在家接受治疗。出院协调员与患者的初级保健医师安排了出院后 48 小时的随访。建议患者的家属在家中使用药盒整理药物，确保患者用药的准确性。出院当天，医师和临床药师对患者及其家属进行了用药教育。患者出院后一直状况良好，未再次发生惊厥。

对患者和临床医师来说，处方精简可能有一定的挑战性，但却是有益于患者健康的工作。为了解决老年人的不合理用药问题，临床医师可以采取以下策略：让多学科团队参与，促进医护人员和患者之间的共同决策，探索患者的健康偏好，以及根据患者的治疗需求制订最安全、最有效和最便捷的用药方案。通过共同决策进行合理的处方精简有助于提高患者治疗依从性，减少对高危药物（如阿片类药物、精神药物和镇静剂）的依赖，并避免重复用药或过期药物的意外过量，进而实现多重用药风险防范的目标。

参 考 文 献

[1] Knisely MR, Bartlett Ellis RJ, Carpenter JS.Complexities of medication management across care transitions: a case report[J]. Clin Nurse Spec, 2015, 29(5): E1-E7.

[2] Famuyiro T, Montas A, Tanoos T, et al.Deprescribing in real time: hospitalized septuagenarian with polypharmacy[J]. Cureus, 2023, 15(6): e40699.

德尔菲专家咨询第一轮问卷

基于慢性病患者多重用药风险感知与用药决策行为的量表研究

尊敬的各位专家：

您好！

感谢您参与本次的国家自然科学基金项目研究。您的参与将会完全保密，并且在此过程中您将保持匿名。

本调查问卷收集的数据仅供学术使用。

研究目的 & 多重用药的定义

本研究旨在创建慢性病患者多重用药风险感知与决策行为量表。多重用药在本次研究中被定义为服药种类≥5 种药品的情况。

初始量表维度与条目的遴选

1. 风险感知量表

为创建慢性病患者多重用药风险感知与决策行为量表，本研究首先基于风险感知、多重用药、决策行为的概念及内涵框架，初步设计出现有的测量工具。

根据国内外有关慢性病患者风险感知理论与相关量表，初步设计慢性病患者（高血压、糖尿病患者）多重用药风险感知量表，包括以下 4 个维度。

（1）时间风险：本研究中指患者感受到由于多重用药治疗所需要的时间过长，而治疗效果不令人满意的风险。

（2）经济风险：指慢性病患者感受到在多重用药治疗过程中所花的费用超出自身承担能力而使生活负担加重的风险。

（3）身体风险：指慢性病患者感受到在多重用药治疗过程可能对身体健康造成伤害的风险。

（4）社会心理风险：指慢性病患者感受到的因多重用药治疗疾病而遭受亲朋好友的挖苦、嘲讽而自我情感受到伤害的风险。

2. 决策行为量表

根据国内外有关慢性病患者决策行为理论及相关量表，主要参考 Makoul 与 Clayman 的综合模型编制衡量慢性病患者在多重用药中共同决策参与程度量表，该模型包含 9 个必要元素。

（1）定义、解释问题：患者和医疗服务提供者首先应定义或解释需要解决的问题。

（2）罗列选项：医生应向患者罗列所有可以选择的选项。

（3）讨论利弊：医生与患者之间应对提出方案的利弊进行讨论，如成本、风险、益处。

（4）患者偏好／价值观：医患之间应讨论患者对于福利、风险、成本等利弊的看法，这些看法反映了患者的价值偏好。

（5）讨论患者能力：讨论患者对于既定方案的执行能力，是否能按照医生与患者拟定的用药方案执行，在经济、自我控制能力等方面是否有困难。

（6）医生的知识与建议：医生应根据医学知识及多年经验对患者用药方案的选择提供建议。

（7）检查／理解：双方应定期检查对于事实和一些观点的理解，根据需要进行澄清。

（8）做出或推迟决定：双方应对患者的用药方案做出决定，对于第一次讨论时并不是立刻就能做出决定的，可以推迟做决定。

（9）安排后续：双方应跟踪后续结果（随访或者复查），以检查结果是否按预期进行。

本量表参考 Makoul 与 Clayman 模型，将共同决策必要元素纳入其中，设置共同决策单一维度。

基于改良德尔菲法的研究设计

本研究运用改良德尔菲法对慢性病患者多重用药决策双系统量表寻求专家共识。我们设计了一个 5 分李克特量表来收集您对不同维度下各条目纳入量表的合理性的看法，分为很重要、比较重要、一般重要、不太重要、不重要。为使表达更加准确，您也可以对每个条目进行评论或补充信息，尤其是对于一般重要、不太重要或不重要的条目。如果有超过80% 的专家对某一个条目的问题回答为很重要或者比较重要，该条目将被纳入慢性病患者多重用药风险感知与决策行为条目池，否则将会被重新选择或者从问卷中剔除。

改良的德尔菲研究至少包含两轮。下文是德尔菲第一轮问卷。基于第一轮问卷的评分结果和补充信息，德尔菲第二轮问卷将随后发送给您。届时您可以看到专家小组打分的平均结果并且决定是否调整您的评分结果。

再次感谢您的支持与配合！

华中科技大学同济医学院药学院　冯　达　收

0.1　个人基本信息

您的个人信息只供联络和描述性分析使用，不会以任何方式泄露给第三方。

再次感谢您的配合！

姓名：

电话：

性别：

年龄（岁）：☐ < 30　☐ 30 ～ 39　☐ 40 ～ 49　☐ 50 ～ 59　☐ > 60

您的工作单位：☐ 高校　☐ 公立医院　☐ 私立医院　☐ 其他

您的职称：

您在以下哪些领域有工作经验？（可多选）

□ 药学　　　　□ 老年医学　　　　□ 临床药学

□ 全科医学 / 家庭医学　　　□ 内科学

□ 精神病学　　　□ 神经病学　　　□ 泌尿医学

□ 卫生管理　　　□ 临床心理学

□ 药事管理

□ 其他_____

您从事医药相关的工作年限？

□ ＜ 5 年

□ 5 ～ 10 年

□ 11 ～ 15 年

□ 16 ～ 20 年

□ ＞ 20 年

0.2　第一轮专家访谈问卷

下表是一般情况下慢性病患者风险感知与决策行为的条目，在您填写问卷之前特向您说明以下 5 点。

（1）本调查主要针对的是慢性病患者，包括高血压、糖尿病等慢性病。

（2）风险感知量表包含时间风险、经济风险、身体风险、社会心理风险 4 个维度；决策行为量表共包含 9 个元素，单一维度。每个条目有评分栏和意见栏，每个维度下都有意见栏。

（3）指标重要性评价分为 5 种："很重要"得 5 分；"比较重要"得 4 分；"一般重要"得 3 分；"不太重要"得 2 分；"不重要"得 1 分。

（4）专家对该问题的熟悉程度分为 5 种："很熟悉"得 5 分；"比较熟悉"得 4 分；"一般熟悉"得 3 分；"不太熟悉"得 2 分；"不熟悉"得 1 分。

（5）若您对整个维度有意见或者建议，请您在相应维度下给出您宝贵的意见

慢性病患者多重用药风险感知问卷						
	条目	很重要	比较重要	一般重要	不太重要	不重要	意见修改
时间风险	长期服用多种药物比较麻烦，影响自己的生活计划	□	□	□	□	□	
	长期购买多种药品将花费自己或家人较长的时间	□	□	□	□	□	
	药物品种较多，服用方式烦琐，每天准备药物将花费自己大量时间和精力	□	□	□	□	□	
	多种药物治疗需要较长的周期	□	□	□	□	□	
	多种药物治疗后会花费较长的时间来恢复身体	□	□	□	□	□	

续表

条目		很重要	比较重要	一般重要	不太重要	不重要	意见修改
整体意见							
经济风险	长期服用多种药物加重个人和家庭的经济负担	☐	☐	☐	☐	☐	
	长期服用多种药物使得家庭生活变得拮据	☐	☐	☐	☐	☐	
	自己服用的药物品种多，药物价格高，整体药费高	☐	☐	☐	☐	☐	
	医疗保险报销比例有限，自己购买多种药物需要支付大笔费用	☐	☐	☐	☐	☐	
	担心自己在购买多种药物的过程中花了冤枉钱	☐	☐	☐	☐	☐	
整体意见	增加买到假药的条目						
身体风险	多种药物本身的副作用会损害身体健康	☐	☐	☐	☐	☐	
	某些药物本身的副作用引发某些疾病	☐	☐	☐	☐	☐	
	多种药物之间会相互反应损害身体健康	☐	☐	☐	☐	☐	
	是药三分毒，药物吃得越多，毒性越大	☐	☐	☐	☐	☐	
	担心目前的用药方案达不到预期的治疗效果	☐	☐	☐	☐	☐	
	担心药物只能延缓症状，不能根治疾病	☐	☐	☐	☐	☐	
	自己服药过程中出现漏服、重复服用等问题，影响疗效，甚至危害身体健康	☐	☐	☐	☐	☐	
	服用药物太多太复杂，担心自己无法按照医嘱服药	☐	☐	☐	☐	☐	
整体意见							

续表

条目		很重要	比较重要	一般重要	不太重要	不重要	意见修改
社会心理风险	自己变成"药罐子"，身体越来越差	☐	☐	☐	☐	☐	
	在服用多种药物过程中，自己承受较大的心理压力	☐	☐	☐	☐	☐	
	因为我服用多种药物，担心别人对我的态度（例如在饭馆或者食堂等公共场合别人远离我）	☐	☐	☐	☐	☐	
	因为我服用多种药物，我得到了不公平的对待（例如在社交活动中没人和我组队，下棋、跳广场舞、打太极拳等）	☐	☐	☐	☐	☐	
	我对自己服用多种药物感到难为情	☐	☐	☐	☐	☐	
	担心自己长期服用多种药物，成为家里的负担（作修改）	☐	☐	☐	☐	☐	
	长期服用多种药物会引发家人亲友的抱怨	☐	☐	☐	☐	☐	
	服用多种药物会影响自我形象	☐	☐	☐	☐	☐	
整体意见							
您的建议：							

慢性病患者用药决策行为问卷						
条目		很重要	比较重要	一般重要	不太重要	不重要	备注
共同决策程度	医生详细说明了我的病情	☐	☐	☐	☐	☐	
	医生提供了足够的与这个治疗决定相关的信息（为什么要治疗、治疗的益处与风险）	☐	☐	☐	☐	☐	
	对于我的疾病，医生告诉了我可供选择的用药方案	☐	☐	☐	☐	☐	
	医生告诉我不同用药方案的优势与劣势	☐	☐	☐	☐	☐	

	条目	很重要	比较重要	一般重要	不太重要	不重要	备注
共同决策程度	医生询问过我更倾向选择哪种用药方案	☐	☐	☐	☐	☐	
	医生询问我关注药物的哪些特点?(例如药物的价格、疗效、副作用)	☐	☐	☐	☐	☐	
	医生关注我的观点和想法	☐	☐	☐	☐	☐	
	对于选定的用药方案,医生询问我是否理解他给的信息	☐	☐	☐	☐	☐	
	医生提供的信息容易理解	☐	☐	☐	☐	☐	
	对于已选择的用药方案,医生询问过我是否能按照医嘱服药	☐	☐	☐	☐	☐	
	我希望与医生进一步交流我的用药方案	☐	☐	☐	☐	☐	
	就我的病该服用哪些药物,医生向我提出了足够的建议	☐	☐	☐	☐	☐	
	医生耐心地回答我的疑问	☐	☐	☐	☐	☐	
	在确定用药方案过程中,我与医生有着充分的交流时间	☐	☐	☐	☐	☐	
	医生和我交流了哪项用药方案更适合	☐	☐	☐	☐	☐	
	我与医生对具体如何应用哪种多种药物用药方案达成了共识	☐	☐	☐	☐	☐	
	在做出决定前,我有充足的时间考虑	☐	☐	☐	☐	☐	
	医护人员鼓励我参与用药方案的选择	☐	☐	☐	☐	☐	
	最终我与医生一起决定了用药方案	☐	☐	☐	☐	☐	
	医生告知我是否需要复查及复查的时间	☐	☐	☐	☐	☐	

您的建议:

0.3 专家自我评价

以下内容是您自我评价您对于风险感知与决策行为维度的熟悉程度，请在每个维度的相应熟悉程度上打钩或者标注即可。

维度	很熟悉	比较熟悉	一般熟悉	不太熟悉	不熟悉
时间风险	☐	☐	☐	☐	☐
经济风险	☐	☐	☐	☐	☐
身体风险	☐	☐	☐	☐	☐
社会心理风险	☐	☐	☐	☐	☐
医患共同决策	☐	☐	☐	☐	☐

专家选择指标重要性判断依据

专家选择指标重要性判断依据	依据程度专家自我介绍	大	中	小
	实践经验	☐	☐	☐
	理论分析	☐	☐	☐
	参考国内外资料	☐	☐	☐
	直觉选择	☐	☐	☐

基于慢性病患者用药决策双系统量表研究

尊敬的各位专家，

您好！

感谢您参与本次的国家自然科学基金项目研究。您的参与将会完全保密，并且在此过程中您将保持匿名。

本调查问卷收集的数据仅供学术使用。

研究目的 & 多重用药的定义

本研究旨在创建衡量慢性病患者多重用药过程中的决策双系统量表。多重用药在本次研究中被定义为服药种类 ≥ 5 种药品的情况。

双系统理论

Epstein 在 1994 年研究发现，人们在进行风险决策时体内存在两个相互影响的系统，即控制系统和冲动系统，人在感知到风险做出决策时，冲动系统和控制系统具有同等的地位。人们在面临风险进行决策时，由于客观环境较为复杂，个人的客观风险同样繁多复杂，个人主观感受因人而异，多种因素将会影响风险感知，如年龄、服药数量、抑郁状况、风险目标等；当人们处于正性情绪时，感知的风险相对较少，而在负性情绪下会感知更多的风险。这些因素有的直接作用于人的主观感受，有的通过理性分析而发挥作用。这说明人们在面临风险时，人体内存在两个平行且交互的控制系统和冲动系统调整人的决策行为。其中，冲动系统是一种快速的、依靠经验的、无意识、自动化的主观感受系统。控制系统则是慢速的：依靠逻辑推理的、有意识的客观分析系统，两个系统处于同等地位，此即双系统理论的基本观点。以此为基础形成了风险管理的双系统理论初始量表条目的遴选。

为创建慢性病患者多重用药决策双系统量表，本研究首先基于双系统的概念、内涵框架及国内外对于双系统量表的研究，初步设计出现有的测量工具。初始量表包括慢性病患者（高血压、糖尿病患者）多重用药决策双系统量表的 6 个维度，分别为冲动系统的三个维度：易分心、低延迟满足、冲动性；控制系统的三个维度：认知努力、未来时间观、问题解决。

第一轮专家访谈问卷

下表是一般情况下慢性病患者多重用药决策双系统量表条目，在您填写问卷之前特向您说明以下 5 点。

（1）本调查主要针对的是慢性病患者，包括高血压、糖尿病等慢性病。

（2）本量表由未来时间观、问题解决、认知努力、易分心、低延迟满足、冲动性 6 个维度构成，每个条目有评分栏和意见栏，每个维度下都有意见栏。

（3）指标重要性评价分为 5 种："很重要" 5 分；"比较重要" 4 分；"一般重要" 3 分；"不太重要" 2 分；"不重要" 1 分。

（4）专家对该问题的熟悉程度分为 5 种："很熟悉" 5 分；"比较熟悉" 4 分；"一般熟悉" 3 分；"不太熟悉" 2 分；"不熟悉" 1 分。

（5）若您对整个维度有意见或者建议，请您在相应维度下给出您宝贵的意见。

慢性病患者多重用药决策双系统量表							
维度	条目	很重要	比较重要	一般重要	不太重要	不重要	意见修改
冲动性	我经常更改用药方案						
	我常常根据自己的喜好更改用药方案						
	我常常根据实际情况自己增加或者减少某种药物						
	我常常根据疗效更改用药方案						
	我经常尝试别人告知我的有效的用药方案						
	当了解到一些新药时，我会立刻想要尝试						
	我有时会因为自己更改用药方案，而引发各种用药问题（疗效不佳、不良反应、副作用等）						
	我在执行用药方案的过程中是一个冲动的人						
	我常为听到一些新的治疗方案激动不已，而不考虑可能遇到的困难						
	服药过程中遇到异常情况时，我会询问医生或专业人士如何解决						
	我需要很强的自制力来控制自己按医嘱服药						
整体意见							

续表

维度	条目	很重要	比较重要	一般重要	不太重要	不重要	意见修改
易分心	我常常觉得执行用药方案对我来说太难了						
	如果用药方案太麻烦，我会更改用药方案						
	我觉得在病治好之前一直坚持按照医嘱服药很困难						
	在用药过程中遇到问题时，我习惯拖延						
	我常常容易因为其他事情而忘记服药、不能按时服药或是漏服药物						
	我会一边做服药的准备工作（如烧水、等水凉）一边做其他事情						
	我按时按量服药常常需要别人的提醒和监督						
整体意见							
低延迟满足	为了日后的身体健康，我能接受长期坚持遵医嘱服药						
	我更愿意使用一些见效快的药物，即使该用药方案存在一定的治疗风险						
	排队购药对我来说很困难						
	我会因为较长时间看不见显著的疗效而变得不耐烦						
	我不能忍受药物治疗较长时间不出现疗效						
	在下一次复诊之前，我能保证自己按医嘱服药						
整体意见							
问题解决	当服用多种用药过程出现问题时（疗效不佳、不良反应等），我会想尽各种办法解决						
	当用药过程中遇到问题时（疗效不佳、不良反应等），我会试着去解决						
	当用药过程出现问题时（疗效不佳、不良反应等），我会认真考虑我能做什么						
整体意见							

维度	条目	很重要	比较重要	一般重要	不太重要	不重要	意见修改
认知努力	当用药过程出现问题时，我会考虑可能的用药方案的选择						
	用药过程中出现问题时，我会认真考虑该采取什么措施						
	我常常能够从不同的角度来思考我的用药方案是否合理（如用药安全、药物效果、经济承受能力）						
	在确定用药方案时，我常常会认真考虑它的优点和缺点						
	我会在用药上花费大量的精力和自制力						
整体意见							
未来时间观	我认为我们应该提前准备好每天需要服用的药物						
	我常在用药前提前了解服用药物的适应证，避免吃错药物						
	出现用药问题时(不良反应、副作用等)，我会准备好相应的解决方案，然后照着执行						
	我会提前了解自己服用多种药物有哪些不良反应						
	在做任何有关用药的决定之前，我会仔细考虑						
	我能够有意识地去规划自己的服药行为，避免不合理用药						
整体意见							

0.3 专家自我评价

以下内容是您自我评价您对于风险感知与决策行为维度的熟悉程度，请在每个维度相应熟悉程度上打钩或者标注即可。

维度	很熟悉	比较熟悉	一般熟悉	不太熟悉	不熟悉
低延迟满足	☐	☐	☐	☐	☐
易分心	☐	☐	☐	☐	☐
冲动性	☐	☐	☐	☐	☐
未来时间观	☐	☐	☐	☐	☐
问题解决	☐	☐	☐	☐	☐
认知努力	☐	☐	☐	☐	☐

专家选择指标重要性判断依据

专家选择指标重要性判断依据	依据程度专家自我介绍	大	中	小
	实践经验	☐	☐	☐
	理论分析	☐	☐	☐
	参考国内外资料	☐	☐	☐
	直觉选择	☐	☐	☐

德尔菲专家咨询第二轮问卷

基于慢性病患者多重用药风险感知与用药决策行为的量表研究

尊敬的各位专家,

您好!

感谢您参与本次的国家自然科学基金项目研究。您的参与将会完全保密,并且在此过程中您将保持匿名。

本调查问卷收集的数据仅供学术使用。

研究目的 & 多重用药的定义

本研究旨在创建慢性病患者多重用药风险感知与决策行为量表。多重用药在本次研究中被定义为服药种类≥5 种药品的情况。

初始量表维度与条目的遴选

1. 风险感知量表

为创建慢性病患者多重用药风险感知与决策行为量表,本研究首先基于风险感知、多重用药、决策行为的概念及内涵框架,初步设计出现有的测量工具。

根据国内外有关慢性病患者风险感知理论与相关量表,初步设计慢性病患者(高血压、糖尿病患者)多重用药风险感知量表,包括以下 4 个维度。

(1)时间风险:本研究中指患者感受到由于多重用药治疗所需要的时间过长,而治疗效果不令人满意的风险。

(2)经济风险:指慢性病患者感受到在多重用药治疗过程中所花的费用超出自身承担能力而使生活负担加重的风险。

(3)身体风险:指慢性病患者感受到在多重用药治疗过程可能对身体健康造成伤害的风险。

(4)社会心理风险:指慢性病患者感受到因用多重用药治疗疾病而遭受亲朋好友的挖苦、嘲讽而自我情感受到伤害的风险。

2. 决策行为量表

根据国内外有关慢性病患者决策行为理论及相关量表,主要参考 Makoul 与 Clayman 的综合模型编制衡量慢性病患者在多重用药中共同决策参与程度量表,该模型包含 9 个必要元素。

(1)定义、解释问题:患者和医疗服务提供者首先应定义或解释需要解决的问题。

(2)罗列选项:医生应向患者罗列所有可以选择的选项。

（3）讨论利弊：医生与患者之间应对提出的方案的利弊进行讨论，如成本、风险、益处。

（4）患者偏好/价值观：医患之间应讨论患者对于福利、风险、成本等利弊的看法，这些看法反映了患者的价值偏好。

（5）讨论患者能力：讨论患者对于既定方案的理解能力及执行能力，是否能按照医生与患者拟定的用药方案执行，在经济、自我控制能力等方面是否有困难。

（6）医生的知识与建议：医生应根据医学知识及多年经验对患者用药方案的选择提供建议。

（7）检查/理解：双方应定期检查对于事实和一些观点的理解，根据需要进行澄清。

（8）做出或推迟决定：双方应对患者的用药方案做出决定，对于第一次讨论时并不是立刻就能做出决定的，可以推迟做决定。

（9）安排后续：双方应跟踪后续结果（随访或者复查），以检查结果是否按预期进行。

本量表参考 Makoul 与 Clayman 的理论模型，将共同决策必要元素纳入其中，设置共同决策单一维度。

评分细则

本研究运用改良德尔菲法对慢性病患者多重用药风险感知与决策行为量表寻求专家共识。经过第一轮专家咨询，我们删除了赞同率低于 80%（第一轮中选择"一般重要"与"不太重要"或者"不重要"视为不赞同）或者变异系数大于 25% 的条目，经过小组内部讨论后，在部分维度上增加了专家建议增添的条目，并保留了我们认为很重要的条目。同时我们向各位专家反馈第一轮专家咨询中每个条目所得平均分（"很重要"5 分，"比较重要"4 分，"一般重要"3 分，"不太重要"2 分，"不重要"1 分），我们设计了一个 3 分李克特量表来收集您对不同维度下各条目纳入量表的合理性的看法，分为合适、修改后合适、不合适。同时每个条目后面有对该条目是否属于相应维度进行评判的选项，您可以选择"是"和"否"，如果您在李克特量表中选择"修改后合适"，请在后面意见栏中留下您的修改意见，如果您选择"不合适"，请在后面意见栏中留下您的理由。

下文是德尔菲第二轮问卷。

再次感谢您的支持与配合！

华中科技大学同济医学院药学院　冯达　收

1.1　个人基本信息

您的个人信息只供联络和描述性分析使用，不会以任何方式泄露给第三方，再次感谢您的配合！

姓名：

您的学历：□ 本科　□ 硕士　□ 博士

1.2　第二轮专家访谈问卷

下表是一般情况下慢性病患者风险感知与决策行为的条目，在您填写问卷之前特向您说明以下 5 点。

（1）本调查主要针对的是慢性病患者，包括高血压、糖尿病等慢性病。

（2）风险感知量表由时间风险、经济风险、身体风险、社会心理风险 4 个维度构成；决策行为量表共包含 9 个元素（步骤），单一维度，为了便于您的理解，我们将每个条目所对应的元素列于条目左侧，供您参考。每个条目后有第一轮专家咨询平均分、得分栏和修改意见栏。

（3）指标重要性评价分为："合适" 1 分，"修改后合适" 0.5 分，"不合适" 0 分，另外您将对每个条目是否属于相应维度做出选择，若您觉得该条目不属于相应维度，您可选择"否"，非常期望您在意见修改栏中留下您宝贵的意见，每个维度下的整体意见栏用于留下您对于相应维度整体的意见，如需要增加的条目、语言还有待提炼、是否重复等。

（4）专家对该问题的熟悉程度分为 5 种："很熟悉" 5 分；"比较熟悉" 4 分；"一般熟悉" 3 分；"不太熟悉" 2 分；"不熟悉" 1 分。

（5）若您对整个维度有意见或者建议，请您在相应维度下给出您宝贵的意见。

慢性病患者多重用药风险感知问卷							
维度	条目	第一轮平均分	合适	修改后合适	不合适	是否属于相应分类	选择"不合适"的理由或者选择"修改后合适"的修改建议
						是 / 否	
时间风险	服用多种药物比较麻烦，影响自己的生活计划	4.69	☐	☐	☐	☐ ☐	
	购买多种药品将花费自己或家人较长的时间	4.31	☐	☐	☐	☐ ☐	
	药物品种较多，服用方式烦琐，每天准备药物将花费自己较长时间和大量精力	4.56	☐	☐	☐	☐ ☐	
整体意见							
经济风险	服用多种药物加重个人和家庭的经济负担	4.94	☐	☐	☐	☐ ☐	
	自己服用的药物品种多，整体药费高	4.19	☐	☐	☐	☐ ☐	
	医疗保险报销比例有限，自己购买多种药物需要支付大笔费用	4.56	☐	☐	☐	☐ ☐	
	担心医生开了不必要的药物，自己花了冤枉钱	3.88	☐	☐	☐	☐ ☐	
	因需要购买多种药物，担心自己购买到假药劣药的概率增大，蒙受经济损失	（专家建议新增条目）					
整体意见							

续表

维度	条目	第一轮平均分	合适	修改后合适	不合适	是否属于相应分类		选择"不合适"的理由或者选择"修改后合适"的修改建议
						是	否	
身体风险	多种药物本身的副作用会损害身体健康	4.38	☐	☐	☐	☐	☐	
	某些药物本身的副作用引发某些疾病	4.50	☐	☐	☐	☐	☐	
	多种药物之间会相互反应损害身体健康	4.38	☐	☐	☐	☐	☐	
	是药三分毒,药物吃得越多,毒性越大	4.38	☐	☐	☐	☐	☐	
	担心目前的用药方案达不到预期的治疗效果	4.50	☐	☐	☐	☐	☐	
	自己服药过程中出现漏服、重复服用等问题,影响疗效,甚至危害身体健康	4.50	☐	☐	☐	☐	☐	
	服用药物太多太复杂,担心自己无法按照医嘱服药	4.44	☐	☐	☐	☐	☐	
整体意见								
社会心理风险	自己变成"药罐子",身体越来越差(担心自己变成"药罐子",别人疏远自己)	4.38	☐	☐	☐	☐	☐	
	担心自己长期服用多种药物,给家里人添麻烦	4.50	☐	☐	☐	☐	☐	
	服用多种药物会引发家人亲友的抱怨	4.00	☐	☐	☐	☐	☐	
	服用多种药物会影响自我形象	4.19	☐	☐	☐	☐	☐	
	不愿意让别人知道自己在服用多种药物	专家建议新增	☐	☐	☐	☐	☐	
整体意见								

您的建议:

慢性病患者用药决策行为问卷							
维度	所属步骤	条目（增加对每个条目所属步骤，便于专家理解）	第一轮平均分	合适	修改后合适	不合适	修改意见
共同决策	定义、解释问题	医生详细说明了我的病情	4.94	☐	☐	☐	
		医生提供了足够的与这个治疗决定相关的信息（为什么要治疗、治疗的益处与风险）	4.94	☐	☐	☐	
	罗列选项	对于我的疾病，医生告诉了我可供选择的用药方案	4.75	☐	☐	☐	
	讨论利弊	医生告诉我不同用药方案的优势与劣势	4.38	☐	☐	☐	
	患者偏好/价值观	医生询问过我更倾向选择哪种用药方案	4.19	☐	☐	☐	
	检查、澄清	对于选定的用药方案，医生询问我是否理解他给的信息	4.31	☐	☐	☐	
		医生都清楚地向我说明白，让我能很好地理解	4.63	☐	☐	☐	
	医生知识与建议	就我的病该服用哪些药物，医生向我提出了足够的建议	4.56	☐	☐	☐	
		医生耐心地回答我的疑问	4.50	☐	☐	☐	
	做出决定	在确定用药方案过程中，我与医生有着充分的交流时间	4.25	☐	☐	☐	
		医生和我交流了哪项用药方案更适合	4.50	☐	☐	☐	
		我与医生对具体如何应用哪种用药方案达成了共识	4.69	☐	☐	☐	
		在做出决定前，我有充足的时间考虑	4.13	☐	☐	☐	
		医护人员鼓励我参与用药方案的选择	4.25	☐	☐	☐	
		最终我与医生一起决定了用药方案	4.50	☐	☐	☐	
	安排后续	医生告知我是否需要复查及复查的时间	4.75	☐	☐	☐	
建议增加条目							

1.3 专家自我评价

以下内容是您自我评价您对于风险感知与决策行为维度的熟悉程度，请在每个维度相应熟悉程度上打钩或者标注即可。

维度	很熟悉	比较熟悉	一般熟悉	不太熟悉	不熟悉
时间风险	□	□	□	□	□
经济风险	□	□	□	□	□
身体风险	□	□	□	□	□
社会心理风险	□	□	□	□	□
医患共同决策	□	□	□	□	□

专家选择指标重要性判断依据

	依据程度专家自我介绍	大	中	小
专家选择指标重要性判断依据	实践经验	□	□	□
	理论分析	□	□	□
	参考国内外资料	□	□	□
	直觉选择	□	□	□

正式调查问卷：量表与基础问题部分

知情同意书

尊敬的受访者：

我们邀请您参加由国家自然科学基金资助开展、湖北省卫生健康委员会与华中科技大学联合组织的慢性病患者多重用药风险感知与共同决策模型课题研究。本知情同意书提供给您一些信息以帮助您决定是否参加此项临床研究。本研究所有问题无对错之分，只想知道您的真实情况。本次研究已通过本研究机构伦理委员会审查。请您仔细阅读，如有任何疑问请向调查员或负责该课题研究员提出。

研究目的：

本研究拟根据慢性病患者多重用药风险感知与决策行为问卷，通过分析慢性病患者对多重用药风险感知程度与实际用药决策行为的偏好，确定其中的关键影响因素。

研究方法：

本次调查采取面对面访谈的形式，可能会花费您 20 ～ 30 分钟，如您有能力，可自行阅读。

研究风险与不适：

本次调查不会涉及您身体健康上的风险，同时您可以在访谈过程中自由退出本次调查。

隐私问题：

此次调查内容仅限于本学术研究，我们对您个人信息、谈话内容会严格保密、不做他用。访谈内容会以文字的形式记录。如果您决定参加本项研究，您的所有资料均会保密。

联系方式：

如果您有任何疑问，可及时通过调查员或通过当地医疗机构联系我们。

知情同意签字：

我已经阅读了本知情同意书，并且研究员已经将此次调研的目的、内容、风险和受益情况向我作了详细的解释说明，对我询问的所有问题也给予了解答，我对此项临床研究已经了解，我自愿参加本项研究。

受试者签名：＿＿＿＿＿＿＿＿＿＿

日期：＿＿＿＿＿＿年＿＿月＿＿日

研究者签名：＿＿＿＿＿＿＿＿＿＿

（注：如果受试者不识字时尚需见证人签名，如果受试者无行为能力时则需代理人同意）

以下三项由调查员填写

姓名：

问卷编号：

村镇名：

调查员签名：

慢性病患者风险感知量表					
条目	非常同意	同意	一般	不同意	非常不同意
长期服用多种药物比较麻烦，影响自己的时间安排					
长期购买多种药品花费自己或家人较长的时间					
药物品种较多，服用方式烦琐，每天准备药物花费自己大量时间和精力					
需要终身服用多种药物，难以接受					
长期服用多种药物加重个人和家庭的经济负担					
自己服用的药物品种多，整体药费高					
担心医生开了不必要的药物，自己花了冤枉钱					
担心自己购买到假药劣药的概率增大，蒙受经济损失					
多种药物本身的副作用会损害身体健康					
多种药物之间相互反应损害身体健康（容易相互起冲突）					
担心目前的用药方案达不到预期的治疗效果					
自己服药过程中出现漏服、重复服用等问题，影响疗效，甚至危害身体健康					
自己变成"药罐子"，别人疏远自己					
担心自己长期服用多种药物，给家人增添麻烦					
长期服用多种药物会引发家人亲友的抱怨					
服用多种药物会影响自我形象（比如影响自己外貌、身体功能）					
慢性病患者决策行为量表					
条目	非常同意	同意	一般	不同意	非常不同意
医生详细说明了我的病情					
医生提供了足够的与这个治疗决定相关的信息（比如为什么要治疗、治疗的益处与风险）					
对于我的疾病，医生告诉了我可供选择的用药方案					
医生和我一起比较过现有用药方案的优势与劣势					
医生询问过我更倾向选择哪种用药方案					

条目	非常同意	同意	一般	不同意	非常不同意
医生能清楚地向我说明用药相关信息，让我能很好理解他说的话					
就我的病该服用哪些药物，医生向我提出了足够的建议					
医生耐心地回答我的疑问					
在确定用药方案过程中，我与医生有着充分的交流时间					
医生和我交流了哪项用药方案更适合					
我与医生对具体如何应用哪种用药方案达成了共识					
在做出决定前，我有充足的时间考虑					
医护人员鼓励我参与用药方案的选择					
最终我与医生一起决定了用药方案					
医生和我交流是否需要复查以及复查的时间					

注：请根据以下两种场景回答：①您第一次开具药物时与医生沟通的场景；②服药期间需要调整药物与医生沟通的场景。

患者双系统评价量表					
条目	非常同意	同意	一般	不同意	非常不同意
我常根据自己的喜好更改用药方案					
我常根据实际情况自己增加或者减少某种药物					
我经常尝试别人告知我的有效的用药方案					
我有时会因为自己更改用药方案，而引发各种用药问题（疗效不佳、不良反应、副作用等）					
服药过程中遇到异常情况时，我会询问医生或专业人士如何解决					
我需要很强的自制力来控制自己按医嘱服药					
我常觉得执行用药方案对我来说太难了					
如果用药方案太麻烦，我觉得自己无法完全按照医嘱服药					
在用药过程中遇到问题时，我习惯拖延					
我常容易因为其他事情而忘记服药、不能按时服药或是漏服药物					
我按时按量服药常常需要别人的提醒和监督					
为了日后的身体健康，我能接受长期坚持遵医嘱服药					
我更愿意使用一些见效快的药物，即使该用药方案存在一定的治疗风险					

条目	非常同意	同意	一般	不同意	非常不同意
我会因为较长时间看不见显著的疗效而变得不耐烦					
当服用多种药物过程出现问题时（比如疗效不佳、不良反应、价格高、不方便购药等），我会想尽各种办法解决					
当用药过程出现问题时，我会询问医生有哪些解决方案					
在药物联合治疗过程中，我经常询问医生、病友或者查阅资料我能做什么以提高疗效					
我常常能够从不同的角度来思考我的用药方案是否合理（如用药安全、药物效果、经济承受能力、便捷性等）					
在确定用药方案时，我常常会认真考虑它可能的优点和缺点					
我会在用药上花费大量的精力					
我认为我们应该提前准备好每天需要服用的药物					
我常在用药前提前了解服用药物的适应证，避免吃错药物					
出现用药问题时（不良反应、副作用等），我会提前准备好相应的解决方案，然后照着执行					
我会提前了解自己服用多种药物有哪些不良反应					
在做任何有关用药的决定之前，我会仔细考虑					
我能够有意识地去规划自己的服药行为，避免不合理用药					

下面 10 个问题是有关您上周的感觉及行为，每道题目的答案都是一样的，包括"很少或者根本没有""不太多""有时或者说有一半的时间""大多数的时间"，请您选择合适的答案。

编号	条目	很少或者根本没有（＜1 天）	不太多（1～2 天）	有时或者说有一半的时间（3～4 天）	大多数的时间（5～7 天）
1	我因一些小事而烦恼				
2	我在做事时很难集中精力				
3	我感到情绪低落				
4	我觉得做任何事都很费劲				
5	我对未来充满希望				
6	我感到害怕				

续表

编号	条目	很少或者根本没有（＜1天）	不太多（1～2天）	有时或者说有一半的时间（3～4天）	大多数的时间（5～7天）
7	我的睡眠不好				
8	我很愉快				
9	我感到孤独				
10	我觉得我无法继续我的生活				

题号	用药知识问卷	回答
1	您能列出您目前正在服用的所有药物的名称吗？ （1）能（如果参与者能说出药物的通用名或者商品名）； （2）不能（参与者不知道）	
2	您能告诉我您为什么服用这种药物吗？ （1）参与者可以陈述药物的确切工作机制； （2）参与者正确说明用药原因（该药物是治疗什么疾病的）； （3）参与者回答不知道	
3	您知道怎么吃药吗？ （1）参与者可以正确描述这种药物的服用办法（例如片剂：用大量的水吞咽整个片剂）； （2）参与者不知道	
4	您知道什么时候吃药吗？ （1）知道（如果参与者正确描述何时服用这种药物，例如空腹或其他答案）； （2）参与者不知道	
5	您知道您的药物可能的副作用吗？ （1）知道（如果参与者可以陈述药物的副作用）； （2）参与者不知道	
6	您知道如果您服用的药物发生了副作用怎么办吗？ （1）知道（如果参与者说他们打电话给医生、药剂师，停止服用药物或其他自我管理干预方法等方法）； （2）不知道	
7	如果漏服了某种药，您知道如何处理吗？ （1）知道（如果参与者说他/她不会忘记，或者他说下一次正常服用，或者他打电话给医生或药剂师）； （2）不知道（如果参与者说不知道或者说加倍剂量）	

编号	慢性病患者个人信息表	回答
1	性别：(1) 男；(2) 女	
2	您的出生年份	
3	户籍类型：(1) 城市；(2) 农村	
4	您家里有几口人？（最近 6 个月家庭常住人口数，包括自己）	
5	您的教育程度：(1) 小学及以下；(2) 初中；(3) 高中；(4) 大学及以上	
6	您的职业类型：(1) 国家机关、党群组织、企业、事业单位负责人；(2) 专业技术人员；(3) 办事人员和有关人员（在国家机关、党群组织、企业、事业单位中从事行政业务、行政事务工作的人员和从事安全保卫、消防、邮电等业务人员）；(4) 商业服务业人员；(5) 农林畜牧渔水利生产人员；(6) 生产、运输设备操作人员及有关人员；(7) 军人；(8) 其他人员	
7	您的婚姻状况：(1) 未婚；(2) 已婚；(3) 丧偶；(4) 离婚	
8	您的医保类型（多选题）：(1) 城镇职工基本医疗保险；(2) 城镇居民基本医疗保险；(3) 新农合；(4) 贫困救助；(5) 商业保险；(6) 公费医疗；(7) 无	
9	过去一年，您的家庭年收入是多少元？	
10	过去一年，您看病花了多少钱？	
11	过去一年，您买药花了多少钱？	
12	您是否饮酒　(1) 从不；(2) 偶尔；(3) 经常；(4) 总是	
13	您是否吸烟　(1) 从不吸烟；(2) 已戒烟；(3) 吸烟	
14	您是否体育锻炼：(1) 从不；(2) 偶尔；(3) 经常；(4) 总是	
15	您的饮食情况（多选题）：(1) 荤素均衡；(2) 荤食为主；(3) 素食为主；(4) 嗜盐；(5) 嗜油；(6) 嗜糖	
16	您患有以下哪些慢性病？（多选题）：(1) 高血压；(2) 心脏病；(3) 糖尿病；(4) 高胆固醇血症/高脂血症；(5) 运动系统疾病；(6) 脑血管疾病/卒中；(7) 肝脏疾病；(8) 慢性呼吸道疾病；(9) 消化系统疾病；(10) 癌症/恶性肿瘤；(11) 肾脏疾病；(12) 与记忆相关疾病（如阿尔茨海默病、脑萎缩、帕金森病）；(13) 其他	
17	您是哪一年确诊的慢性病？（年份）	
18	您是哪一年开始服药治疗慢性病？（年份）	
19	您的疾病严重程度？(1) 轻危；(2) 中危；(3) 重危	

续表

编号	慢性病患者个人信息表	回答
20	您在日常服药的过程中是否发生过以下情况（多选题）： （1）服错过药物；（2）漏服过药物；（3）自觉情况变差，减药或停药；（4）自觉情况变好，减药或停药；（5）严格遵医嘱服药	
21	近3个月，您发生减药或停药的决定是由谁做出的？ （1）个人；（2）医生；（3）亲友；（4）从没有发生过	
22	是否有人帮助您日常服药，如购药、备药、提醒服药等（多选题）： （1）没有困难，可以自行解决；（2）有困难，但无人帮助；（3）家人或朋友；（4）雇佣人员（如保姆）；（5）社区工作人员（基层医疗卫生机构等）；（6）医疗机构人员；（7）其他	
23	为您提供帮助的频率？（1）很少；（2）偶尔；（3）经常；（4）总是	
24	您是否发生过药物不良反应：（1）是；（2）否	
25	过去3个月您经常到以下哪一类机构就诊？（多选题） （1）社区卫生服务中心（站）/乡镇卫生院（村卫生室）；（2）二级或三级医院（非基层）；（3）药店；（4）机构不确定（经常变动）	
26	过去3个月内，您因慢性病与医务人员交流的频率？ （1）无；（2）很少；（3）偶尔；（4）经常；（5）总是	
27	您是否定期测血压、血糖或者是体检？（1）是；（2）否	
28	过去一年，是否住过院？（1）是；（2）否	
29	您的自评健康状况： （1）很好；（2）较好；（3）一般；（4）不好；（5）很差	
30	您对医生的信任程度： （1）非常信任；（2）比较信任；（3）一般；（4）不太信任；（5）非常不信任	
31	您的用药方案是由谁决定的？ （1）由我自己做出用药方案有关决定； （2）我和医生讨论病情后，由我自己做出用药方案的有关决定； （3）我与医生讨论治疗疾病的有关问题，然后共同做出决定； （4）我和医生讨论病情后，由医生根据他的专业判断做出用药方案有关决定； （5）由医生根据他的专业判断做出用药方案的有关决定	

附录四

正式调查问卷：用药信息部分

慢性病患者用药信息调查表

姓名：_____   问卷编号：_____   村镇名：_____

药物编号	商品名	通用名	适应证（疾病编号）	信息来源（多选题） ①相关报刊、书籍； ②互联网信息； ③市场广告信息； ④家人病友建议； ⑤医生建议； ⑥药师建议； ⑦其他	药品来源（多选题） ①线下药店； ②线上网购； ③社区医院或卫生院； ④县/市级医院（二级）； ⑤三级医院； ⑥私人诊所； ⑦其他
1					
2					
3					
4					
5					
6					
7					
8					
9					
10					
11					
12					
13					
14					
15					

注：连续服用 3 个月及以上的药物：包括处方药、非处方药、辅助药、中草药、维生素等。

附录五

药物重整记录表

药物重整记录表

患者姓名		性别		出生日期	年 月 日	住院号		重整表编号	□□

□入院时间 □转入时间	年 月 年 月		□入院时间 □转入时间	年 月 年 月			是否干预：□是 □否		
诊断	主要诊断： 次要诊断：		过敏史	（食物、药物等过敏史，包括过敏表现）					

药品名称 （通用名）	用药 目的	给药 途径	用法 用量	开始时间	停止时间	药物 来源	药物重 整建议	药物重带的 原因	是否 接受

用药相关问题：	患者或家属签字： 药师签字： 医师签字： 日期：

注：1. 列表中应列出患者全部用药，开展重整的药物请注明重整建议及重整理由。

2. 如有患者自带药品，请在药品名称后加 "*"。

3. 如因转科需要暂停或调整用药，请注明。